中医治疗

老年疑难病症100例

主编 仝战旗

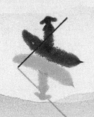

中国健康传媒集团
中国医药科技出版社

内容提要

老年疑难病症诊疗一直是医学界面临的难题，本书运用中医学的经典理论与独特技术对此进行探讨，取得了一定疗效。本书收载中国人民解放军总医院（301医院）中医针灸科100例疑难典型病案，每个病例诊疗过程保持原汁原味，病案分为病例介绍、诊疗经过和讨论3方面，临证心得和见解独到，具有很强的临床指导性和实用性。本书适合中医医师、老年医疗保健工作者、老年患者及其家属参考使用。

图书在版编目（CIP）数据

中医治疗老年疑难病症 100 例 / 全战旗主编. —北京：中国医药科技出版社，2018.9
ISBN 978-7-5067-7937-1

Ⅰ.①中… Ⅱ.①全… Ⅲ.①老年病 – 疑难病 – 中医治疗法
Ⅳ.① R259.92

中国版本图书馆 CIP 数据核字（2018）第 155677 号

美术编辑　陈君杞
版式设计　张　璐

出版　**中国健康传媒集团**｜中国医药科技出版社
地址　北京市海淀区文慧园北路甲 22 号
邮编　100082
电话　发行：010–62227427　邮购：010–62236938
网址　www.cmstp.com
规格　710×1000mm $^1/_{16}$
印张　23 $^1/_2$
字数　266 千字
版次　2018 年 9 月第 1 版
印次　2018 年 9 月第 1 次印刷
印刷　三河市国英印务有限公司
经销　全国各地新华书店
书号　ISBN 978-7-5067-7937-1
定价　69.00元

本书编委会

主　编　仝战旗

副主编　钱　妍　马朱红

编　委　（以姓氏笔画为序）

马朱红　王　欢　左　芳　仝战旗

吴整军　张　晨　陈利平　陈明骏

林明雄　罗　丹　周杉京　郝爱真

姜　斌　钱　妍　高　路　臧　倩

序 一

2012年4月在301医院住院期间，偶然的误吸造成我肺部严重感染，科室医生按重症对我进行严格的西医治疗。为了能更快治愈，经医生推荐认识了仝战旗主任，我开始喝他开的汤药。在中西医的协同治疗下，炎症、发热、排痰等问题得以较快解决，我康复出院。这次中西医联合治疗的实践，使我对中医有了新的认识，中药可以弥补西药的不足，加快疾病痊愈过程。

后来我几次感冒高热住院，西医治疗的同时都及时请仝战旗主任会诊，协同控制了炎症。我感到，每次汤药治疗都能明显退热、排痰。平时，我也按照仝主任的建议，经常服用润肺化痰的中药，效果很好：免疫力增强，感冒住院次数减少。

2016年年底，我又发热住院了，经过一周的抗菌药治疗，体温仍不正常，只得打电话给在三亚执行任务的仝主任，希望服用他的汤药。2017年1月9日，仝主任从三亚回到北京，不顾旅途疲劳，一下飞机就直接来到医院会诊。开了7剂中药，很快我体温正常出院了。仝主任精湛的医术让我受益匪浅，而他这样急患者所急的医德和为人又让我很感动，在此向仝主任表达我的敬意和感谢。

今年，我100岁了。我感悟到，我的健康快乐得益于多年坚持中西医结合，坚持治疗与保健相结合。我希望祖国的中医药宝贝能让所有患者多多受益。

程开甲

2017年12月24日

序 二

当今，中国社会正面临人口老龄化快速发展及高龄化、失能化、空巢化"三化"并发的阶段。在应对老年健康问题和老年病高发的特殊需求上，医疗卫生机构和广大医药卫生人员自然不负众望，在老年健康、医疗服务和老年医学现代化建设等方面起着不可或缺的作用；面向未来，党和政府做出推动"健康中国"建设的战略部署，对各级医疗卫生机构的服务能力和质量、持续优化健康服务、着力培养健康医疗服务新业态提出了更新、更高的要求。为此，中国人民解放军总医院南楼临床部坚持中西医并重，将"中国元素"博大精深的中医药发扬光大，在为老年医疗保健服务中彰显出独特的光芒。

该院南楼临床部中医针灸科承担着运用传统医学在养生保健、临床医疗、疾病康复等方面综合医疗保健任务。经过几任科主任的精心培养和全科医师的努力，近几年在全战旗主任的带领下，注重老年疑难病症的探索与经验总结，每周坚持对临床疑难病例进行讨论，不仅建立了一套针对性强的实践学习形式，更好地调动了大家在实践中学习的积极性，而且通过总结分析知识点、症候群涵盖多的典型病例，拓展诊疗思路，提高了大家的综合能力。同时将多年累积的实用性、典型性的病例，共汇编成了三个分册。在此基础上，由本书编委会精选出其中 100 例，编辑成《中医治疗老年疑难病症 100 例》一书，此书将以独特的风格付梓出版。

我离职休养以来，始终专注于医院管理和老年医学领域的知识学习和学术研究，多年主持中国老年学、老年医学学术组织的领导工作，对老年病的特征及中医药防治老年病的优势有了感性认识。我们主办的老年医学学术活动，仝战旗主任都积极参与，并当选为中国老年学与老年医学学会老年病学分会的副主任委员。共同的志趣和事业增进了我们之间的沟通和交流，尤其是阅读了《中医治疗老年疑难病症 100 例》一书，更加深感传统中医学中值得重视的思想和经验以及特色技术，挖掘中医宝库的意义和使命，也使我对仝战旗主任的为人做事、学术主题思想感同身受。他长期以来从事以老年人群为对象的中医医疗保健工作，勤于学习，刻苦钻研，虚心请教，敢于实践，有些老年疑难病症经他用中医理论诊治得到了有效治疗效果；医乃仁术，他对待患者一视同仁、耐心细致，许多患者经过他的诊治病情明显好转，使患者树立了战胜疾病的信心；在尊重生命的态度上，他坚持运用中医学的生命整体观、辨证论治的思维，看待、诊治疾病和患者，通过调动生命自助能力调节机体平衡，达到治疗疾病的目的。

　　我相信，此书的出版，能以独到的视角、实用的临床研究成果，启迪当今的读者，匡扶医学正道。值此，仅以此文表示祝贺，也表达我对中医药防治老年病的关注和支持。

　　　　　　　　原中国人民解放军总后勤部卫生部部长
　　　　　　　　全国医院管理终身贡献奖
　　　　　　　　中国老年学杰出贡献奖
　　　　　　　　首届"老年医学奖"终身成就奖获得者

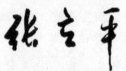

　　　　　　　　2017 年 12 月 21 日

前　言

　　谈到老年疑难病症，目前尚无明确的定义。个人认为，简单可以分为两种情况。一是现代医学诊断困难的老年病症，治疗往往无从下手：化验肿瘤标志物异常，影像诊断阴影或者结节性质不明，不明原因发热、多汗、疲劳、头晕、气短、心悸、胸水，各种感觉异常（畏寒）等，往往进行反复检查也不能明确诊断，实在不行只好观察，用时间来换取答案。二是现代医学诊断很清楚，但治疗困难的老年疾病和症状：慢性阻塞性肺疾病，反复肺炎，慢性萎缩性胃炎，各种肿瘤，银屑病、湿疹等皮肤病；头晕，失眠，耳鸣耳聋，食欲减退，腹胀，水肿，顽固性便秘，慢性腹泻，尿频、尿痛、尿潴留、尿失禁等。本书所指的老年疑难病症是相对现代医学（西医）而言，或者诊断困难，或者治疗困难。

　　传统中医学始于我国秦汉时期，对中华民族几千年繁衍昌盛做出了巨大贡献。在与疾病的不断斗争过程中，积累了丰富的理论和实践经验。特别是中医学在对疾病的宏观认识上有其独特的优势：比如平衡思想，中医治病实际上就是运用中药的偏性来调节人体的阴阳平衡；再比如因势利导、顺其自然，中医充分运用天时、地利、人和等因素，顺势而为，所以能起到四两拨千斤的效果。因此，在真正掌握了中医的真谛后，对老年疑难病症诊疗才会收到惊人疗效。

　　记得有位精神科专家说过，现代医学更多是在不断地"看见"基础上来进行诊断，进而制定治疗方案；精神医学则是在"理解"基础上分析病情获得诊断。个人认为，中医学则是综合运用了上述两种诊断方法，望闻问切包含了"看见"的思想，辨证论治则更多是用中医理论去解释病情，缓解患者疾苦。比如本书中收录的一位老年女性患者，因十几年的尿痛无法解决而备受困扰，在国内著名医院也没能明确诊断，妇产科还采用局部手术探查也未能查明原因。经过系统的中药治疗，患者症状逐渐减少，经过约11个月治疗，最后症状消失。这有力地说明了中医可以治疗西医诊断不出来、治疗没有办法的病症。

解放军总医院（301医院）是全军规模最大的综合性医院，集医疗、保健、教学、科研于一体，负责军队和国家部分高级领导干部医疗保健工作，承担全军各大军区、军兵种疑难病的诊治，同时承担地方患者诊疗。作为负责干部医疗保健的南楼中医针灸科，每年门诊量3万余人次，会诊3000人次。经过大量的临床实践，积累了丰富的临床病例。本书收载了解放军总医院南楼中医针灸科在老年疾病诊治中的疑难病症典型病案、针灸特色技术治疗病案以及中医与针灸结合治疗病案等。特别是近3年来科室坚持每周临床病例讨论，每例病案不仅有翔实的诊治经过，还在讨论部分简要讲述了疾病的中西医诊治研究进展，细致分析了中医辨证思路和遣方用药、针灸取穴的心得体会。

本书内容丰富，行文简洁，病案均为实例讨论，分析透彻。每个病例除了保持真实完整之外，统一都分为病例介绍、诊疗经过和讨论三个方面，但具体写法没有做统一要求。书中既有老专家的丰富经验和实践体会，又有中青年专家的临证心得和独到见解，具有很强的临床指导性和实用性，对中医医师、老年医疗保健工作者、老年患者及家属都具有很好的参考价值。由于作者行文风格各有不同，加之编写时间有限，书中必有不尽人意的地方，请读者批评指正，以便再版时加以解决。

本书得以按计划出版，感谢全体编委的共同努力。原总后勤部卫生部部长、教授，全国医院管理终身贡献奖、中国老年学杰出贡献奖、首届"老年医学奖"终身成就奖的获得者张立平将军，一直非常关心老年医学和中医药事业。中国科学院院士、"两弹一星功勋奖章"获得者、国家最高科学技术奖获得者程开甲，一位百岁老人，对中医药也充满了深情。他们在百忙之中为本书作序，倾注了对我们老年中医医疗保健工作者的关怀和厚爱，在此深表谢意。

解放军总医院南楼中医针灸科
国家老年疾病临床医学研究中心
仝战旗
2018 年 3 月

目　录

1 不明原因长期低热

病例介绍

患者，男，71岁。主诉发热2月余请求中医会诊。

患者不明原因发热，持续时间2月余。热型不规则，体温最高37.6℃，以午后1~3点和傍晚5~8点明显，偶尔夜间和晨起也有发热，无明显咳嗽、咳痰，无关节酸痛，食欲差，大小便正常。

查体：双肺呼吸音清晰，未闻及明显干湿啰音，心率72次/分，律齐，各瓣膜听诊区无病理性杂音，双下肢不肿，右侧足背动脉搏动减弱。

实验室检查（12.22）：WBC 8.02×10^9/L；中性粒细胞0.801；淋巴细胞0.108；红细胞 2.95×10^{12}/L；血红蛋白89g/L；血沉96mm/h。类风湿因子及血、尿的真菌和内毒素检查阴性；PPD阴性，结核抗体阳性（本院）；TB-SPOT阴性；呼吸道病原9项阴性，痰涂片未找到抗酸杆菌。

影像学检查：右肺下叶后基底段磨玻璃样密度小淡片结节影，与2013年8月对比稍增大，不除外不典型腺瘤样增生或早期肺泡癌，建议随访；原双肺多发小斑片感染灶已吸收，右肺上叶肺癌金属粒子置入术后，病灶周围少量索条影，右肺中叶小结节。考虑肉芽肿灶，左下肺钙化灶。

既往史：右肺上叶阴影，周围性肺癌可能，手术（射波刀）治疗后；右肺磨玻璃影待查；高血压；糖尿病；冠心病；慢性支气管炎；慢性萎缩性胃炎；腔隙性脑梗死。

西医诊断：①急性上呼吸道感染；②长期发热原因待查。

诊疗经过

初诊（2013年12月25日）：老年患者，体型消瘦，面色稍萎黄，精神不振，语声低沉，乏力神疲，体温最高37.6℃，以午后、傍晚为重，无畏寒、咳嗽，微汗出，纳谷不馨，寐况不适，二便调。舌淡黯，苔薄，脉沉。

中医诊断：气虚发热。治法：益气健脾，甘温除热。

生黄芪 30g	党参 15g	生当归 15g	生白术 15g
柴胡 10g	升麻 10g	陈皮 10g	炙甘草 10g
羌活 10g	炒谷芽 15g	炒麦芽 15g	

7剂，每日1剂，水煎分2次服用。

二诊（2014年1月2日）：体温有所下降，最高37.3℃，发热间隔时间延长，精神渐佳，食欲好转。舌淡黯，苔薄白，脉沉细。再以原方加麦冬，以防热久伤阴之弊。

生黄芪 30g	党参 15g	生当归 15g	生白术 15g
柴胡 10g	升麻 10g	陈皮 10g	炙甘草 10g
枳壳 15g	麦冬 15g	炒谷芽 15g	炒麦芽 15g

再服7剂，每日1剂，水煎分2次服用。

三诊（2014年1月9日）：根据中医诊断气虚，另外自加红参粉3g，分2次服，低热不再，患者要求出院继续中医治疗。效不更方。

四诊（2014年1月16日）：门诊随诊。

生黄芪 50g	党参 15g	生当归 15g	生白术 15g
柴胡 10g	升麻 10g	陈皮 10g	炙甘草 10g
枳壳 15g	麦冬 15g	炒谷芽 15g	炒麦芽 15g

再服14剂，每日1剂，水煎分2次服用。

五诊（2014年1月30日）：共进35剂中药，患者自己总结经几次治疗后出现了五个变化：持续 73 天的热退了；40 岁以来出现的足凉症状消失了；多年的失眠消失了，也不用吃安眠药了；腰痛消失了；左眼睑新生物消失了。继续服药，期盼复查时肺部症状等改善。

六诊（2014 年 2 月 13 日）：病情稳定，未再出现发热。

随访情况：截至 2016 年 11 月，病情未见反复。因为肺部病变，一直服用中药治疗，精神体力明显增强。

讨 论

发热是指在致热原的作用下，人体体温调定点上移而引起的体温升高。西医一般将发热分为感染性发热和非感染性发热。感染性发热包括细菌、病毒及结核分枝杆菌感染等病因，非感染性发热包括结缔组织疾病、内分泌系统疾病、肿瘤等。根据发热的高低和热程又分为急性发热（热程在 2 周以内）、长期发热（热程超过 2~3 周，体温高于 38.5℃）和长期低热（热程 4 周，体温介于 37.5℃~38.4℃）。该患者起病有明确的受凉感冒病史，但经抗炎等治疗效果不佳，体温持续 2 月余，西医各项检查排除了因肿瘤、结核、免疫及血液系统疾病引起的发热。患者初期发热原因为急性炎症反应，持续低热是个迁延反应，即急性病毒或细菌感染得到控制后，高热消退，但可出现持续较久的低热，伴乏力、食欲不振等现象，西医解释可能与体温调节中枢功能失调或自主神经功能紊乱有关，尚没有有效的治疗手段。

中医按发热的病因可分为外感发热和内伤发热，按发热的病机又可分表、里、虚、实。外感发热因感受外邪后，人体正邪相争而引起，起病急，病程短，或循卫气营血，或循六经，传变迅速。内伤发热因饮食、劳倦、七情所致，起病较缓，病程较长，缠绵难愈，常须守方而获效。本案患者为高龄老人，平素体弱，此次发病为劳累后外感，属虚人外感。处以辛温解表之剂及抗生素治疗，未能奏效，低热2月余方请中医会诊。刻诊面色萎黄，精神不振，语声低沉，乏力神疲，证属虚人外感后余邪未尽，正气未复。辨证当属气虚发热，遵"劳者温之，虚者补之"的原则，投以补中益气汤加味。补中益气汤为甘温除大热的代表方，诚如李东垣曰"唯当以辛甘温之剂，补其中而升其阳，甘寒以泻其火则愈。"服后患者乏力出汗等症减轻，精神渐振，体温有降。药后守方固效，发热渐愈。因此，临证时切忌见热就投以清热泄火之剂，还应结合体质，审因辨证，药切病机，方可奏效。

（仝战旗）

2 高龄老年肺炎气管切开术后反复感染

病例介绍

患者，女，94岁。主因反复发热2015年4月8日再次要求中医会诊。

患者于2014年2月18日受凉后于当晚出现发热，测体温37.1℃，2月19日体温最高37.3℃，家人认为感冒，予以感冒药口服，效差。2月20日就诊于干休所门诊部。血常规：白细胞计数17.1×10^9/L，中性粒细胞0.68，予以头孢曲松（罗氏芬）2.0g，静脉滴注，1次/日，无明显效果，晚间体温升至38.8℃，并出现咳嗽、咳白黏痰，遂来我院急诊就诊。急诊检查：白细胞计数14.05×10^9/L，中性粒细胞0.862；C–反应蛋白测定2.46mg/dl，脑利钠肽前体563.4pg/ml。胸部CT检查：双下肺新发斑片渗出影。急诊以"肺炎"收入院。查体：体温37.6℃，血压138/67mmHg，呼吸20次/分，脉搏73次/分，指脉氧饱和度96%（未吸氧）。神志清楚，咽部无充血，双侧扁桃体无肿大。双肺呼吸音清，双肺散在干鸣音，双肺底可及少量湿啰音。心率73次/分，律齐，各瓣膜听诊区未闻及病理性杂音。腹软，无压痛、反跳痛，肝脾肋下未及，墨菲征阴性，肠鸣音正常存在。双下肢无水肿。

诊断双肺炎明确。入院后给予头孢哌酮他唑巴坦（2.25g，q12h）＋左氧氟沙星（0.5g/d）抗感染治疗，血必净减轻体内炎症介质、胸腺五肽增强机体免疫力，辅助抗感染治疗；入院后反复动员患者家属、给予患者留置胃管鼻饲饮食，以减少呛咳误吸风险，但患者家属仍坚持让患者经口进食。患者仍反复发热，2月23日停用头孢哌酮他唑巴坦，换用美罗培南（0.5g，q8h），2月24日加用替考拉宁（0.2g/d），进一步加强抗感染治疗力度和抗菌谱，并继续应用左氧氟沙星抗感染治疗。2月28日白天患者体温曾降至正常范围，但是晚间无明显诱因再次出现发热，体温峰值38.4℃，考虑发生误吸的可能性大，3月1日停用左氧氟沙星，换用奥硝唑（每次0.5g，q12h），加强针对抗厌氧菌治疗，并继续美罗培南＋替考拉宁治疗；再次向患者家属解释留置胃管的必要性，患者家属同意留置胃管、鼻饲饮食，尽量减少呛咳、误吸风险。患者仍反复发热，发热峰值及发热时间较前无缩短。3月5日调整抗感染治疗方案为头孢哌酮舒巴坦（1.5g，q8h）＋左氧氟沙星＋氟康唑（0.2g/d），3月6日报病重，加用替加环素（50mg，q12h），抗菌谱覆盖革兰阴性菌、革兰阳性菌、不典型致病菌及真菌。之后发热峰值进一步升高，达39.1℃，自主咳痰能力差，充分向患者家属交代病情、行气管插管的必要性，征得家属同意，并签署知情同意书后，在常规准备下，于3月6日17：40行经鼻气管插管术，接呼吸机辅助呼吸，呼吸机模式为IPPV，潮气量390ml，呼吸频率18次/分，给氧浓度30%。为便于输注治疗药物，3月7日行左颈内静脉穿刺置管术。之后患者体温峰值一度降至38.0℃~38.2℃左右，但3月10日再次升至38.6℃，经气管插管可吸出少量~中等量黄白黏痰。予停替加环素，换用替考拉宁（0.2g/d），进一步加强抗革兰阳性菌力度，停氟康唑，换用米卡芬净（100mg/d）抗真菌治疗，并继续输注头孢哌酮舒巴坦、左氧氟沙星治疗。从3月12日开始体温基本在正常范围波动，痰量较前略减少，但从3月15日开始再次出现发热，体温在37.1~37.8℃波动，在继续输注头孢哌酮舒巴坦＋替考拉宁＋米卡芬净的基础上，加用米诺环素每次0.1g，q12h，口服，效果差，发热情况无好转，3月17日停用米诺环素，换用左氧氟沙星（0.5g/d）静脉滴注，并继续输注头孢哌酮舒巴坦、替考拉宁、米卡芬净抗感染治疗。患者仍反复发热，结合头孢哌酮舒巴坦已用2周，3月18日停用头孢哌酮舒巴坦，换用美罗培南（1g，q8h），并继续输注替考拉宁、米卡芬净、左氧氟沙星治疗。患者发热情况无明显好转，体温峰值38.8℃，3月24日拔除大静脉置管、排除导管相关感染，结合痰病原学检查结果为泛耐药鲍曼不动杆菌，停用美罗培南、左氧氟沙星，换用头孢哌酮舒巴坦（1.5g，q8h），并继续输注替考拉宁、米卡芬净抗革兰阳性菌、真菌治疗。评估患者无脱机、拔管能力，4月1日常规准备下行气管切开术，过程顺利。考虑到替考拉宁应用时间较长，4月5日停用替考拉宁，继续输注米卡芬净、头孢哌酮舒巴坦抗真菌、细菌治疗。之后患者发热情况略有好转，体温峰值一度由38.3℃降至37.6℃左右，但4月14日体温再次升至38.1℃左右，停用头孢哌酮舒巴坦、米卡芬净，换用美罗培南（0.5g，q8h）抗感染治疗，4月15日加用利奈唑胺片（0.6g，q12h）口服，进一步加强抗革兰阳性菌治疗，效果欠佳，4月19日患者发热峰值升至38.2℃。

3月31日复查血生化：淀粉酶284U/L，脂肪酶470U/L，偏高，患者无恶心、呕吐、腹痛，查体腹部无阳性体征，联系消化科会诊后给予静脉营养支持，可喂药前鼻饲小量米汤，避免药物刺激胃粘膜。4月17日复查淀粉酶、脂肪酶恢复正常，18日开始加用匀浆膳每次50ml，4次/日。

患者左下肢静脉血栓，向患者家属交代病情，征得家属同意后，4月3日开始抗凝治疗，达肝素钠2500IU/d皮下注射治疗，4月16日复查下肢血管超声提示血栓吸收。

患者既往有阵发性室上性心动过速病史，长期服用酒石酸美托洛尔每次12.5mg，每日2次，2014年4月初一度反复出现心率增快，予进一步加强补钾，保持血钾在4.0mmol/L左右后，患者心率恢复至60~70次/分左右。

该患者从2014年2月21日入院已1年2月余，期间感染反复、难以控制，从近1月的胸片、血常规、体温来看，肺部感染还是存在的，但患者家属拒绝使用抗感染治疗，故从 2015 年 4 月 9 日开始停用抗生素，之后发热情况未见明显变化，咳嗽不多，少量白痰，继续观察；患者家属要求调整口服降压药物：停用厄贝沙坦，硝苯地平缓释片由每晚服用 20mg 改为每日中午服用 20mg，反复劝说无效，予以调整，并密切监测血压变化。同时继续应用胸腺五肽增强机体免疫力，静脉营养支持等，观察病情变化。

诊疗经过

会诊（2014 年 3 月 5 日）：治疗以宣肺清热化痰为主。

双花 15g	连翘 15g	苏叶 10g	杏仁 10g
生石膏 30g	浙贝母 15g	前胡 15g	芦根 15g
南沙参 15g	麦冬 12g	桔梗 10g	炙甘草 10g
知母 10g	鱼腥草 15g。		

7 剂，每日 1 剂，水煎分 2 次服用。用药 3 个月，期间体温波动较少。家属认为中药起了很大作用，要求配合中医治疗。

初诊（2015 年 4 月 8 日）：以益气养阴，清肺化痰，健脾和胃为法。

生黄芪 30g	生晒参 6g	麦冬 12g	五味子 6g
当归 15g	炒白术 15g	半夏 10g	陈皮 10g
柴胡 10g	黄芩 15g	金荞麦 15g	芦根 15g
前胡 15g	桔梗 10g	元参 10g	炙甘草 10g

7 剂，每日 1 剂，水煎分 2 次服用。

二诊（2015 年 5 月 19 日） 又见发热，上方加双花 15g，知母 10g，荆芥 10g，苏叶 10g。7 剂，每日 1 剂，水煎分 2 次服用。

5 月 11 日因病重停服。之后患者发热次数略有减少，体温在 36.0℃~37.6℃波动，基本无咳嗽，有少量白痰。6 月 2 日复查血常规：白细胞计数 10.67×10^9/L，中性粒细胞 0.775。血生化：肌酐 132μmol/L，葡萄糖 8.22mmol/L，γ- 谷氨酰基转移酶 772U/L，碱性磷酸酶 159U/L，脂肪酶 62U/L，丙氨酸氨基转移酶 44U/L，天冬氨酸氨基转移酶 52U/L，乳酸脱氢酶 257U/L，C- 反应蛋白 2.26mg/dl，脑利钠肽前体 1039.3pg/ml。

6 月 17 日晚 18：30 出现右侧下颌肿痛，局部皮温略高，无发红，查血常规：白细胞计数 12.02×10^9/L，中性粒细胞 0.894；超声检查：右侧颌下腺体积增大，实质回声欠均匀，右侧颌下腺内血流信号较左侧稍丰富。考虑为右侧颌下腺炎，给予哌拉西林钠他唑巴坦钠 4.5g 静脉滴注，因医院无本药，拟于明日改为头孢哌酮钠他唑巴坦钠静脉滴注 2.25g，每 12 小时 1 次。6 月 25 日患者体温正常，右侧下颌部肿胀完全消失，血常规显示白细胞计数呈下降趋势，停抗感染药物。

7 月 9 日复查：白细胞计数 7.32×10^9/L，中性粒细胞 0.754；肌酐 125μmol/L，γ- 谷氨酰基转移酶 1073U/L，碱性磷酸酶 180U/L，总胆红素 29.3μmol/L，直接胆红素 23.15μmol/L，乳酸脱氢酶 253U/L。床旁 B 超检查：紧邻肝左外叶外侧可见长条形囊性包块，范围约 11cm×4cm×4cm，边界清楚，内呈细密点状回声，其内未见血流信号，该包块位于胰腺的前上方，十二指肠降段外侧，较 2015 年 4 月检查示有缩小。胆囊：大小约 10.4cm×3.5cm，囊壁欠光整，不厚。胰腺、脾脏未见异常。消化内科会诊，考虑不除外药物性肝损害，建议密切监测肝功能变化，口服熊去氧胆酸胶囊 0.25g，2 次 / 日，静脉滴注多烯磷脂酰胆碱 456mg，1 次 / 日。其后多次复查肝功、肾功，均呈逐渐下降趋势，胆红素偏高，向患者家属告知病情，结合相关科室会诊意见，考虑肝肾功能异常主要与反复感染、应用多种药物及衰老等综合因素有关，治疗难度大，预后不良，家属表示理解，并指出因顾虑药物的副作用，不同意继续应用熊去氧胆酸胶囊、丁二磺酸腺苷蛋氨酸肠溶片、复方 α- 酮酸，尊重家属意见，暂停上述药物。8 月 1 日复查，生化检查显示转氨酶降至正常，停多烯磷脂酰胆碱。

10月14日，停用抗生素，病情平稳已达半年。

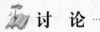 **讨 论**

老年医院获得性肺炎中医药治疗经验

对老年医院获得性肺炎患者，一般可以按发热、咳嗽进行辨证论治。临床常用宣肺清热化痰为基本治法，对于发热控制、咳嗽减轻、咳痰减少、腹胀便秘等均有一定疗效。应用抗生素治疗之后，多表现为阴虚内热、舌质红少苔、口干舌燥、食欲减退。临床以养阴清热为基本治法。部分患者表现有腹泻，可以健脾渗湿药物治疗。对反复感染应用抗感染药物耐药患者，可以考虑停用抗感染药物，以益气养阴、清肺化痰、健脾和胃为法。本例治疗经过，似可得出结论：对老年医院获得性肺炎抗感染药物耐药患者，可以停用抗感染药物，采用中医辨证论治。并且认为，中西药合用疗效不如单用中药。

医院获得性肺炎老年患者的抗感染药物应用、停用指征

肺炎是老年人的常见病，病情重，基础病复杂，潜在危险大，是老年人死亡的主要原因之一。但因老年人肺炎病原体分布的复杂性以及对药物的耐受性，临床要做出合适的药物选择并非易事，也是临床医生最常咨询临床药师的问题。

老年医院获得性肺炎中，革兰阴性杆菌肺炎常见，约占50%~70%，合理使用抗感染药物是不容忽视的问题。据资料显示，合并使用1~5种药物不良反应发生率为3.8%；合并使用6~15种药物为28%；合并使用16种药物以上则为84%。因此，临床抗感染治疗不宜盲目选用或联用抗感染药物，应遵守用药个体化原则，尽量避免不良反应出现，延缓细菌耐药性产生。

抗感染药物合理应用是非常关键的，应用不好，会加重病

情，因此选用抗感染药物必须注意以下几个问题：①由于老年人组织器官功能衰退，免疫力下降，老年人宜用杀菌剂，如青霉素类（如青霉素）、头孢菌素（如头孢唑啉钠）、喹诺酮类（如环丙沙星）等。②老年人血浆白蛋白减少，用药后血中游离药物浓度增高；肾功能减退，肝脏代谢解毒功能下降，代谢减慢，半衰期延长，易发生毒副作用，应慎用氨基糖苷类，如病情需要一定要用，则减量使用，延长给药间隔时间；对于时间依赖性药物如青霉素类、第一至三代头孢菌素类建议缩短给药间隔，尽量维持血药浓度。③老年人胃酸分泌减少，肠蠕动减弱，易影响药物的吸收，对中、重症患者，宜以静脉给药为主，病情好转后再改为口服。④及早进行病原学诊断，根据致病菌及药物敏感度选择用药。⑤掌握给药方案及疗程。因老年人多伴有其他基础性疾病，故选择适宜的给药方法，足疗程用药，防止复发。一般体温下降，症状消退后7~14天停用。特殊情况，如军团菌肺炎用药时间可延长至3~4周，需要提醒的是：急性期用药48~72小时无效者应考虑换药。

传统抗感染药物疗法一般以"逐代升级，分别袭击"为原则。有研究报道，抗感染药物降阶梯疗法（从广谱到窄谱）较传统疗法效果好。

（仝战旗）

3 午后低热

病例介绍

患者，男，60岁。主因午后发热两周余就诊。

患者两周前在三亚度假曾有外感，经治疗后好转，但每午后 13：00~17：00 点低热，体温在 37.2℃~37.3℃ 波动，晚上 20：00~21：00 点体温恢复正常。

诊疗经过

初诊（2016年3月11日）：症见午后发热，头痛如裹，周身不适，胃脘堵闷，纳差欠香，寐差不实（需常年口服安眠药）大便尚调，脉沉濡，舌苔白腻，舌质暗红。证属：外感暑湿，表邪未解。治则：芳香解表，和胃安神。方以小柴胡汤、藿香正气合新加香薷饮化裁。

柴胡 10g	生黄芩 10g	半夏 10g	苏梗 10g
香薷 10g	佩兰 10g	生神曲 10g	藿香 10g
炒麦芽 10g	炒山楂 10g	荆芥 6g	防风 6g
淡豆豉 10g	生甘草 6g	薄荷 6g	夜交藤 30g
厚朴 10g	炒枣仁 30g		

7剂，水煎服，每日1剂，分2次服用。

二诊（2016年3月18日）：患者发热已退，身感轻松，纳食睡眠均有改善，脉沉细，舌苔仍偏腻，较前有改善。上方去荆芥、薄荷、防风，加滑石 20g、砂仁 6g、石菖蒲 12g。

三诊（2016年3月25日）：患者主诉倍感轻松，未再发热，睡眠明显改善，并停用常年服用的安眠药，酒后偶感胃脘不适，脉沉细，苔薄白。二诊方去柴胡、生黄芩、香薷、生甘草、淡豆豉、滑石，加陈皮 10g、茯苓 15g、杏仁 10g、苏子 10g、炙远志 8g、石决明 30g。再服 7 剂，诸症悉除。

讨 论

患者就诊时间不是夏月，但他刚从三亚度假回来，且有外感病史，虽经一般治疗但暑邪未解的症状仍存在。

香薷饮出自《太平惠民和剂局方》，由香薷、白扁豆、厚朴三药组成，后世称其为三物香薷饮。吴鞠通将方中的白扁豆易为鲜扁豆花，并加入银花、连翘名为新加香薷饮，后世一般认为本方的功效为疏表散寒、涤暑化湿，主治暑湿内蕴，寒邪束表的暑湿感冒。柴胡香薷饮是在吴鞠通新加香薷饮基础上加柴胡、黄芩、焦栀子、淡竹叶、藿香组成，香薷辛温解暑发汗，柴胡辛平，调和少阳和退热，有协助香薷散寒发汗的作用；金银花、连翘疏风透邪，黄芩、焦栀子、淡竹叶清热泻火、清心除烦，厚朴、白扁豆、藿香化湿和胃。

方中香薷，辛温气味芳香，一般认为是治暑之良药，故李时珍指出：香薷乃夏月发汗之药，犹冬月之麻黄。柯韵伯形容其有彻上彻下之功。薛生白亦谓用香薷辛温以散阴邪而发越阳气。

表证未解加荆芥、防风、淡豆豉、薄荷，苔厚腻者加藿香梗、佩兰、三仙之类健脾化湿和胃。二诊加滑石合甘草即六一散，清暑利湿，使内蕴之暑湿从下而泻。三诊暑湿之邪已除，重在调和肝脾以巩固疗效。

（郝爱真　王欢）

4 过敏性肺炎

病例介绍

患者，女，65岁。主因阵发性咳嗽3年余伴呼吸急促就诊。

患者阵发性咳嗽伴呼吸急促3年余，遇雾霾或者天气变化加重。于2013年10月因咳嗽、气喘入我院呼吸科治疗。胸部CT检查：示肺部片状磨玻璃影。临床诊断：过敏性肺炎。后长期口服孟鲁司特钠，布地奈德气雾剂吸入治疗，效果不佳。

诊疗经过

初诊（2016年4月12日）：症见咳嗽、气喘，时有咳嗽，痰薄白，动则汗出，胃纳尚可，夜寐不佳，二便调，舌淡暗苔薄白，脉沉。证属：表虚不固，肺气宣降失常。治则：益气固表，润肺化痰，肃肺降逆，止嗽脱敏。方拟玉屏风散合过敏煎治疗。

生黄芪 15g	炒白术 10g	防风 6g	北沙参 15g
麦冬 10g	五味子 10g	乌梅 10g	银柴胡 10g
川贝母 10g	桔梗 6g	杏仁 10g	白屈菜 10g
炒枣仁 30g	芦根 30g	炙甘草 6g	红大枣 15g

14剂，水煎服，每日1剂，分2次服用。

二诊（2016年5月10日）：患者咳嗽明显减轻，夜间仍有咳嗽，头汗，胃纳可，睡眠不佳，大便调，时感膝痛，脉沉，苔薄白。上方加蝉衣6g、全瓜蒌30g、川牛膝10g，继续益气固表、止嗽脱敏之法治疗。

三诊（2016年9月23日）：患者复查CT示肺部磨玻璃影消失，仍动则汗出，夜寐欠佳，大便调，脉沉，苔薄白。上方加煅龙骨30g、煅牡蛎30g。

四诊（2016年11月22日）：患者自汗、咳嗽基本消失，雾霾加重时偶有轻咳，胃纳可，夜寐不佳，大便调，脉沉，苔薄白。改用益气固表、润肺化痰、养心安神之法巩固。

生黄芪15g	炒白术10g	防风6g	北沙参15g
麦冬10g	五味子10g	乌梅10g	川贝母10g
桔梗6g	杏仁10g	芦根30g	炙甘草6g
全瓜蒌30g	夜交藤30g	桂枝10g	白屈菜10g
炙百部15g			

14剂，水煎服，每日1剂，分2次服用。

讨 论

过敏煎由银柴胡、五味子、乌梅、防风、生甘草组成，为祝谌予方。方中防风味辛甘性温、祛风胜湿。银柴胡味甘性凉、清热凉血。《本经逢原》指出"银柴胡不独清热，兼能凉血。"乌梅味酸性平，敛肺、涩肠、生津。五味子味酸性温，敛肺滋肾，涩精止泻。甘草味甘性平，补脾益气，润肺止咳，缓急止痛，缓和药性。五味相合，开合共济，散收并举，使收者顾其本，散者祛其邪，相互制约，相互促进，共奏散邪、敛肺之功。

本案例患者每逢雾霾或者天气变化则咳嗽、气喘，至呼吸科诊断为过敏性肺炎，使用抗过敏及激素治疗效果不佳，中医辨证属于气虚不固，肺气宣降失常。结合患者症状及临床诊断，故采用了玉屏风散益气固表合过敏煎，祛风胜湿，润肺化痰，肃肺降逆，止嗽脱敏，疗效较好。

（郝爱真　陈明骏）

5 变应性咳嗽

病例介绍

患者，男,71岁，主因咽干、咽痒不适、咳嗽1年、加重15天就诊。

患者于2013年10月底缘于空气污染，加上活动后受凉，出现咽干、咳嗽不适，当时自测体温37.2℃。于干休所门诊部查血常规示：白细胞计数9.1×10^9/L，中性粒细胞0.72。干休所给予阿奇霉素、罗红霉素口服抗感染、银黄含片含服治疗，症状有所缓解。随后几周，空气污染，经常出现咽痒不适、咳嗽，以干咳为主、少痰。多次到呼吸科、耳鼻喉科就诊，医生建议：多喝水、少讲话，给予地喹氯铵含片含服、氯化铵口服液治疗，咳嗽时好时坏；行肺部CT检查未见明显异常，查过敏源显示IgE高，呼吸科医生给予孟鲁司特治疗（孟鲁司特适用于成人哮喘的预防和长期治疗，减轻季节性过敏性鼻炎引起的症状），疗效明显。患者于2014年11月26日又因雾霾、空气污染，出现咳嗽不适，咽干、咽痒、咳嗽，以干咳为主、少痰，查血常规：白细胞不高，干休所给予口服阿奇霉素、罗红霉素抗感染，银黄含片含服治疗，疗效欠佳。又到呼吸科、耳鼻喉科、中医科等就诊，给予孟鲁司特、地喹氯铵含片、蓝芩口服液、双黄连颗粒、复方甘草片等药物治疗以及理疗，症状缓解，疗效尚可。随后2周因受凉再次出现咽痒、咳嗽，以干咳为主、少痰，患者于2014年12月15日到中医科就诊。患者有慢性胃炎、前列腺增生、骨关节炎等病史。

初诊（2014年12月15日）：咽痒、咳嗽，以干咳为主、少痰，夜间咳嗽，影响睡眠，空气污染、冷空气刺激也会出现咳嗽，食欲可、大便调，夜尿二次，舌淡红，苔薄白，脉沉细。查体：体温36.8℃，神志清楚，咽部无充血，双侧扁桃体无肿大。双肺呼吸音清，双肺散在少量干鸣音。中医认为，咳嗽是由多种因素导致肺失宣降、肺气上逆而引起的一种肺部病证。患者精神可，纳可，间断干咳，咽痒而作，干咳、少痰，从中医的角度考虑属于肺阴虚。肺主气、司呼吸，肺阴虚，不能濡养肺，导致气耗，肺的功能失司，肃降无权，肺气不降、反升，肺气上逆而作咳嗽。加之外风引动，喉痒而作，咳重则哮喘，患者遇冷空气刺激也会出现咳嗽，也有肺气虚的情况，故加上黄芪益气、干姜除清肺之药偏凉。中医诊断：咳嗽（气虚、中气不足）。治法：益气养阴，清肺止咳。

黄芪15g	金银花10g	生黄芩10g	生白前10g
穿山龙30g	元参15g	桔梗10g	白屈菜20g
半枝莲15g	浙贝母10g	川楝子6g	干姜10g
乌梅6g	木蝴蝶2g		

用法：14剂，水煎服，每日一剂，分两次服。

二诊（2015年1月7日）：经过治疗后，主因咽干、咽痒不适、咳嗽的症状明显减轻，一般情况可，纳可、眠可、二便调，治宗前法。

三诊（2015年11月2日）：经治疗一直病情稳定。近日再次出现咽痒、咳嗽，以干咳为主、少痰，夜间咳嗽，影响睡眠，食欲可、大便调，夜尿二次，舌淡红，苔薄白，脉沉细。伴有皮肤瘙痒，失眠。

治法：益气养阴，清肺止咳。

黄芪15g	金银花10g	生黄芩10g	生白前10g

变应性咳嗽

穿山龙 30g	元参 15g	桔梗 10g	白屈菜 20g
半枝莲 15g	浙贝母 10g	川楝子 6g	五味子 8g
炒枣仁 20g	薄荷 6g	蝉蜕 6g	柴胡 10g
白芷 10g	金荞麦 15g	乌梅 6g	木蝴蝶 2g

用法：14 剂，水煎服，每日 1 剂，分早晚两次服。

咳嗽控制较好，皮肤瘙痒，失眠症状减轻。服药一个月病情稳定。

讨 论

变应性咳嗽是临床常见的慢性咳嗽的一种，属于变态反应性疾病，抗组胺药物、糖皮质激素治疗有效。近年来，由于气候变化、环境污染使空气质量下降，呼吸道过敏患者日益增多，导致变应性咳嗽的发病率逐渐上升。本病迁延难愈，影响患者的生活和工作，已经引起了医学界的广泛关注。

中医传统理论认为，咳嗽是有由多种病因导致肺失宣降、肺气上逆，而引起的一种肺系病证。"咳不离肺，不止乎肺"，其病变主要在肺，与肝脾相关，久则及肾。《杂病源流犀浊》言，"盖肺不伤不咳，脾不伤不久咳，肾不伤火不炽，咳不甚，其大较也"，指出肺脾肾三脏是咳嗽的主要病位。《素问·咳论篇》曰"五脏六腑皆令人咳，非独肺也"。对于咳嗽的病因病机，宋代医家陈无择的《三因极一病证方论》以三因论咳，曰："外因即六气之咳，内因即五脏之咳，不内外因者，乃房劳伤肾、饥饱伤脾、罢极伤肝、叫呼伤肺、劳神伤心等"，指出了咳嗽的三种病因。而明代医家张景岳认为，"咳嗽之要，止惟二证，何为二证？一曰外感，一曰内伤，而尽之矣"。选用防风、荆芥、僵蚕、桔梗、茯苓、生甘草、蜂房、太子参、姜半夏、玉竹、麦冬、橘络等以抗过敏，清除鼻咽部症状为主，拟疏风宣肺止咳。药用射干、桔梗、木蝴蝶、苍耳子、白芷、辛夷、牛蒡子、防风、荆芥、蝉蜕、浮萍、地肤子、鹅不食草、浙贝母、苦杏仁。中医临床常加用具有抗过敏作用的中药，如徐长卿、荆芥、地龙、蝉衣、黄芩、僵蚕、防己、防风、辛夷、白芷、艾叶、薄荷、鱼腥草、乌梅、北沙参、甘草等。变应性咳嗽中医治疗具有一定优势，可取得令人满意的疗效。由于本病病程较长，迁延难愈，治疗棘手，所以要求患者除坚持服药外，平时应注重御寒保暖，避免受凉受热，加强锻炼，饮食忌肥甘厚味、辛辣香燥及烟酒等生痰蕴湿、化燥助热之品。同时配合中医特色冬病夏治、穴位贴敷等治疗，可以取得良好的效果。

（陈利平）

变应性咳嗽

6 老年慢性支气管炎

病例介绍

患者，女，75岁，主因反复咳嗽、咳痰30余年就诊。

患者于1980年初开始无诱因出现咳嗽、咳痰，经治疗后好转。之后劳累或受凉即出现发热、咳嗽、咳痰，逐渐加重，后期伴有咯血，每次发作均需要用抗生素治疗，先后用过左氧氟沙星、头孢西丁、哌拉西林钠他唑巴坦钠、莫西沙星等多种抗生素，最初治疗效果较好，但随着时间延长，抗生素治疗疗效逐渐下降。曾多次行胸部CT检查：显示双肺慢性炎症；双肺支气管扩张并感染；右侧胸腔少量积液。来我科求中医药治疗。

既往有高血压病20余年。

诊疗经过

初诊（2012年9月5日）：咳嗽，咳中等量白黏痰，偶有痰中带血或咯血，近日体温最高37.5℃，伴乏力，活动后气喘，纳可，眠欠佳，大便2~3次/日，不成形，舌淡红，苔薄白，脉弦。证属：脾肺两虚，痰浊内蕴。治则：健脾补肺，化痰止咳，凉血止血。

生黄芪15g	炒白术15g	茯苓15g	炒山药15g
炒苡仁20g	炙桑皮15g	杏仁10g	制百部15g
前胡12g	炙紫菀15g	炙冬花15g	鱼腥草15g
仙鹤草15g	三七粉3g	炒枣仁15g	夜交藤15g

14剂，水煎服，每日1剂，分2次服用。

二诊（2012年9月19日）：咳嗽、咳痰减轻，出现痰中带血次数较前减少，体温基本正常，大便基本成形，1~2次/日，睡眠有所改善，仍感乏力，活动后仍有气喘，上方炒白术、茯苓、炒山药均改为20g，继续服用14天。

　　三诊：病情基本稳定，仍有咳嗽，咳少量白痰，偶有痰中带血，咯血基本消失，乏力、活动后气喘症状缓解，近日因小腹受凉后出现尿频、尿急，加用萹蓄15g，瞿麦15g，白茅根30g，继续服用7天。服药后尿频、尿急症状消失，后期就诊即去掉萹蓄、瞿麦、白茅根。

　　随诊情况：患者自2012年9月开始服用中药治疗，坚持1~2周来院就诊调方1次，治疗的基本原则是益气健脾、清肺化痰、凉血止血，每次根据病情变化随证加减，病情基本稳定。经加用中医药治疗后，截至2015年初，患者未再因为慢性支气管炎合并支气管扩张、咯血、感染等情况输液或住院治疗（在这之前基本每年都需要输液或住院治疗）。患者长期服用中药，在患者的年度体检中特意关注患者的肝肾功能指标，2013和2014年度的体检报告均显示肝肾功能指标正常。

讨　论

　　慢性支气管炎是由多种因素引起的气管和支气管黏膜及其周围组织的慢性、非特异性炎症。导致慢性支气管炎的因素主要有吸烟、大气污染、感染和寒冷等。患者多为中老年人，其主要临床表现是咳嗽、咳痰（多为黏液泡沫痰），清晨和傍晚尤甚，有时还可伴有喘息。慢性支气管炎患者常反复发病（但须排除患有其他的心肺疾病），每年至少发病3个月，并可持续2年以上的时间。虽然病情进展缓慢，但若得不到及时、有效的治疗，其症状会逐年加重，甚至可导致慢性阻塞性肺气肿和肺源性心脏病等严重后果。

临床上将慢性支气管炎分为3期。①急性发作期：表现为原有的咳嗽或气喘症状明显加重，痰量增加，且常伴有发热、恶风寒、咽部不适等症状。②慢性迁延期：患者咳嗽、咳痰、气喘等急性期的症状缓解，但症状仍会持续一个月以上的时间。③缓解期：患者经治疗或自然好转后，可在三个月以上的时间内无症状或仅有较轻的症状。

中医认为，慢性支气管炎属于"咳嗽""喘证""痰饮"等范畴。依其临床表现多分为实证、虚证两大类。慢性支气管炎多为久病，久病必虚，故本病多属虚寒，表现为肺、脾、肾三脏之虚，多见于慢性支气管炎的临床缓解期。如果上呼吸道反复感染，病情加剧，则出现实、热、痰、湿的证候，形成邪实正虚的复杂局面。主要见于慢性支气管炎急性发作期和慢性迁延期。因此，可根据慢性支气管炎患者的具体病情及进展情况进行辨证施治。

本例患者为老年女性，75岁，正气渐衰。因长期咳嗽咳痰，久咳伤气，尤以脾、肺之气受损为主，脾肺两虚，气不化津，则痰浊更易滋生，此即"脾为生痰之源，肺为贮痰之器"。脾气亏虚，脾失健运，水谷不能化为精微上输以养肺，反而聚为痰浊，上贮于肺，肺气窒塞，肺气上逆则为咳。咳嗽日久，伤及肺络，故见痰中带血甚至咯血。脾肺气虚，动则耗气，因此出现乏力、活动后气喘等表现。大便次数多，不成形，舌淡红，苔薄白，脉弦细，为脾虚之象。因此，采用健脾补肺、化痰止咳的方法，获得较好疗效。

（林明雄）

7 高龄肺炎、气管切开术后感染

病例介绍

患者，男，91岁。主诉：气管切开术后4年，低热、咳嗽1周。

患者于2011年4月无诱因出现咳嗽，咳黄痰，住入我院呼吸科，行胸部CT检查，提示右下肺片状渗出，右侧胸腔积液，动脉血气分析示二氧化碳分压55.1mmHg，确诊为肺炎，Ⅱ型呼衰，经积极抗感染治疗，效果欠佳，二氧化碳分压持续升高。5月21日行气管插管，呼吸机辅助呼吸，综合治疗1月余，经评估无拔管指征。2011年7月行气管切开，呼吸机辅助呼吸，后患者长期住院、卧床，反复出现肺部感染，多次给予中药辅助治疗。2015年5月5日，患者出现发热，以低热为主，伴咳嗽，咳中等量黏痰。5月12日请中医会诊，辅助治疗。

既往有天疱疮病史，长期服用醋酸泼尼松龙片（10mg/d）维持治疗，天疱疮控制尚可。

诊疗经过

初诊（2015年5月12日）：高龄男性，慢性病容，面色无华，口唇干，鼻饲饮食，定时吸痰，痰量中等，腹胀，寐不实，小便调，大便不畅。伸舌不能配合，脉沉细。证属：脾肺气虚、气阴不足。治则：健脾补肺，益气养阴，清肺化痰。方药以四君子汤合生脉散加减。

生黄芪15g　　太子参15g　　麦冬15g　　五味子6g

生白术 15g	茯苓 15g	杏仁 10g	炙桑皮 15g
炙紫菀 15g	炙冬花 15g	炙杷叶 15g	莱菔子 15g
枳壳 10g	炒麦芽 15g	炙甘草 6g	

7剂，水煎鼻饲，每日1剂，分两次服。

二诊（2015年5月20日）：体温基本恢复正常，仍咳嗽，痰量有所减少，腹胀减轻，大便较前好转。治宗前法，前方继服14剂。

三诊（2015年6月4日）：体温正常，咳嗽基本消失，痰量较前变化不大，口唇干有改善，仍有腹胀，大便基本正常。舌未见，脉沉细。守前法调方。

生黄芪 15g	太子参 15g	麦冬 15g	五味子 6g
生白术 15g	茯苓 15g	陈皮 10g	炙桑皮 15g
生薏仁 15g	炙杷叶 15g	莱菔子 15g	枳壳 10g
炒麦芽 15g	鸡内金 10g	炙甘草 6g	

水煎鼻饲，每日1剂，分两次服。

随诊情况：以上方为基本方加减，腹胀症状逐渐消失，服药近2月，病情平稳。2015年8月中旬曾出现天疱疹轻度复发，在前方基础上加用生地15g，赤芍15g，白鲜皮15g，两周后天疱疹症状消失，即停用生地等药。

患者2015年8月底停用所有静脉治疗药物，当时查血常规血红蛋白74g/L。家属要求长期服用中药调理，治疗原则仍为：健脾补肺，益气养血。

生黄芪 30g	太子参 15g	麦冬 15g	五味子 6g
生白术 15g	茯苓 15g	陈皮 10g	生当归 10g
生薏仁 15g	生白芍 15g	莱菔子 15g	枳壳 10g
炒麦芽 15g	鸡血藤 15g	川芎 10g	炙甘草 6g

以上基本方随症加减治疗至今，患者近8个月未出现肺部感染、发热等情况，无静脉输液治疗，大便正常，一日一行。病情稳定，家属满意。

讨 论

　　肺炎是由细菌、病毒、真菌等致病微生物以及射线、吸入性异物等理化因素引起终末气道、肺泡及肺间质的炎症。肺炎是老年人最常见的一种感染性疾病。根据疾病发生环境的不同，将老年肺炎分为社会获得性肺炎（CAP）、医院获得性肺炎（HAP）、卫生保健相关性肺炎（HCAP），其中以CAP最为常见，病死率最高。据有关统计，老年人CAP发病率大约是年轻人的10倍，其病死率是年轻人3~5倍。有研究表明，年龄与病死率呈正相关，大于90岁年龄组几乎是65~69岁年龄组的2倍。

　　老年肺炎临床表现：呼吸系统症状和体征多不典型，或被全身疾病所覆盖，表现为嗜睡、意识模糊、表情迟钝、呼吸急促或心动过速、恶心、腹泻等胃肠道反应，或体重下降、原有疾病的恶化等。

　　有学者认为老年肺炎的特点为：①呼吸道症状不典型；②感染症状不突出；③以肺外表现为首发症状；④易出现严重并发症；⑤容易产生耐药菌株；⑥基础疾病多见；⑦病程较长。因此，老年肺炎易漏诊、误诊，且病情复杂，多有反复使用抗生素史，对现有抗生素不敏感，起病隐匿，发病率、病死率较高。

　　目前中医常把老年肺炎归属"风温肺热病""肺痈"等范畴，系指感受邪气而致肺失宣降所致，其内因为正气亏虚。

　　中医药治疗老年肺炎多效清代名医徐大椿治疗肺痈："用甘凉之药以清其火，滋润之药以养其血，滑降之药以祛其痰，芳香之药以通其气，更以珠黄之药解其毒"。老年人肺体多受损，体属阴血，染病后耗气亦伤阴，故强调"以平补之药培其虚"。本例患者高龄，长期卧床，久卧伤气，脾肺气虚，则见面色无华，腹胀，便秘；脾气亏虚，脾失健运，水湿内停蕴肺，肺气失宣，则见咳嗽、咳痰；咳嗽日久，则耗气伤阴，故口唇干、便秘。脉沉细为脾肺气虚、气阴不足之征象。加上患者既往有天疱疮病史，

高齢肺炎、気管切開術後感染

长期服用醋酸泼尼松龙片（10mg/d）维持治疗，多数中医学者认为，外源性糖皮质激素是辛甘纯阳大热之品，长期应用易灼伤阴精。因此在健脾补肺的基础上，投以生脉散以益气养阴，获得良效。

（林明雄）

8 不明原因胸腔积液

病例介绍

患者，男性，78岁。主因胸水、呼吸困难一个月求诊中医。

2013年2月17日因雾霾天外出散步后出现流鼻涕，2013年2月27日出现间断胸闷憋气，深呼吸、活动后及变换体位时加重。3月5日就诊于我院呼吸科，肺部CT显示：右侧胸腔积液，右下外侧胸膜增厚。给予莫西沙星抗炎治疗1周。3月11日超声（坐位）检查显示：右侧胸腔可探及液性暗区，范围8.7cm×2.9cm，患者自觉胸痛憋气等症状较前加重，并出现痰中血丝。3月19日复查超声：右侧胸腔可探及液性暗区，范围12.2cm×6.1cm，收入院。3月25日至29日行胸腔闭式引流，共引出胸水1600ml，第四日胸水由血性转为淡黄色。胸水连续4次病理学检查未见肿瘤细胞。检查结核特异性淋巴细胞培养+干扰素测定均为阴性。PET-CT示：右侧胸腔积液，未见高代谢病灶。

既往确诊冠心病11年，冠脉支架置入术后，室性早搏。2010年腹部CT发现胰头低密度病变，穿刺活检符合浆液性微囊腺瘤。

诊疗经过

初诊（2014年4月10日）：症见老年患者，精神尚可，面色萎黄，体形消瘦，畏寒肢冷。偶有气短、胸闷。咳逆倚息。下肢足踝部水肿、纳少。舌黯红，苔少欠津，脉细沉弦。证属：脾肾阳虚，肺气失宣。治则：健脾益肾，宣肺利水。方以葶苈大枣泻肺汤合五皮饮加减。

党参 15g	麦冬 15g	五味子 6g	茯苓皮 15g
大腹皮 15g	冬瓜皮 15g	葶苈子 15g	大枣 30g
赤白芍 15g	猪苓 15g	生山药 15g	炒苡仁 30g
泽泻 12g	覆盆子 12g	赤小豆 30g	生白术 15g
连翘 15g	生黄芪 30g		

7剂，水煎服，每日1剂，分2次服用。

二诊（2014年4月20日）：初诊后每日大便3~4次并伴有尿量增多，感觉呼吸顺畅；每日上午服用中药，服药后，下午出现腹泻伴尿量增多，西医给予对症处理。3天后，腹泻好转。4月17日，复查B超：右侧胸腔可探及2.3cm×3.5cm积液。胸水量明显减少。前方调整为四君子汤合葶苈大枣泻肺汤合济生肾气丸加减如下。

党参 15g	生白术 30g	茯苓 15g	炙甘草 6g
葶苈子 15g	红大枣 15g	麦冬 15g	五味子 6g
生黄芪 30g	山药 15g	黄精 30g	车前子 15g
怀牛膝 15g	葛根 15g		

随访（2014年11月）：三次复查胸水超声，均显示极少量胸水，主诉无不适。

讨 论

胸腔积液古称悬饮，汉代张仲景《金匮要略·痰饮咳嗽病脉证并治》指体内水液不得输化，停留或渗注于体内某一部位而发生的病证。当时称痰饮为饮证，以痰饮停聚与侵袭的部位不同，而分为痰饮、悬饮、溢饮、支饮四种。老年患者，精神尚可，面色萎黄，体形消瘦，畏寒肢冷，为阳虚表现。偶有气短、胸闷、咳逆倚息，为阳虚水饮停驻所致。脾为三焦水液疏布之枢纽，脾阳虚衰，不能运化水液；肺气虚，不能节治百脉。饮停胸胁而为悬饮。下肢足踝部水肿、纳少亦为脾虚之候。舌黯红，苔少欠津，为水饮内停，津液不能上承，津液不能濡润之证。初诊以咳逆倚息为主要表现，应由攻逐水饮之十枣汤、葶苈大枣泻肺汤祛其邪气。然患者素体脾阳虚衰，年老体衰，正气不足，故用逐水之剂不可过久，且加以参芪扶其正。7剂之后，水饮之邪经二便已祛之大半，故不宜单纯再攻；调以四君子补脾运水，济生肾气温肾化气利水，并以养心之剂固护心阳。方可巩固疗效，调其善后。急则治标，缓则治本，在老年胸腔积液治疗中，把握攻补的节奏和剂量，对于长期预后有非常重要的意义。

（臧 倩）

不明原因胸腔积液

9 肺癌化疗顽固性咳嗽

病例介绍

患者，男，75岁，主因肺癌化疗期间出现刺激性咳嗽1月余求诊中医。

患者因PET/CT发现右肺上叶前段片状密度不均增高模糊影，于2013年9月16日行胸腔镜下右侧胸腔探查术，术中发现壁层胸膜多发大小不等灰白色结节，右肺上叶前段肿物，中叶下段近肺裂面脏层胸膜多个灰白色结节。手术切除部分壁层胸膜结节。病理显示胸膜低分化腺癌。术后于2013年10月至2014年2月行6周期多西他赛+顺铂化疗。2014年9月4日复查肺部CT提示右上肺癌范围较前增大。2014年12月至2015年2月再次行4周期培美曲塞单药化疗，化疗结束复查肺部CT提示右上肺原发病灶较前增大，但未超过20%。2015年3月改纳米紫杉醇单药化疗，化疗第4周期出现间断干咳，突然发作，咳嗽剧烈。复查肺内病灶稳定，癌胚抗原较前降低，排除肿瘤进展。耳鼻喉检查无异常，专科会诊排除结核。考虑感染可能性大，予抗感染治疗10天，效果不佳。痰培养发现假菌丝孢子，加用醋酸卡泊芬净抗真菌治疗1周，症状减轻，咳嗽控制。2015年7月1日继续行第5周期化疗，化疗结束1周再次出现剧烈干咳，予口服左氧氟沙星效果不佳。痰培养无感染证据，停用抗生素，于7月20日请中医会诊。

既往有慢性萎缩性胃炎、结肠息肉等病史。

诊疗经过

初诊（2015 年 7 月 20 日）：患者面色、唇色暗，精神尚可，纳可，间断刺激性干咳，咽痒而咳作，日轻夜重，二便尚调。舌淡暗，苔薄白，脉沉细。辨证：肺积手术后多次化疗，肺脏虚弱，阴虚气耗，肺主气功能失司，肃降无权，气逆而咳。加之外风或内风引动，喉痒作咳，咳重而急。治则：补气养阴，润肺止咳，佐以疏风清肺。方以沙参麦冬汤加味。

生黄芪 30g	南沙参 15g	天麦冬^各15g	百合 15g
玉竹 15g	桑叶 10g	知贝母^各10g	五味子 9g
杏仁 10g	桔梗 10g	枇杷叶 10g	苏子梗^各10g
牛蒡子 10g	蝉衣 9g	白芍 15g	百部 10g
紫菀 10g	炙甘草 9g		

用法：15 剂，水煎服，每日 1 剂，分两次服。

二诊（2015 年 8 月 4 日）：7 月 28 日行第 6 周期化疗。面色、唇色暗，精神欠佳，纳少，咳嗽减轻，偶有咳嗽，二便尚调。舌淡暗，苔薄白，脉沉细。治宗前法，续服前方 15 剂。

三诊（2015 年 8 月 20 日）：8 月 15 日再次出现干咳加重，病房给予氟氧头孢钠 + 卡泊芬净抗感染治疗，效果不佳。加服阿桔片 30mg，2 次 / 日，可待因 15mg，1 次 / 晚，症状减轻。咳嗽原因主要考虑：感染（证据不足）、化疗药物反应。中医辨证同前，在原方基础上加减。

生黄芪 30g	南沙参 15g	天冬 15g	五味子 9g
杏仁 10g	桔梗 10g	枇杷叶 10g	苏子梗 10g
牛蒡子 10g	蝉衣 9g	僵蚕 10g	白芍 15g
地龙 9g	炙麻黄 6g	连翘 10g	知母 10g
金荞麦 15g	佛手 10g	白屈菜 10g	炙甘草 9g

用法：15 剂，水煎服，每日 1 剂，分两次服。

四诊（2015 年 9 月 5 日）：患者出院一周，门诊就诊。口服

肺癌化疗顽固性咳嗽

阿桔片 30mg，1 次 / 晚，中药，每日 1 剂，早晚两次服，咳嗽控制较好，几无咳嗽。精神好，面色唇色渐见红润，饮食、睡眠、二便均好。舌淡暗，苔薄白，脉沉细。证治同前，仍以补气养阴，润肺止咳，疏风清肺为治，续服固效。

讨 论

咳嗽是肺系常见症状。西医制定了对咳嗽的诊断流程规范，目前已实行按病种治疗，但仍有相当一部分病例疗效不理想。尤其治疗慢性咳嗽，往往中医获效颇多，目前也是中医治疗的优势病种之一。

本案患者应用纳米紫杉醇化疗 4 周期后，出现剧烈干咳，控制不佳。西医排除感染、肿瘤进展、结核等原因，是否与纳米紫杉醇化疗药物不良反应有关，值得商榷。纳米紫杉醇主要不良反应包括过敏反应、骨髓抑制、周围神经毒性等。其中过敏反应发生率达 39%，多为 I 型变态反应，表现为支气管痉挛性呼吸困难、荨麻疹等，多发生在用药后 10 分钟左右，而临床迟发性过敏反应亦常见。因此，本例患者剧烈干咳，咽痒阵作的咳嗽特点是否是纳米紫杉醇用药后迟发性过敏反应引起的支气管痉挛作咳，需要考虑。

中医认为咳嗽有外感、内伤之分。慢性咳嗽更多的归于内伤，是由于脏腑功能失调，内邪干肺所致，包括肺脏自病及它脏及肺。外感咳嗽常由外邪引发，若迁延失治，邪伤肺气，肺卫受损，更易反复受邪；或素体阴虚血少、脾胃不和、肺系宿疾；或肾气不足、宿痰内伏、或因新邪引动也可咳嗽不愈而成慢性咳嗽。目前，咳嗽的分型：外感分风寒、风热、风燥；内伤则以痰湿、痰热、肝火和肺阴亏耗为主。临床慢性咳嗽往往邪实正虚多见。本案患者中医辨证责之肺积手术加之多次化疗，肺脏虚弱，阴虚气耗。肺主气功能失司，肃降无权，气逆而咳。加之外风或内风引动，喉痒作咳，咳重而急。属于本虚标实之证，投以沙参麦冬汤加味，补气养阴润肺以扶正，再佐以牛蒡子、蝉衣、僵蚕、地龙、炙麻黄等疏风止咳之品，上述中药有一定的抗炎、抗过敏、改善支气管黏膜水肿等作用，以达止咳之效。

（钱 妍）

肺癌化疗顽固性咳嗽

10 右上肺鳞癌

📖 病例介绍

患者，男，81岁，干部，主因咳嗽气喘、声音嘶哑1月余，加重7天于1996年6月12日入院。

患者于1996年5月8日受凉后出现咳嗽，吐少量白黏痰，伴有气喘，活动后加重。无咯血、胸痛及呼吸困难，无发热、盗汗等症状。随后出现声音嘶哑、言语困难，当地诊断为呼吸道感染，给予青霉素静滴，640万IU/d，症状有所减轻。X线检查：胸片发现右上肺肿块并有肺不张。为进一步明确诊断来我院就诊。门诊以"右上肺癌"收入院诊治。

查体：体温37.5℃，浅表淋巴结未触及，两肺底可闻及湿啰音，右下肺明显。心率78次/分。听诊未闻及杂音，腹软，肝脾肋下未触及。CT检查发现右上肺阴影，考虑肺癌可能性大。为进一步明确性质及类型行纤维支气管镜检查：右上肺开口狭窄，腔内有新生物，活检证实为右上肺低分化鳞癌。血常规：白细胞 5.2×10^9/L，中性粒细胞0.32，淋巴细胞0.10，单核细胞0.04，癌胚抗原（CEA35），甲胎蛋白（AFP）正常。

入院后，经院内外专家多次会诊明确诊断为右上肺中心型低分化鳞癌，已失去手术机会，建议行放射治疗或化疗。患者考虑自身年龄大，体质虚弱，拒绝化疗，故行局部病灶姑息放疗和免疫治疗。放疗期间曾多次出现心绞痛和咯血、喘息、呼吸困难等症状，故中断放疗。之后患者要求中医诊治。

患者以往有慢性气管炎、哮喘45年，冠心病22年。

诊疗经过

初诊（1996年7月3日）：患者明确诊断为右上肺中心型低分化鳞癌，且年龄大、多病，已失去手术机会，行放疗中因出现病情变化，咯血明显，伴频发心绞痛而中断放疗。诊见神疲懒言，胸痛咳嗽，吐黄稠痰，痰中带血，时有口干感，呕恶纳差，大便少而不爽，脉弦数，舌质红苔黄腻，脉证合参。中医诊断为肺积，证属痰热毒邪，郁结肺胃化火伤络、中土失运。治宜清热化痰，解毒散结，凉血止血。且患者年事已高，体弱无力，正气虚损明显，祛邪时当须扶正，故尚需佐以益气健脾和胃之剂。

生黄芪 20g	北沙参 15g	天冬 12g	五味子 6g
瓜蒌 15g	杏仁 10g	黄芩 15g	茯苓 15g
猫爪草 15g	白术 15g	白英 12g	大小蓟各 15g
仙鹤草 15g	陈皮 10g	半夏 10g	半枝莲 15g
三七粉 3g（冲）		白花蛇舌草 15g	

每日 1 剂，水煎分 3 次服。

二诊（1996年7月15日）：上方连服12剂，咳嗽减轻，咯血止，黄痰减少，纳谷有增，大便畅。舌苔黄腻已脱，脉弦，余症同前。治效不更法，前方去大蓟、小蓟、半夏、陈皮，加藿香10g、佩兰10g，以增强芳香化浊之功，连服18剂。

三诊（1996年8月2日）：服上方后，血痰明显减少，体力增强，纳可便常，舌苔腻黄已脱，脉弦数。上方去藿香、佩兰、仙鹤草，加龙葵12g、夏枯草12g，出院连服1个月。

四诊（1996年9月5日）：上方连服1月后来院复查，自觉症状除胸痛咳嗽外无明显不适，复查胸片及CT与原片比较大致相同，肿瘤虽无明显缩小，但已得到控制，同时患者自觉症状有明显改善，精神、体力明显恢复，体重增加，故予前方加石上柏15g，连服3个月后复查。

五诊（1996年12月8日）：3个月后复查咳嗽、胸痛已十去七八，血瘀消失，X 线检查胸片病灶肿块明显缩小。然后患者信心倍增，坚持服中药巩固治疗，效不更方。

六诊（1997 年 6 月 10 日）：半年后复查，主诉无不适，感觉良好，胸片及 CT 复查肺部肿块阴影已不明显，为巩固疗效，以收全功，嘱患者继服中药，处方不变，定期复查。

七诊（1997 年 12 月 12 日）：遵方继服半年后复查，一般情况尚好，行全面复查，X 线及 CT 检查肺部肿块已消失，嘱患者照方继服，中药两天 1 剂巩固治疗。定期来院复查。后随访 2 年余，一切情况良好。

讨 论

肺癌是目前临床最常见的恶性肿瘤之一，许多国家和地区男性肺癌发病率位居各种恶性肿瘤的首位，而且大多数肺癌患者在确诊时已属晚期，手术的机会大大减少，一般采用放疗或化疗，且放化疗的副作用又相当大，疗效不佳。

肺癌相当于中医的"息贲""肺积"的范畴，中医学早有类似肺癌证候的记载。如《素问·咳论篇》称："肺咳之状，咳而喘息有音，甚则唾血，……久咳不已，则三焦受之，三焦咳状，咳而腹满，不欲食饮。此皆聚于胃，关于肺，使人多涕唾而面浮肿气逆也"。《难经》："肺之积，名曰息贲，在右胁下，覆大如杯，久不已，令人洒淅寒热，喘咳，发肺壅"。《济生方》论述"息贲之状，在右胁下，覆大如杯，喘息奔溢，是为肺积……"。

中医认为肺癌的发病机理主要是正气内虚，邪毒内结所致，与肺、脾、肾三脏有关。如外感致病邪毒内侵肺气宣降失司，导致肺气壅郁不宣，脉络受阻，气滞血瘀，由于脾为生痰之源，肺为贮痰之器，七情内伤，脾之运化失司，痰湿内生，痰贮肺络，久贮化热，痰凝毒聚，加上脏腑阴阳失调，正气内虚，尤其肺、脾、肾三脏气虚所致肺气不足。长年吸烟，热灼津伤致肺阴不足，气阴两虚，升降失调外邪乘虚而入，客邪留而不去，气机不畅，血行瘀滞，则痰瘀毒互结形成肺积。正如《杂病源流犀烛》所云："邪积胸中，阻塞气道，气不得通，为痰……，为血，皆邪正相搏，邪既胜，正不得制之，遂结成形而有块"。

肺癌的中医治疗应分清虚实，辨别盛衰（邪与正），早期以邪实为主，治当攻邪，辅以扶正，如活血化瘀，化痰散结，清热解毒，健脾除湿化痰等；晚期则多以正虚为主，治则扶正祛邪，如益气养阴，健脾除湿化痰，滋阴清热解毒等。由于肺癌病因病机复杂，病情变化快，临床常虚实夹杂，标本互见，治疗时应注意分清虚实、标本、缓急，给予正确的辨证治疗。需要注意的是肺癌属本虚标实之证，在治疗时应注意维护正气，具体用药时应攻中有补，保护好后天之本，使正旺则邪自衰。

本案患者已属肺癌晚期，80岁，且有慢性支气管炎、哮喘、冠心病心绞痛，有高龄和久病多脏器损伤的特点，临床辨证笔者紧紧抓住辨证与辨病的指导思想，扶正与祛邪的治疗原则，局部与整体的辨证关系。在辨证论治的基础上，选用具有抗癌作用的中药组方遣药，方中以生黄芪、北沙参、天冬、五味子等益气养阴抗癌，茯苓、生苡仁、白术等健脾利湿抗癌，龙葵、鱼腥草、白花蛇舌草、半枝莲、猫爪草、白英等清热解毒抗癌，瓜蒌、杏仁、夏枯草、黄芩清热化痰抗癌，三七、大蓟、小蓟、石上柏等清热凉血止血，陈皮、半夏理气和中，随证加减，连服中药3年余，病情稳定，除轻咳外主诉无不适，X线、CT报告肺癌病灶已消失。

中医药治疗肺癌重点应在满意的生存质量和较长的生存时间基础上最大限度地使瘤体缩小，还应从分子生物学的角度，探讨中医药治疗肺癌的作用机制，以期为广大肺癌肿瘤患者带来福音。

（吴整军）

右上肺鳞癌

11 喉癌合并肺癌

病例介绍

患者，男，66岁，鞍山退休职员。主诉确诊喉癌及肺小细胞癌，分别行喉癌病灶、颈部淋巴结、右肺病灶放疗及全身化疗4周期后。

患者2007年12月出现无明显诱因咽喉痛，吞咽时加重，伴咳嗽，咳白痰。无呼吸困难，无吞咽困难。当地医院喉部病理诊断"喉乳头状瘤"，抗炎治疗，咽痛症状减轻。四个月后自觉咽喉痛加重，自用抗炎药物，症状不缓解，2008年5月6日在中国医科大学附属第一医院，喉镜取病理，诊断为中高分化鳞癌。2008年5月18日肺部平扫增强：左侧喉部间隙小结节病灶，性质待定，建议定期复查。右肺上叶内软组织密度影，肺上沟癌可能性大。2008年5月26日肺穿刺病理诊断：肺癌，免疫组化支持低分化鳞癌伴神经内分泌分化。2008年6月10日二次住院确诊声门上型喉癌及右肺小细胞癌双重癌，行喉癌病灶及颈部淋巴结放疗及全身化疗，喉癌病灶及颈部淋巴结放疗后行右肺病灶放疗。2009年4月6日在解放军总医院行肺部平扫增强：左肺尖后段、右肺上叶尖段斑片状影及索条影，考虑陈旧性病变可能，肺气肿。喉镜检查（301医院）建议行喉部放疗，本人放弃，转投中医治疗。既往史：无高血压、糖尿病、冠心病等慢性病史。西医诊断：声门上型喉癌及肺小细胞癌。

诊疗经过

初诊（2009 年 5 月 7 日）：患者确诊声门上型喉癌及肺小细胞癌，分别行喉癌病灶、颈部淋巴结、右肺病灶放疗及全身化疗四周期后，身体不能支持，口干，颈肿，手足麻木，纳可，便调，尿频影响睡眠，舌红，苔黄厚，脉弦。中医诊断：肺热壅盛证。治法：清热解毒，化瘀散结。

黄芩 15g	白英 15g	龙葵 15g	鱼腥草 30g
前胡 15g	杏仁 10g	元参 15g	浙贝母 15g
生牡蛎 15g	生地 10g	当归 15g	赤白芍 15g
山萸肉 10g	山药 15g	芦根 30g	炙甘草 6g
山豆根 10g	牛蒡子 15g	连翘 15g	麦冬 15g
升麻 10g	柴胡 10g	陈皮 10g	僵蚕 10g

15 剂，每日 1 剂，水煎分 2 次服用。

二诊（2009 年 5 月 7 日）：15 剂后，颈肿减轻。去连翘，加南、北沙参各 15g，知母 10g，五味子 6g。

三诊（2009 年 6 月 12 日）：食欲下降，消瘦乏力。加金龙胶囊、消癌平，口服。加强抗肿瘤作用。

四诊（2009 年 7 月 15 日）：病情好转。

五诊（2009 年 10 月 12 日）：因为经济原因，停金龙胶囊。壁虎、全蝎、金钱白花蛇，分别研末，冲服，每日 9g。

之后每 3 个月 ~ 半年复诊一次，随症加减。多次肺部平扫增强复查：右肺上叶肺癌及喉癌放疗后改变。随访情况：截至 2013 年 8 月 27 日，随访未见复发转移，生活自理。

讨 论

肺癌的病理诊断

按照病理类型，原发性肺癌为两大类：小细胞肺癌和非小细胞肺癌。非小细胞肺癌又分为腺癌、鳞癌、细支气管肺泡癌、大细胞肺癌等。本案在病理分型上有一定分歧：2008 年 5 月 26 中国医科大学附属第一医院肺穿刺病理诊断：肺癌，免疫组化支持低分化鳞癌伴神经内分泌分化。2008 年 5 月 29 日 301 医院会诊报告：（右肺）低分化癌，考虑小细胞肺癌。2008 年 6 月 19 日协和医院病理报告：小细胞癌部分有腺癌分化。同一切片得出不同结果，这一现象说明病理分型也没有绝对标准。

中医诊断治疗（四诊合参、辨证施治，处方用药）经常是不同医生方案不同，没有"标准答案"。从上述对肺癌病理的不同诊断结果来看西医也各持观点。实际上，简单问题容易统一，复杂问题因为每个人的关注点不同则容易产生"盲人摸象"的现象。

肺癌的中医治疗：辨证还是辨病

辨病与辨证相结合是目前中医治疗肿瘤的常用方法。本案就是在辨证基础上，结合辨病制定的治疗方案。辨证是中医始终坚持的基本原则，不要因为不同疾病而改变。本病例说明，经适当放化疗后，清热解毒、化瘀散结、以毒攻毒为主中药，可以控制双重癌进展。

辨证是中医独有的，没有辨证，就无法进行中医的治疗。辨病则是中、西医都有的内容，西医不诊断出疾病就会无的放矢。因此，中医辨证与西医辨病在各自理论体系中具有同等重要的地位。

（仝战旗）

12 喉癌术后颈部淋巴结转移

📖 病例介绍

患者，男，70岁，退休军干。主诉喉癌术后2年余，颈部淋巴结转移术后4月余。

缘于2012年6月13日行右侧声带肿物及声带扩大切除术，术后病理为低分化鳞癌。术后于2012年7月至8月行放疗。2014年7月17日颈部B超提示右侧颈部淋巴结转移，9月19日行右侧颈部肿物切除术及右侧颈部改良根治性颈廓清术。诊断为喉癌T3N2M0。10月23日给予紫杉醇＋顺铂方案化疗，期间出现Ⅳ度骨髓抑制，患者及家属不同意继续化疗。为求中医就诊于院外名医，处方30剂（药味不详），服几付感觉症状加重，不得已停药。2015年1月29日来我院门诊就诊。既往史：一般健康状况好，无冠心病、高血压等病史，无传染病。1976年行痔疮手术。无输血史，无食物或药物过敏史。

📖 诊疗经过

初诊（2015年1月29日）：自觉口及咽喉干，声音嘶哑，纳可，便调，舌暗红，苔白，脉弦。情志不爽，肝郁化火。肝木克脾土，脾湿生痰。痰火郁结日久，产生恶性肿瘤。木火刑金，肺失所养，则声嘶、口咽干燥。舌脉均支持辨证。

治法：疏肝清热，化痰散结。

柴胡10g	生黄芩10g	半夏10g	元参15g
浙贝母15g	生牡蛎20g	麦冬15g	桔梗10g

僵蚕 10g　　　　炙甘草 10g

7剂，每日1剂，水煎分2次服用。

二诊（2015年2月5日）：服上方5剂后口干症状消失，纳可，眠尚可，便调，舌暗红苔腻，脉弦。加强养阴清肺，扶正祛邪之力。

柴胡 10g	生黄芩 10g	半夏 10g	元参 15g
浙贝母 15g	生牡蛎 20g	麦冬 15g	桔梗 10g
僵蚕 10g	炙甘草 10g	芦根 15g	天门冬 10g

14剂，每日1剂，水煎分2次服用。

三诊（2015年5月7日）：患者咽喉部干等症状基本消失，超声检查左侧肿大的淋巴结消失，纳可，二便正常，睡眠好。舌淡红苔略黄，脉细弦。

柴胡 10g	生黄芩 10g	半夏 10g	元参 15g
浙贝母 15g	杏仁 6g	麦冬 15g	桔梗 10g
生薏仁 15g	炙甘草 10g	芦根 15g	天门冬 10g
白蔻仁 6g	蒲公英 15g	白茅根 15g	菊花 10g
生牡蛎 15g			

14剂，每日1剂，水煎分2次服用。

近期疗效满意，远期疗效有待进一步观察。截至2016年11月30日，仍在治疗观察中，多次复查未见复发转移。

讨　论

喉癌的中医治疗及用药经验

喉癌不同于常见肿瘤，系统论述较少。个人曾治疗其癌前病变、声带白斑、声带息肉，采用中医辨证论治取得了较好疗效。常用方如养阴清肺丸、消瘰丸，常用清热养阴散结等药物：双花、连翘、菊花、蒲公英、黄芩、麦冬、元参、知母、浙贝母、生牡蛎、僵蚕等。

本例患者按照常规，要进行多周期化疗以控制病情。因第一周期化疗反应较大，患者及家属决定放弃化疗，转投中医治疗。开始慕名找到国内名家诊治，处方：

沙参 10g	桔梗 9g	赤芍 12g	石斛 10g
元参 10g	虎杖 15g	白花蛇舌草 15g	莪术 9g
生薏仁 20g	陈皮 10g	炒三仙[各]10g	黄芪 30g
太子参 15g	女贞子 15g	白术 15g	山药 15g
苏梗 10g	乌药 10g	枸杞 15g	甘草 6g

（事后从病人处索要得到）30剂。服几剂后就不舒服，只好停药。无奈之下，来我科就诊。经过近5个月治疗，咽干症状大部分消失，颈部淋巴结肿大消失，近期疗效满意。

辨证论治在中医治疗喉癌中的应用

有报道称，配用中医中药加减治疗，对喉癌术后阴虚证及全身状况的恢复、提高生存质量、生存率均起到了一定的作用。因患者在整个手术期内，手术创伤的劫阴本质是导致术后阴虚证的根本原因。报道30例患者，大部分都有不同程度的咽干、咽燥、乏力、汗出、五心烦热、咳痰不利、声嘶、语声低微、食欲欠佳、咽喉局部红肿、舌质红、苔少或无苔、脉细数等症状，中医辨证属于术后阴虚证，故用大补阴液之法，以使元气恢复，津液复生。方中西洋参能大补元气、生津滋阴，生地、元参、麦冬养肺肾之阴，以润咽喉之方寸。山萸肉、石斛、百合均为补元阴之品，且养阴生津，助上药增加补助之力；白术、山药、陈皮、鸡内金等健脾益胃，以助阴液渐生。通过对术后30例病人服中药情况来看，并且与对照组患者比较，中药组患者在服药1~2个疗程后，体力恢复较对照组恢复的时间明显缩短，阴虚症状及喉部红肿的现象也比对照组改善得明显。这说明服用养阴方药对术后阴虚证的恢复显著高于单纯手术组（即对照组）。其机制在于它能燮理阴阳，以阴补阳，来达到机体的"阴平阳秘，精神乃治"的动态平衡。因而，养阴方药也将成为其他手术后虚证的治疗基础。术后适时地给予养阴方药治疗，能在其自然代偿性恢复过程中，消除手术创伤所累加于机体的劫阴损害。所以，对术后康复、生存期延长、生存质量的提高有深远的意义。

分析本例患者，之前所用处方可以说"照顾"非常全面，既有养阴的沙参、石斛、玄参，又有补气的黄芪、太子参、白术，还有补肾的女贞子、枸杞子，另有和胃的陈皮、苏梗、炒三仙。但却事与医违，不仅没有取得应有疗效，反而症状加重。我们所开的处方则紧扣病机，以疏肝清热、化痰散结入手，短期改善症状，近期控制病情，应归功于辨证论治。

（仝战旗）

13 肺癌伴有盗汗

病例介绍

患者，男，60岁。主诉盗汗半月要求中医会诊。

患者于 2015 年 3 月初无明显诱因出现咳嗽、咳痰，以干咳为主，咳少量黄白色黏痰，无胸闷、气促、胸痛等不适，未予特殊诊治。近 1 周来咳嗽、咳痰加重，伴乏力，于 4 月 9 日在我院门诊查胸部 CT：右肺中叶外侧段可见一 11mm×10mm 大小新发结节影，密度较高，有分叶。为进一步诊治，于 4 月 16 日收入院。发病以来精神状态欠佳，食欲下降，睡眠可，大小便正常，体重下降 3kg。查体：神志清楚，浅表淋巴结未触及肿大，双肺呼吸音清，未闻及干湿啰音，心率 72 次 / 分，律齐，各瓣膜听诊区未闻及病理性杂音，腹平软，无压痛，肝脾肋下未触及，肝肾区无叩击痛，肠鸣音正常，双下肢无水肿。辅助检查：血常规、肿瘤标记物基本正常。生化检查：甘油三酯 1.93mmol/L。

4 月 23 日患者入院后每日中午均有低热 37.1℃ ~37.4℃，并出汗多，晚间有发冷感，伴乏力、困倦感。患者右下肺结节影，有低热，不除外感染情况，结核相关检查 PPD 试验（-），TBspot 试验（-），血沉 2mm/h；结核抗体未见异常，无明显结核证据；继续目前抗感染治疗。经抗感染治疗 2 周，5 月 4 日复查肺部 CT，右中肺结节影较前未见明显缩小，转外科手术治疗。5 月 12 日全麻成功后，右肺中叶切除术。遂清除第 4、7、10 组淋巴结，第 8、9 组未见肿大淋巴结。5 月 29 日出院诊断：右肺中叶中 ~ 低分化鳞癌（T1N0M0，Ia 期）；慢性阻塞性肺疾病；高血压病；高脂血症。

诊疗经过

初诊（2015 年 4 月 27 日）：主诉盗汗，胸前、头面为主，舌苔白腻，脉弦滑。诊断湿热中阻，半夏泻心汤加减。

半夏 10g	黄芩 15g	黄连 6g	干姜 6g
党参 10g	白术 10g	茯苓 10g	陈皮 10g
元参 15g	浙贝母 15g	生牡蛎 15g	炙甘草 10g

7 剂，每日 1 剂，水煎分 2 次服用。

结合术后咳嗽咳痰加重，加清肺化痰药：鱼腥草 15g，杏仁10g，生苡仁 15g，桔梗 10g，前胡 10g，芦根 15g。

二诊（6 月 1 日）：盗汗未见明显变化。咳嗽、咳痰白黏，纳可，便调，改治则为养阴清肺、化痰散结、收敛止汗。

南沙参 15g	北沙参 15g	麦冬 12g	五味子 6g
浙贝母 15g	元参 15g	生龙骨 30g	生牡蛎 30g
丹参 15g	生知母 10g	浮小麦 30g	丹皮 10g
炙甘草 10g	糯稻根 10g	鱼腥草 15g	龙葵 15g
白英 15g	白茅根 15g	芦根 15g	陈皮 10g

14 剂，每日 1 剂，水煎分 2 次服用。

同时五倍子 50g，适量研末外敷神阙，每日 1 剂，应用 3 天效果不显。

三诊（8 月 12 日）：养阴清肺、化痰散结、化湿清热。

南沙参 15g	北沙参 15g	麦冬 12g	五味子 6g
浙贝母 15g	元参 15g	生知母 15g	生石膏 30g
半夏 10g	百合 15g	杏仁 10g	生苡仁 15g
黄芩 15g	金荞麦 15g	龙葵 15g	白英 15g
白茅根 15g	芦根 15g	炙甘草 10g	双花 15g
连翘 15g	桔梗 10g	前胡 10g	

14 剂，每日 1 剂，水煎分 2 次服用。

四诊（9 月 29 日）：感冒咳嗽咳痰，晚上恶寒，口干，舌红苔黄腻，脉弦。治以益气养阴，清热化湿。

生晒参 6g	麦冬 12g	五味子 6g	百合 15g
浙贝母 15g	元参 15g	生石膏 30g	生知母 15g
炙甘草 10g	桔梗 10g	龙葵 15g	白英 15g
柴胡 10g	黄芩 10g	半夏 10g	生苡仁 15g
双花 15g	连翘 15g	芦根 15g	杏仁 10g
金荞麦 15g			

每日 1 剂，水煎分 2 次服用。

药后 2 周，盗汗基本消失。继续用药，随访至 2016 年 12 月底，病情未见反复。

讨 论

发汗是人体的正常生理反应，也是人体温度调节的一项重要机制，当环境温度升高到接近或者高于皮肤温度时，人体就通过体表水分的蒸发而散失体热，蒸发散热分为不感蒸发和发汗。发汗是指汗腺主动分泌汗液的过程，通过汗液的蒸发可有效带走大量体热。如果出汗过多，超过了维持体温调节需要的分泌量，称为多汗症。多汗会给患者带来心理和社交方面的影响，从而严重影响患者的生活质量。此外，由于皮肤持续处于潮湿状态，会导致皮肤易受感染，因此，掌握发汗的条件及相关的复杂因素，对照顾和治疗患者是非常有益的。

发汗的分型

生理性发汗：发汗是一种反射性活动，位于下丘脑的发汗中枢是管理发汗的反射中枢，很可能在体温调节中枢附近。人体汗腺主要接受交感胆碱能纤维的支配，少部分汗腺受肾上腺素能神经支配。温热刺激和精神紧张都能引起发汗，分别称为温热性发汗和精神性发汗。温热性发汗见于全身各处，主要参与体温调节；

精神性发汗主要发生在手掌、足跖和前额的部位，与体温调节关系不大。许多人在食入辛辣、刺激食物后发生局限性出汗，称为味觉性出汗，以额头鼻头上唇和颊部两侧多见。

病理性发汗：多汗症是外分泌汗腺的胆碱能神经过于活跃导致汗腺分泌过多的汗液，当前大约有 1% 的人患有这种疾病。它可以是原发性的，也可以继发于其他疾病。继发性多汗症可进一步分为全身性多汗症和局部多汗症。全身性多汗由于自主神经功能失调导致或者继发于恶性肿瘤、糖尿病、甲状腺功能亢进、忧虑、更年期等其他疾病。局部多汗症可由于创伤后交感神经异常再生或汗腺数量或分布缺陷、血管缺陷所致。原发性多汗症由于交感神经过度兴奋，影响腺体分泌，但不影响血管内皮。原发性多汗症患者通常皮肤表面持续发汗，以至于非常尴尬或羞于与其他人握手。

多汗症可继发于其他一些疾病如周围神经病变、脊髓疾病、胸部肿瘤、脑血管病变以及皮肤疾病等，与周围神经病变相关的继发性多汗症主要表现在头部和接近身体中央的躯干部。Riley-Day 综合征是一种遗传性自主神经异常综合征，以家族性发病、自主神经功能不全为主要特点，IKBKAP 基因突变可引起该病。恶性肿瘤如间皮瘤、骨髓瘤、宫颈癌等可以压迫交感神经节导致面部、颈部、胸部一侧出汗。多汗症还可以继发于一些皮肤疾病如痣血管瘤性错构瘤、皮肤多发性神经病变等。有多种药物可以作用于丘脑下部、脊髓交感神经节而导致多汗，如胆碱酯酶抑制剂、选择性 5- 羟色胺再摄取抑制剂、抗抑郁药等，通过降低药物剂量或选择其他药品替代可以减轻或消除多汗症状。

多汗症的西医治疗

目前治疗多汗症有多种方法，一般来说，原发性多汗症的治疗仍然是症状治疗，首先应避免精神因素，其次再考虑选用下列方法。对于继发性多汗症的治疗最好是针对原发病进行治疗。

药物治疗：金属盐类止汗药通过阻塞汗腺导管发挥止汗作用。氯化铝被临床上作为止汗药用于治疗多汗症，有研究认为它可以阻塞小汗腺导管开口，进一步研究发现它具有降低汗腺的分泌量，发挥抗胆碱作用，调节 Na^+，K^+-ATP 酶活性，影响细胞内钙离子平衡和腺体分泌细胞的离子转运等作用。长期应用氯化铝后可以促使汗腺分泌细胞萎缩，常用于治疗腋下多汗症。乙醛是治疗多汗症的另一种可供选择的药物，它可以改变皮肤角蛋白，关闭汗腺毛孔从而减少出汗，它对治疗手掌和脚底出汗效果显著，但对腋下出汗效果欠佳。乙酰胆碱是介导汗液分泌主要的神经递质，因此抗胆碱能药可以被用于治疗多汗症。格隆溴铵可以抑制平滑肌、中枢神经系统和分泌腺的毒蕈碱受体而发挥抗胆碱能作用，苯扎托品、奥昔布宁对于治疗多汗症也有一定的疗效。有研究表明，外用格隆溴铵对面部多汗和继发性的味觉多汗症是安全而有效的。神经肌肉阻断药物肉毒杆菌毒素 A 可以阻止胆碱能神经末梢释放乙酰胆碱，从而达到抑制汗腺分泌的目的，该方法对味觉性发汗综合征及腋下多汗症患者均有良好效果。

外科手术治疗：交感神经切除术是治疗多汗症的另一种方法，一般通过手术破坏支配多汗区域相应的交感神经节。它对治疗手掌、腋下和面部多汗有较好的效果。JeongJY 报道对 3 位多汗症患者在局部麻醉下行胸腔镜辅助交感神经切除术，取得了不错的效果。交感神经切除术的不良反应包括继发性多汗症和味觉性多汗症、Horners 综合征和神经痛等。对原发性掌跖多汗症采用交感神经切除术治疗后可能导致继发性的多汗症，通过划分单独的交感神经链使继发性多汗症的发生率显著降低。此外，汗腺吸出也是外科治疗多汗症的一种方法，这一过程与吸脂类似，在局麻条件下将汗腺去除。

多汗症的中医治疗

国内更多采用中医药治疗多汗症。中医认为，阴虚盗汗、气虚自汗，基本以辨证论治为主，适当配合收敛止汗药。常用方剂如玉屏风散、桂枝汤、知柏地黄汤等。对于实证，病情往往容易反复；虚证疗效较好。肺主皮毛，益气固表可以达到止汗目的。汗为心之液，黄连、栀子可以清心止汗。

王琦教授在临证时重视药物与体质的关系，如阴虚体质宜甘寒、咸寒、清润之剂，忌辛香温散；阳虚之体宜益火温补之剂，忌苦寒泻火。治疗多汗症时除辨体用药外，尤其注重使用专药，擅长使用浮小麦、五味子、乌梅、麻黄根、煅龙骨、煅牡蛎，而其更推崇使用稆豆衣、桑叶等。

稆豆衣，即稆豆衣，又称黑豆衣、料豆衣。《本草害利·肾部药队》曰："黑豆之小者，曰马料豆，盐水煮食，尤能补肾。料豆之皮，曰稆豆衣，补肾凉血止汗，亦称黑豆衣"。《随息居饮食谱》有"止盗汗"的记载；《药材学》"养血祛风，明目益精。治阴虚烦热，多汗盗汗，头晕，目昏，风痹"。王琦教授常用稆豆衣治疗各种出汗症状，头汗多者，配伍桑叶。

桑叶，甘、苦、寒，散风热润肺燥，清肝热抑肝阳，临床常用来治疗风热感冒，温病初起，肺热咳嗽，目赤昏花，眩晕等症。《本经》记载："除寒热，出汗"。《丹溪心法》曰："焙干为末，空心米饮调服，止盗汗"。王琦在治疗多汗症时，不仅喜用之，而且大量用之，常常桑叶20g，稆豆衣30g，临证用之，屡屡奏效。

（仝战旗）

14 小细胞肺癌

病例介绍

患者男，77 岁，退休干部。主因反复咳嗽、咳痰 20 年，加重并痰中带血，于 2000 年 4 月 24 日入院。

患者自 1980 年开始，反复咳嗽、咯痰，冬重夏轻，每次均由受凉诱发，发病约持续 3 个月以上，经对症及抗炎治疗好转。1990 年起每次发作痰中带血，甚则咯血，先后多次住院诊治，诊为慢性支气管炎、肺气肿、支气管扩张，每次经抗炎、止咳、祛痰、止血等治疗后症状缓解。本次于 2000 年 3 月 24 日受凉后咳嗽，咳痰白黏，痰中带血，最多时每日 3~4 口。在家自服安络血、云南白药、氧氟沙星（奥复星）等，效果不显。4 月 17 日来我院门诊，以咯血原因待查：支气管扩张，陈旧性肺结核，收入院。本次发病以来无寒战发热，无胸闷胸痛盗汗，无体重减轻，饮食睡眠尚可，二便如常。过去曾于 1986 年因肺结核在 309 医院住院治疗 9 个月痊愈。1988 年复发，抗痨治疗 1 年治愈。体检：体温 36.4℃，脉搏 86 次 / 分，呼吸 22 次 / 分，血压 14.5/10.5kPa（110/80mmHg），发育正常，营养中等，神志清楚，查体合作。全身皮肤黏膜无黄染，浅表淋巴结无肿大，头颅五官无畸形，双眼睑无水肿，口唇无发绀，咽部充血，扁桃体不大。颈软，气管居中，甲状腺不大。桶状胸，双肺呼吸运动对称，语颤相等，叩诊过清音，双肺底闻及少许湿啰音，未闻及干鸣音，心界不大，心率 86 次 / 分，律齐，各瓣膜听诊区无杂音。腹部平软，肝脾下均未触及。双下肢无水肿。

西医诊断：①慢性支气管炎急性发作，阻塞性肺气肿。②支气管扩张。③右上肺陈旧性肺结核。

给予抗炎、祛痰、止咳止血等对症治疗，症状一度明显好转，痰中带血消失，行肺CT检查示右主气管外侧肿块，多次痰病理检查无异常，未发现抗酸杆菌，PPD试验（+++）。纤维支气管镜活检：小细胞肺癌。2000年5月25日开始化疗CE方案。5月30日、7月17日亦均为CE方案。8月8~9日予卡氮芥静脉滴注共250mg。复查肺CT，左右肺均见小结节影，不除外转移。

诊疗经过

初诊（2000年5月25日）：咳嗽咯血，喉中痰鸣，纳可，便调。舌暗红苔白，脉弦滑数。治拟润肺止咳，和络止血为法。

百合15g	二地10g	沙参15g	当归10g
党参15g	元参10g	浙贝母15g	桔梗10g
白芍15g	陈皮10g	白茅根15g	甘草10g

每日1剂，水煎分2次服。

二诊、三诊、四诊仍服上方。期间因恶心加半夏10g，生麦芽15g；因便稀加茯苓10g，白术10g；因腹胀加生薏仁20g，枳实10g。

五诊（2000年6月28日）：恶心纳差，舌淡暗，苔白厚，脉沉细。治拟健脾和胃法。

太子参10g	白术10g	茯苓10g	陈皮10g
生薏仁15g	砂仁6g	山药10g	桔梗10g
生三仙10g	内金10g	甘草10g	

每日1剂，水煎分2次服。

六诊（2000年7月11日）：症见咯痰白黏，加半夏10g，黄芩10g，炙麻黄6g，当仁10g。8月16日，喘息明显，加地龙12g，鱼腥草15g。

2000年10月5日再次入院：CT检查较末次化疗时稍有增大，

考虑全身及肺功能差，予康莱特及依托泊苷（VP-16）50mg/d，20天，口服化疗，无明显不良反应。后又行放疗共3000Rad，恶心呕吐，吞咽困难明显，考虑为放射性食道炎，未继续放疗。复查肺部CT前后变化不大。住院期间两次院内感染，均治愈。

七诊（2000年10月11日）：右肺小细胞肺癌，肺内、纵隔淋巴转移，喘息，咳嗽咯白黏痰，纳差，便调，舌暗红苔黄厚，脉弦滑。治拟清肺化痰、养阴和胃法。

麻黄10g	杏仁10g	生石膏20g	炙甘草10g
黄芩15g	金荞麦15g	半夏10g	陈皮10g
茯苓15g	北沙参15g	麦冬10g	桔梗10g
鱼腥草^{后下}15g	生三仙10g		

鱼腥草^{后下}15g　生三仙10g

每日1剂，水煎分2次服。

八诊（2000年11月7日）：仍诉喘息为主，上方加厚朴10g，生黄芪20g，半夏15g，白花蛇舌草15g。11月14日呃逆阵作，去白术、桔梗，加黄连6g，竹茹10g。

九诊（2000年11月21日）：喘息动辄尤甚，咳痰不利，舌暗红苔黄腻，脉弦滑。患者要求不再行放化疗，以中医治疗为主。治拟补肾定喘、清肺化痰法。

苏子10g	陈皮10g	半夏10g	莱菔子10g
茯苓15g	熟地30g	砂仁^{后下}3g	当归10g
厚朴10g	黄芩15g		

每日1剂，水煎分2次服。

十诊（2000年12月6日）：因单纯依靠中医治疗，加强扶正抗癌作用，上方加白术10g，生薏仁30g，生麦芽30g，白花蛇舌草15g。12月27日出院。门诊继续中药治疗，处方为12月6日加减。

2001年5月8日随诊至2002年初，喘息已止，与四诊治疗前判若两人，复查肺CT亦未见明显变化，患者及家属皆欢喜，再三表示感谢。

讨 论

小细胞肺癌是肺癌中恶性程度最高的一型，发病率低于鳞癌和腺癌，但近年有明显增多的趋势。患者发病年龄较轻，多有吸烟史。目前认为它起源于支气管的嗜银细胞，能分泌异位激素和（或）肽类物质引起副癌综合征。好发于肺门附近的主支气管，易向黏膜下浸润。常侵犯支气管外的肺实质，易与肺门纵隔淋巴结融合成团块，形成纵隔肿瘤样的改变。约有20%发生在段支气管以下呈周围型，这些可影响支气管镜活检得到阳性结果。这种癌细胞生长快，侵袭力强，几乎近10%在发现时都有肺门淋巴结转移，早期可远处转移至肝、脑、肾上腺、骨。

基于小细胞肺癌的特点，目前以化疗、放疗和手术多学科治疗为主要手段，化疗是主要方法。目前公认的化疗方案有CAV（CTX，ADM，VCR）、EP（VP-16，PDD）和VIP（IFO，VP-16，PDD）方案。对局限期患者，常规用化疗加局部放疗，有时可加手术综合治疗。对广泛期患者，选择化疗方案要根据患者的个体因素决定。

肺癌属中医学"肺积"、"息贲"、"咳嗽"、"咯血"、"胸痛"等范畴。《内经》曰："大骨枯槁，大肉陷下，胸中气满，喘息不须，内痛引肩颈，身热脱形破囷"。《难经》曰："肺之积，名曰息贲，在右胁下，覆大如杯，久不已，令人洒淅寒热，喘咳，发肺壅"。《济生方》论述："息贲之状，在右胁下，覆大如杯，喘息奔溢，是为肺积；诊其脉浮而毛，其色白，其病气逆，背痛少气，喜忘目瞑，肤寒，皮肿时痛，或如虱缘，或如针刺"。至于对咳嗽、咯血、胸痛的记载，在大部分中医文献都有收录。

肺居胸中，经脉下络大肠，与大肠互为表里。肺主气，司呼吸，主宣发肃降，通调水道，外合皮毛，开窍于鼻。肺为娇脏，喜润恶燥，则肺的病证有虚实之分。正如《内经》所云："邪之所凑，其气必虚"，《素问·五脏生成篇》："诸气者，皆属于肺"。

因此，肺癌主要是正气虚损，阴阳失调，六淫之邪乘虚而入，邪滞于肺，导致肺脏功能失调，肺气阻郁，宣降失司，气机不利，血行受阻，津液失于输布，津聚为痰，痰凝气滞，气滞血瘀，瘀阻络脉，于是痰气瘀毒胶结，日久形成肺部积块。由此可见，肺癌是一种全身属虚，局部属实的疾病，虚则以气虚、阴虚、气血两虚为多见，实则以痰凝、气滞、血瘀毒结为多见。

肺癌辨证论治：阴虚内热型，治宜润肺止咳，滋阴生津。方用百合固金汤。脾虚痰湿型，治宜健脾益气，化痰散结。方用六君子汤加味。气滞血瘀型，治宜理气行滞，活血化瘀。方用：桃红四物汤。热毒蕴结型，治宜清热解毒，化痰散结。方用白虎汤合五味消毒饮。根据病情需要，酌加抗癌中药3~5味：七叶一枝花、瓜蒌皮、白花蛇舌草、生南星、蜈蚣。气血双亏型，治宜健脾益气，补血养血。方用八珍汤或补中益气汤加减。肾阳亏虚型，治宜补肾纳气，佐以解毒。方用金匮肾气丸。

总之，手术、放疗、化疗仍是目前治疗肺癌的三大主要方法，对有些患者也确有良好的效果。但手术会引起创伤出血，放、化疗对癌细胞缺乏选择性，毒副作用较大，而且对机体免疫功能有损伤作用。假如癌灶不能彻底消灭，即使一时缓解，仍可迅速复发或广泛转移。如能在放、化疗过程中，配合中医治疗，不但可以减轻毒副反应，使治疗得以顺利进行，而且能增强抗癌作用，提高临床疗效。还可增强免疫功能，防止复发和转移，提高生存率。因此，在肺癌的治疗中，积极运用中医药与手术、放疗、化疗相结合可进一步提高疗效。另外，对于丧失手术机会，又不宜或不愿进行放、化疗的中晚期患者，用中医药治疗也能取得一定的疗效，尤其在缓解临床症状，提高生存质量，延长生存期方面更能发挥中医药的特色。

在肺癌的多学科综合治疗过程中，不同的治疗阶段可选择不同的中医治疗方法，基本原则是：在手术、放疗、化疗期间及恢复期，不宜运用攻伐太过的中药，应以扶正治疗为主；在手术、放疗、化疗后，视患者具体情况，采取或补、或攻、或攻补兼施的治疗；对于稳定期的病人，要定期采用大剂量的散结抗癌之攻伐中药，以防患于未然；对于不能接受手术及放、化疗的病人，如体质尚可，可以攻法为主，辅以扶正治疗，如体质虚弱，则以扶正为主，以攻为辅。总之，只要运用恰当，中医治疗可起到协同增效、减毒抗癌的目的。

该患自始至终采用中西医结合治疗，在未确诊过程中，以对症治疗为主，以润肺止咳、和络止血为法；在化疗阶段以健脾和胃、消除胃肠道反应为主；在放疗阶段，以清肺解毒、养阴生津为主；在放化疗无效的情况下，针对主证气喘制定了补肾定喘、化痰祛瘀的治疗方案，该方在二陈汤、三子养亲汤基础上，加熟地、当归仿金水六君煎之意，补肾定喘。白花蛇舌草、黄芩重在解毒抗癌，生苡仁、生麦芽均有扶正抗癌之药效。

（仝战旗）

15 头晕伴有嗅觉减退

病例介绍

患者，男，60 岁，退休军干。主诉反复头晕 2 年余，伴嗅觉减退 2 月。

患者于 2012 年 5 月 2 日右耳突聋后出现头晕，无明显视物旋转，无恶心呕吐，自觉头位变化时头晕加重并伴有站立不稳。患者同时出现高频耳鸣，嗅觉异常。期间曾在我院神经内科门诊就诊，行头颅 MRI 检查，未见异常，未予以特殊治疗，症状持续半年左右缓解。2014 年 2 月 1 日再次出现上述症状，神经内科就诊后给予甲磺酸倍他司汀片（敏使朗），口服，自觉头晕症状有所缓解，3 个月后停用。2014 年 9 月 10 日再次出现头晕，表现同前，为进一步诊治，以"头晕待查"入住我院，给予硫酸氢氯吡格雷片、银杏叶提取物治疗，效果不理想，请中医科会诊。既往史：发现血脂高 2 年，目前口服瑞舒伐他汀钙片（可定），10mg，每晚 1 次治疗，血脂控制达标。发现血压高 7 年，最高 150/100mmHg 左右，目前口服络活喜（苯磺酸氨氯地平片）5mg（每晚 1 次）+ 氯沙坦钾氢氯噻嗪片（海捷亚）62.5mg（每日 2 次）治疗，血压 130/80mmHg 左右。此外患有右肾囊肿、左肾上腺增生、椎基底动脉供血不足等。幼时曾患有甲型肝炎，已治愈。否认其他传染病史。预防接种史不详，2010 年 2 月曾因心绞痛行冠脉造影、冠状动脉支架植入术，无外伤史，无输血史，无药物食物过敏史。西医诊断：椎基底动脉供血不足。

🐟 诊疗经过

初诊（2014 年 11 月 13 日）：患者主诉一年前头晕，突聋，耳鸣，便秘腹泻交替，失眠，嗅觉异常，舌淡红苔薄，脉弦。治法：益气健脾，养心安神。

生黄芪 30g	党参 15g	生当归 15g	炒枣仁 15g
炙远志 12g	丹参 15g	五味子 6g	夜交藤 15g
升麻 10g	炙甘草 10g	枳壳 10g	陈皮 10g

7 剂，每日 1 剂，水煎分 2 次服用。

二诊（2014 年 11 月 20 日）：自述头晕、嗅觉异常减轻，便秘腹泻症状有好转，眠差，后项及后头部疼痛，舌淡红，苔薄白。

生黄芪 30g	党参 15g	生当归 15g	生白术 15g
炒枣仁 15g	炙远志 12g	丹参 15g	五味子 6g
升麻 10g	川芎 10g	蔓荆子 10g	葛根 15g
枳壳 10g	陈皮 10g	炙甘草 10g	威灵仙 15g

14 剂，每日 1 剂，水煎分 2 次服用。

三诊（2014 年 12 月 4 日）：患者自述注射银杏叶提取物等活血化瘀药物后不适，服上方后出现相同症状，故去葛根、川芎；嗅觉异常有所改善，大便调，后项及后头痛症状消失，舌淡红，苔薄白。

生黄芪 50g	党参 15g	生白术 15g	生当归 15g
炒枣仁 15g	炙远志 12g	丹参 15g	五味子 6g
升麻 10g	蔓荆子 10g	枳壳 10g	陈皮 10g
炙甘草 10g	威灵仙 15g		

14 剂，每日 1 剂，水煎分 2 次服用。

患者于 2014 年 12 月 5 日出院，带药回家服用。随访情况：头晕基本消失，嗅觉减退明显改善。截至 2016 年 11 月，未见病情反复。

讨 论

椎 - 基底动脉供血不足发生头晕的机制

头晕发病的机制主要与前庭系统有关。前庭系统是维持平衡、感知机体与周围环境相关的主要器官,其末梢是三个半规管壶腹嵴及前庭两个囊斑,通过前庭一级神经元神经节传到二级神经元即延髓的前庭神经核,再通过前庭脊髓束、网状脊髓束、内侧纵束、小脑和动眼神经诸核,产生姿势调节和前庭 - 眼反射。大脑的前庭代表区包括颞上回听区的后上半部,颞顶交界岛叶的上部。这些区域全部都由后循环系统,也就是椎 - 基底动脉系统供血,前庭神经核是脑干中最大的神经核,位置较表浅,对缺氧特别敏感。椎 - 基底动脉供血发生障碍时,头晕是常出现的症状。椎 - 基底动脉供血不足同时可导致听嗅觉传导阻滞,引起耳鸣、嗅觉异常等症状。

中医对头晕的治疗经验

眩晕病机主要是风、痰、火、虚、瘀,涉及肝、脾、肾者居多。《灵枢·口问》:"上气不足,脑为之不满,耳为之苦鸣,头为之苦倾,目为之眩"。李东垣曰"医不理脾胃,及养血安神,治标不治本,是不明也",十二经脉清阳之气,皆上于头面而走空窍。因饮食劳役,脾胃受伤,心火太盛,则百脉沸腾,邪害空窍。参芪甘温以补脾胃,甘草甘缓以和脾胃。干葛、升麻、蔓荆轻扬升发,能入阳明,鼓舞胃气,上行头目。中气即足,清阳上升,则九窍通利,耳聪而鼻通。现代医学统计针对眩晕的方剂累计频率超过 50% 的五方分别为:半夏白术天麻汤、补阳还五汤、天麻钩藤饮、归脾汤、通窍活血汤。主要根据发病机制的不同采用祛痰、补益、理血剂为主要治疗大法。郝爱真主任对有高血压病史伴有头晕患者多用天麻钩藤饮加减,对肝阳偏亢、肝风上扰、头晕患者疗效显著，文献报道天麻钩藤饮能明显改善高血压、梅尼埃病、神经官能症患者大脑皮质功能。

传统针灸对头晕的治疗

针刺治疗眩晕主要选择风池、百会、颈夹脊等近端穴位，并根据中医辨证论治的特点随证加减。痰浊中阻型加丰隆，气血亏虚型加三阴交、血海，肝阳上亢型加太冲，心脾两虚型加神门、血海，在针刺的基础上结合推拿、药物、牵引、电针、拔罐方法其治疗效果优于单纯针刺治疗。采取颈部夹脊穴可以调节自主神经功能，松解颈部肌肉，增加颅内血流灌注，对缓解椎-基底动脉供血不足导致的头晕临床效果较好。

（仝战旗　王　欢）

16 帕金森病震颤

病例介绍

患者，男，89 岁。主诉上肢不自主震颤 3 年余要求中医治疗。

缘于 2010 年初（具体时间不详）患者无明显诱因出现左侧上肢不自主抖动，运动时明显，静止中略缓解，紧张时加重，睡眠中消失，上述症状持续存在，2012 年 10 月发现右侧上肢不自主抖动。门诊诊断：老年良性震颤。因左侧震颤加重，右侧上肢不自主抖动。经针灸治疗 10 余次，效果不明显。2012 年 12 月在我院住院期间查 PET-CT 报告：双侧壳核及右侧尾状核 ^{11}C-CFT 分布减低，神经科会诊诊断为"帕金森病"。2013 年 3 月 26 日神经科门诊给予试验性治疗：多巴丝肼片，第一周 0.25g，每日 2 次；第二周 0.5g，每日 2 次；第三周 0.5g，每日 3 次，观察疗效。患者自觉上述症状无明显改善。2013 年 4 月 25 日门诊判定，疗效不满意。

诊疗经过

初诊（2013 年 11 月 7 日）：在一年多时间各种治疗效果不明显的情况下，患者要求应用中药汤剂治疗。双手震颤，紧张加重，面色红润，思维敏捷，语声高亢，性情直爽。纳可，便秘，眠差，夜尿频，舌质偏红，苔少略干，脉弦细。中医辨证：肾水不足，虚风内动。治法：滋阴补肾，养心安神，清热息风。

生地 30g	生山药 15g	山萸肉 15g	丹皮 10g
麦冬 12g	五味子 6g	生知母 10g	炒枣仁 15g

丹参 15g　　　元参 15g　　　浙贝母 15g　　　生龙骨 15g
生牡蛎 15g　　　南沙参 15g　　　黄柏 10g　　　炙鳖甲 15g

14 剂，每日 1 剂，水煎分 2 次服用。

二诊（2013 年 11 月 21 日）：便秘好转，大便仍干，加当归 15g，黄精 10g。

三诊（2014 年 1 月 2 日）：口干明显，去山药，加生石膏 30g。

四诊（2014 年 4 月 17 日）：增强补肾之力，加女贞子 15g。

五诊（2014 年 5 月 8 日）：加绞股蓝 10g，枸杞子 10g。

服药一个月，患者震颤症状开始减轻。共计服药半年，双手震颤明显减轻，几乎消失。要求停药观察。

随访至 2016 年 3 月 1 日，右手病情稳定，未见反复；左手仍有震颤，程度减轻。

患者目前生活可以自理，在拐杖帮助下可以独自行走，目前服用美多巴 125mg，每日 3 次；普拉克索 0.5mg，每日 2 次。为进一步诊疗，2015 年 8 月 21 日以"帕金森病"收入院。查体：体温 36.3℃，脉搏 71 次 / 分，呼吸 18 次 / 分，血压 108/76mmHg。全身皮肤黏膜无黄染。双肺呼吸音清，未闻及湿啰音。心前区无异常隆起，触诊无细震颤，叩诊心界不大，心率 71 次 / 分，心律齐，心音低，A2>P2。腹平坦，未见胃肠型及蠕动波，未扪及明显包块，全腹无压痛及反跳痛，肝脾肋下未触及，肝区、肾区无叩击痛，Murphy 征阴性。双下肢无水肿，双侧足背动脉搏动可。专科查体：神志清楚，言语流利。粗测双眼视力减退。右侧眼睑下垂，右侧眼球外展位，左侧眼球位置居中，无突出及内陷，右眼球内收及上下视均受限，左侧眼球各方向运动正常，无眼震，左侧瞳孔直径 3.5mm，右侧瞳孔直径 3.0mm，右侧眼球对光反射迟钝，左侧对光反应灵敏。伸舌居中。四肢肌力 5 级，左侧肢体肌张力略增高，右上肢加强法肌张力略增高，右下肢肌张力不高，左侧腕部可引出齿轮征。双侧指鼻、跟膝胫试验稳准。左侧上下肢及右侧上肢震颤，左侧为著，静止时明显。双侧 Babinski 征未引出，左侧 Chaddock 征阳性，右侧 Chaddock 征未引出。辅助检查：PET-CT 显示右侧尾状核放射性分布减低。

定位诊断：根据患者肢体震颤、肌张力增高等症状定位于锥体外系。右侧眼睑下垂，眼球内收及上下视活动受限定位有右侧动眼神经。

定性诊断：原发性帕金森病，是一种中老年常见的锥体外系疾病，以黑质多巴胺能神经元变性、数目减少及路易小体形成为特征，临床表现以静止性震颤、行动迟缓、肌强直和姿势步态异常为主要症状。后期可出现口、咽和腭肌运动障碍，致讲话困难，流涎，严重时吞咽困难，自主神经功能障碍可致多汗、顽固性便秘及直立性低血压，部分患者晚期出现轻度的认知障碍，常见抑郁和幻觉，多巴丝肼（美多芭）治疗可缓解症状。此患者单侧肢体起病、左侧肢体震颤、肌张力增高、步态改变均支持该病，考虑帕金森病的可能性大。

讨 论

帕金森病的中医病机认识

英国医学家 Parkinson 于 1817 年在《试论震颤麻痹》一文中报道了 6 例患者，这篇论文曾被认为是世界上最早描述有关帕金森病临床特征的著作。帕金森病（PD）是以静止性震颤、肌强直、运动迟缓和姿势异常为主要临床特征，以选择性中脑黑质多巴胺神经元缺失、纹状体多巴胺含量显著减少及黑质和蓝斑存在 lewy 小体为病理诊断特点的神经系统疾病。本病多发于中老年人，是中老年人致残的主要原因之一。随着人口老龄化的日趋明显，本病的发病率有上升趋势。

中医学对帕金森病及其病机的描述可追溯到《内经》。《素问·至真要大论》所列症状"强直""掉""收引"与本病临床表现的肌肉僵直、肢体震颤和关节拘挛三大主症相关。《素问·脉要精微论》中的"行则振掉，骨将惫矣"；《灵枢·海论》中的"髓海不足，则脑转耳鸣，胫酸眩冒，目无所见，懈怠安卧"，均指出年近花甲，肝肾亏损，精血不足，髓海空虚，脑失髓养，水不涵木，则上下俱虚，所形成的振掉、眩晕、耳鸣、足膝无力等症状与震颤麻痹颇为相似。

唐宋以后，尤其是明清时期，中医学对帕金森病的认识已经非常明确和详细了。明·楼英在《医学纲目》中论述："此症多由风热相合，亦有风寒所中者，亦有风夹湿痰者，治各不同"。提出邪实为患，风火痰致病的观点。孙一奎《赤水玄珠》认为颤振"乃木火上盛，肾阴不充，下虚上实，实为痰火，虚则肾虚，法则清上补下"。王肯堂在《证治准绳》中作了详细论述："颤，摇也；振，动也。筋脉约束不住，而莫能任持，风之象也……亦有头动而手足不动者……足动而头不动者，皆木气太过而兼火之化也。"同时对此病的发病年龄也作了详细的论述："此病壮年鲜有，中年以后乃有之，老年尤多。夫老年阴血不足，少水不能制盛火，极为难治。"明·张三锡和清·高鼓峰在前人的基础上指出：气血两虚是引起此病的主要原因，因气血盈少亏多，遂失却滋养，筋脉失荣而虚风内动，发为颤振。清·张璐在《张氏医通·卷六·诸风门·颤振节》指出："颤振之脉，小弱缓滑者可治；虚大急疾者不治，间有沉伏涩难者，必痰湿结滞于中之象"，进一步提出以脉象判断预后，丰富了本病的理论和临床经验。赵献可在《医贯·痰论》指出："肾虚不能制水，则水不归源，如水逆行，洪水泛滥而为痰"，明确提出了风之产生，责之于肾阴；痰之产生，责之于肾阳。风邪夹痰阻络，络脉不畅而出现震颤、肌肉强直。肾阳亏虚，又易形成火不生土，致脾阳虚衰。脾阳不足，气血生化无源，筋脉失养则出现动作迟缓。因此可见，肾虚为本病发病之根本，又涉及肝、脾等脏腑。何梦瑶在《医偏》中谓："颤，摇也；振，动也，亦风火摇撼之象，由水虚而然。风木盛则水土虚，脾为四肢之本，四肢乃脾之末，故曰风淫末疾。风木盛而脾虚，则不能行其津液，而痰湿亦停聚，当兼去痰。"指出该病主要由于肾水亏虚，水不涵木，而致肝火亢盛，肝火盛则克脾土，使脾虚不能主四肢、布津液。津液不布，则聚津成痰。进一步说明了本病属于本虚标实，即以肝、脾、肾三脏虚为本，风、火、痰为标。

当代多数学者认为，本病病位主要在脑，病机关键在于髓海失充，脏腑之气渐衰，筋脉失荣，肢体失控。证属本虚标实，以虚为主，虚在肝肾脾三脏，实为风、火、痰、瘀。治疗当以扶正祛邪为基本大法，虚者宜培补肝肾，益气养血，阴虚及阳则当阴阳双补；实者当平肝息风，清火化痰，活血通络。

中医、针灸治疗震颤的经验体会

古代医家对此病多从肝、肾、风方面治疗。如《素问·大奇论》曰："肝脉小急，痫瘛筋挛"。《素问·痿论》中也有"肝气热，则胆泄口苦筋膜干，筋膜干则筋急而挛，发为筋痿"的记载，提出肝热伤筋可致筋痿。《素问·至真要大论》谓："诸风掉眩，皆属于肝"。刘完素注曰："强，劲有力而不柔和也。直，筋劲强也。掉，摇也。眩，昏乱旋运也。皆，大多之义。"张介宾注曰："此皆肝木本气之化，故曰属风，非外来虚风，八风之谓"，并提出治法："凡诸病风而筋为强急者，治宜补阴以制阳，养营以润燥，故曰治风先治血，血行风自灭，此最善之法也。"《证治准绳》认为："头乃诸阳之会，木气上冲，故头独动……散于四束，则手足动"，主张从肝论治。

后世医家治疗此病以参、术补虚，茯苓、半夏化痰饮，肾虚者，青盐丸主之。实热积滞而震颤者，可用子和之法治之及仲景藜芦、甘草之类（"病人常以手指臂肿动，身体瞤瞤者，仲景藜芦甘草汤主之"）。《医学纲目》曰："人常抽掣而战掉，至于盏物不举，以治痰茯苓丸服之立愈"。《赤水玄珠》以清上补下之法创摧肝丸以"镇火平肝，消痰定颤"。《证治准绳·杂病》集前贤之大成，总结出了一套因人而施治的治疗颤振的方剂，谓："星附散、独活散、金牙酒，无热者宜之；摧肝丸镇火平肝，消痰定颤，有热者宜之；气虚而振，参术汤补之；心虚而振，补心丸养之；夹痰，导痰汤加竹沥；老人战振宜定振丸"。清代高鼓峰在《医宗己任篇》谓："大抵气血俱虚不能养筋骨，故为之振摇，而不能主持"，故"须大补气血，人参养荣汤或加味人参养荣汤；若身摇不得眠，十味温胆汤倍加人参，或加味温胆汤"，从而使本病的理、法、方、药日趋充实。

现代医家对本病的治疗用药也进行了大量的研究。如20世纪70年代，已有人将本病初步分为气滞血瘀、肝肾阴虚、气血两虚三型治疗，并认为肝肾阴虚是本病的本质，治疗则以"滋肾平肝，化痰活血，解毒散结"为本病的基本治疗法则。从20世纪50年代开始，任继学、王永炎、潘澄濂、谢海洲、周仲瑛等著名中医学家发表了对帕金森病的诊疗经验。

有学者在充分分析古代文献的基础上，结合现代对具有明确的关于帕金森病的中医证候分型的文献进行了研究。从中国生物医学文献数据库和重庆维普中文期刊数据库共查出符合标准的1989~2006年的文献49篇。这49篇文献共涉及帕金森病患者2823例，证候分布显示：共有190种证候，除去重复的共有42种不同的证候，证候出现频次最多的前5个依次是肝肾阴虚（36次，占18.95%），气血两虚（34次，占17.89%），痰热动风（17次，占8.95%），气滞血瘀（13次，占6.84%），肝风内动（11次，占5.79%）。因此，可以得出本病的病机属于本虚标实，即以心、肝、脾、肾四脏虚为本，以风、火、痰、瘀为标。虚证主要以肝肾阴虚和气血两虚为主；实证主要以风、痰、气滞为主。治疗主要从肝、从肾、从风、从痰、从瘀方面论治。具体治疗当以扶正驱邪为原则，虚者宜培补肝肾、滋阴、益气、养血为主；实者当平肝息风、清火化痰、活血通络为主。

　　中医药对本病的认识和治疗积累了丰富的经验，探索出了有效治疗方剂。近十几年的研究发现，中药与西药合用可以提高临床疗效，可降低西药的不良反应。

（仝战旗）

帕金森病震颤

17 帕金森病不宁腿综合征

病例介绍

患者，男，78岁，主因右侧肢体震颤10余年，双下肢不适感2年余来针灸科就诊。

患者于10年前出现右侧肢体运动性震颤，考虑不排除帕金森综合征，给予多巴丝肼片（美多芭）187.5mg，每日3次，患者震颤消失，之后继续服药，7年前因睡眠障碍在外院加用普拉克索0.5mg，每日3次，两年后自觉症状好转停用多巴丝肼片。3年前开始肢体动作笨拙，尤其是右侧肢体加重，伴有行走不稳感，同时感觉流涎增多，参加学术活动时，自觉和他人感觉语言不流畅，发言语速慢，有时言语含糊，2015年12月21日在我院神经内科门诊就诊，考虑帕金森病，行脑FDG-PET。显示双侧顶、枕叶皮层代谢减退，DAT-PET显示双侧壳核多巴胺转运体分布减低，D_2受体-PET成像显示双侧壳核D_2受体水平上调。患者长期失眠，夜间睡眠困难，近两年来，每晚睡前及醒后未起床前感觉双下肢小腿及足部前外侧有震颤不适感，麻木心烦，常做噩梦，夜间睡眠行为异常，喊叫、打人，并出现坠床2次（其中一次导致左侧肋骨骨折），偶有幻觉出现。

查体：一般情况可，神志清楚，言语稍含糊，面部表情可，双小腿前外侧可见静止性震颤。右手轮替稍笨拙，双侧肢体肌张力增高，中轴肌张力正常，行走启动慢，步态尚可，行走时肢体连带动作尚可。双下肢Babinski征、Chaddock征未引出。

2015年12月21日头颅MRI：脑内少量缺血灶；老年性脑改变伴脑萎缩；筛窦、上颌窦炎，右侧乳突炎。

诊断：①帕金森病，不宁腿综合征；②高血压病；③高脂血症；④冠心病，稳定型心绞痛。

神经内科长期给予多巴丝肼 250mg，每日 3 次；盐酸普拉克索 0.25mg，每日 3 次；偶尔使用枣仁安神胶囊 5 粒，每晚 1 次。普瑞巴林胶囊 75mg，每晚 1 次，效果欠佳，遂于 2016 年 12 月 12 日来针灸科就诊。

📖 诊疗经过

初诊（2016 年 12 月 12 日）：症见夜间睡眠困难，双下肢前外侧震颤不适感，左侧明显。纳可。舌淡红，苔薄白，脉沉弦。证属：肝肾阴虚，虚风内动。治则：养肝补肾，调经活血。

针灸：足三里、三阴交、阳陵泉、丰隆、太冲、阴陵泉。

二诊（2016 年 12 月 14 日）：针后症状有缓解。

三诊（2016 年 12 月 20 日）：出院后从家中来诊，诸证继续减轻。

四诊、五诊、六诊（2016 年 12 月 27 日；12 月 30 日；2017 年 1 月 4 日）：针灸后震颤，僵痛麻木感明显减轻。出现腰痛，活动多时症状加重（腰痛时轻时重）。

七诊（2017 年 1 月 11 日）：双下肢症状减轻，针腰部穴位：肾俞、腰眼、夹脊穴、阿是穴。

八诊（2017 年 2 月 6 日）双下肢小腿难受不适感基本缓解，近一周来双髋关节难受（老想把它甩掉，原下肢难受也是如此感受），左侧较右侧重；近期患者夜间上厕所时有不稳欲摔倒感，小便 2~3 次 / 日，睡眠差。

针灸：①肾俞、次髎、腰眼、夹脊穴、阿是穴。②双髋关节围刺（5 针）。③承山、丰隆。

九诊（2017 年 2 月 17）：上次针后症状明显缓解。针足三里、三阴交、阳陵泉、太冲。

十诊（2017年2月22日）：患者能站直，腰痛已不明显，脊背疼痛减轻，但近两天又出现双侧小腿抽筋，走路不稳，尤以夜间起夜时头晕乏力，欲摔倒，无其他不适，长期便秘。每周一到两次，需要药物辅助，针灸：百会、足三里、三阴交、阳陵泉、丰隆、太冲、阴陵泉、八风、公孙。

十一诊（2017年2月28日）：流口水症状较重，针百会、地仓、颧髎、下关、廉泉、风池、哑门、金津、玉液。

十二诊（2017年3月7日）：针百会、地仓、颧髎、下关、廉泉、风池、哑门、金津、玉液后流口水症状减轻。继续针灸，穴位不变。

十三诊（2017年3月28日）：近日腰痛明显好转，但流口水较明显，走路仍不稳，骶髋部疼痛，尤以久坐的部位疼痛及压痛明显。

针灸：①百会、地仓、颧髎、下关、廉泉、风池、哑门、金津、玉液。②肾俞、次髎、腰眼、秩边、夹脊穴、阿是穴。③足三里、三阴交、丰隆。

十四诊（2017年4月6日）：针后症状明显缓解，但腰椎不稳，仍流口水。

针灸：①肾俞、腰眼、夹脊穴、阿是穴。②百会、四神聪、廉泉、风池、哑门、金津、玉液。

讨 论

帕金森病，是一种常见于中老年人的中枢神经系统病变，在临床上主要表现为运动减少、肌强直、静止性震颤及姿势平衡障碍等症状。国内外流行病学调查显示，65岁以上老年人群中帕金森病的发病率为2%。

自20世纪60年代后期，左旋多巴用于帕金森病的治疗后，帕金森病患者的生活质量明显改善、寿命延长、死亡率降低。之后，出现了多种治疗药物或治疗手段，但各种治疗方法均为对症治疗，不能阻止疾病的进展，更不能治愈疾病。

　　不宁腿综合征也是一种临床上比较常见的疾病。症状与体征分离，安静状态下表现严重，活动后反而消失，多发生在夜间睡眠时。有资料统计，本病的患病率约占总人群的5%，但进一步研究报道发现其患病率远远高于5%，健康人有5%~15%，孕妇11%，尿毒症患者15%~20%，慢性风湿性疾病患者30%。以中老年人为多，女性多于男性。临床表现主要在下肢，尤其是小腿有一种难以表达的特殊不适感觉，迫使患者下肢不停地运动，双侧同时受累或者在一侧表现明显。安静时发作，夜晚或者休息一段时间后症状更为严重，有时仅仅持续数分钟，重者整夜持续不适，活动下肢可以使症状明显减轻，但在休息或在入睡以后症状会明显加重。也可表现为双下肢交替性的不适。

　　本例患者涉及老年人的多种疾病，包括帕金森病、不宁腿综合征、腰椎退行性变、骨关节炎（多部位）及多种心脑血管疾病。年龄偏大，病情复杂，尤其不宁腿综合征，严重影响患者的身心健康和生活质量，经过长期多方治疗，效果欠佳。经人推荐来我科行针灸治疗，由帕金森病、不宁腿综合征等原因导致的（近两年来，每晚睡前及醒后未起床前出现的）双下肢小腿及足部前外侧震颤不适感、麻木、心烦等症状，经6次治疗后明显缓解。腰椎退行性变导致的腰痛、骨关节炎引起的髋关节疼痛以及不明原因引起的流口水症状等，针灸后均有不同程度的缓解。针灸在老年疾病治疗中，尤其在缓解疼痛不适等方面起到对症治疗、缓解症状的作用，还可避免药物疗法引起的副作用。

　　另外，帕金森病引起的震颤等症状，可以使用中药治疗，多以益气养血、补气安神、补脾益肾等为治疗原则，无力患者可用黄芪补气，成药可用脑心通胶囊治疗。

（马朱红）

18 短暂性脑缺血发作

病例介绍

患者，男，70岁，退休干部。主因反复发作性右侧肢体麻木、无力半年，于1998年9月16日入院。

患者1998年4月18日夜间睡眠时自觉右侧肢体麻木、无力，活动受限，无头晕恶心、呕吐等症状，持续约2小时后无力症状缓解，但仍感右侧肢体麻木。次日来我院门诊，经检查诊断为短暂性脑缺血发作（TIA），给予曲克芦丁（维脑路通），0.2g肌内注射，10天，症状缓解。5月20日活动状态下，上述症状复发，并较前加重，急诊诊断为TIA，给予低分子右旋糖酐500ml及曲克芦丁（维脑路通）0.4g，静滴10天，治疗效果良好。6月1日第3次发作。6月10日行颈动脉超声检查示：双侧颈动脉硬化，伴右侧颈动脉多发斑块形成有脱落倾向。给予扩容，溶栓，治疗好转后出院。8月11日因再次发作一周入院，行全脑血管造影，结果显示：双侧颈内动脉起始段低度狭窄，未见血栓，给予扩容、溶栓，治疗好转出院。因为近一周来，自觉双下肢行走不便，右下肢麻木明显，再次就诊。发病以来，睡眠、饮食、二便均调。查体所见，血压18.0/8.5kPa，心肺及腹部未见异常。记忆力、定向力、计算力正常，颅神经检查未见异常，四肢肌力5级，肌张力正常，共济运动无异常。右侧膝关节以下痛觉稍减退，音叉振动觉正常，双上肢肱二头肌腱、肱三头肌腱、桡骨膜反射均减弱，双侧膝腱及跟腱反射减弱，双侧巴宾斯基征阳性，克氏征阳性。西医诊断：短暂性脑缺血发作（TIA）。

📖 诊疗经过

患者在半年时间里5次发病，经西医对症处理病情缓解，但始终未能终止发作，而且发作越来越频繁，迫切要求中医配合治疗。

一诊（1999年9月16日）：双下肢麻木无力，行走不利，纳可，寐安，二便调，舌质红，苔薄白，脉弦。治拟活血化瘀为法，给予血府逐瘀汤化裁。

当归15g	生地10g	桃仁10g	红花10g
枳壳10g	赤芍15g	柴胡6g	川芎15g
桔梗6g	川牛膝10g	炙甘草10g	

每日1剂，水煎分2次服。

二诊（1999年10月6日）：6剂药后症状改善不显，续进6剂，反增胃脘不适，食欲下降。加入炒三仙各15g，鸡内金15g，病情仍无变化。反思前方不效，细查其舌边有齿痕，脉弦重按无力，考虑血瘀为气虚所致，改投补阳还五汤加减。

黄芪30g	桃仁10g	红花10g	当归15g
地龙15g	赤芍10g	川芎10g	生地15g
党参15g	半夏15g	五味子6g	鸡内金15g

每日1剂，水煎分2次服。

三诊（1999年10月12日）：下肢麻木无力好转，但夜尿多，腰酸，加桑螵蛸15g，怀牛膝15g，山萸肉10g，固精缩尿。

10月27日出院。出院后坚持用药，处方始终为补阳还五汤化裁，每日一剂，水煎分2次服，2年间未再发作。因外出探亲，用药不便，自行停药4个月后，2001年2月1日再次TIA发作入院。期间复查颈动脉超声检查提示：双侧颈动脉及椎动脉管壁轻度增厚约1.2cm，连续性稍差，回声稍强，双侧颈内动脉起始段前后壁均见斑块形成，分别为右侧2.7cm×1.2cm，左侧5.7cm×0.9cm。右侧颈总动脉可见斑块形成，大小4.5cm×1.8cm，上述各动脉均

短暂性脑缺血发作

未见明确狭窄。斑块较 2 年前未见增大，亦未缩小。

四诊（2001 年 2 月 14 日）：双下肢无力，行走迟缓，纳可，二便自调，舌略红边有痕，脉沉无力。继续益气活血为法。

黄芪 30g	桃仁 10g	红花 10g	当归 15g
地龙 15g	赤芍 10g	川芎 10g	生地 15g
党参 15g	鸡内金 15g		

每日 1 剂，水煎分 2 次服。

五诊（2001 年 3 月 12 日）：无力症状减轻，舌略红，脉沉弦。效不更方。

六诊（2001 年 4 月 4 日）：2001 年 3 月 28 日某医改动处方为桃仁 10g，红花 10g，当归 15g，赤芍 30g，地龙 20g，黄芪 30g，川芎 15g，丹参 15g，生地 15g，五味子 6g，鸡内金 15g。每日一剂，水煎分 2 次服。药后头晕无力，症状加重，复就诊于余。此方活血重于益气，与原方虽只剂量不同，实则治法迥异。故恢复原方。

七诊（2001 年 5 月 12 日）：患者自诉用药以来，未见 TIA 发作，已能骑车来医院就诊，要求继续维持用药。

随访至 2001 年底，病情稳定已半年有余，患者仍在治疗中。

讨 论

短暂性脑缺血发作，又称小中风，系指非常小的血管的缺血（微栓子）引起的局部脑功能丧失，通常在 24 小时内完全缓解，不遗留重要神经功能缺陷，可反复发作。根据病变部位不同分为颈内动脉系统和椎基底动脉系统两类。颈内动脉系统病变表现：①运动障碍，一侧上下肢或单一肢无力、瘫痪或精细动作困难。②感觉障碍，一侧上下肢或单一肢感觉消失或异常。③失语，说话或书写障碍，语言理解障碍、失语、失算。④视力障碍，一侧或双侧视力障碍，或同向偏盲。椎基底动脉系统病变表现：①运动障碍，各种组合的一肢或多肢的无力、瘫痪、精细动作障碍。②感觉障碍，一肢或多肢，包括面部、口腔周围和舌的麻木感，感觉消失。③视力障碍，双侧视野完全或部分缺损（同向偏盲），或同向象限性盲。④平衡功能障碍（步行姿势），不伴旋转性眩晕的运动不平衡或不稳。TIA属中医"中风"中经络范畴，俗称"小中风"。

《灵枢·刺节真邪篇》谓："虚邪偏客于身半，其入深，内居营卫，营卫稍衰，则真气去，邪气独留，发为偏枯。"后世又有风从外中，痰火内发之说，王清任则主元气亏损。然中风一证应属本虚标实，"下气自虚"苟非外风引动内风，挟痰火乘虚入中经络，绝不致发生卒倒偏枯之患，诸家所论，足资相互补充。至风阳已熄，痰火渐平，后遗肢体偏废，乃气虚不能运转，经隧积瘀留着，治宜补气活血。

《金匮要略》曰："邪在于络，肌肤不仁；邪在于经，即重不胜。"肝风虽戢、痰瘀阻滞经络，气虚无以疏远，法当益气活血，祛痰化瘀。王清任云："元气既虚，必不能达于血管，血管无气，必停留而瘀。"脉络之瘀，既由气虚不运而留顿，终必赖元气充盛，乃获络通瘀化。活血化瘀是针对血瘀证而设立的，造成血瘀的病因很多，有气滞不畅而致血瘀的；有气虚血运无力而致血瘀的；有痰浊内蕴而致血瘀的。临床认为活血化瘀法的应用决不应是单一的，需根据"必伏其所主，而先其所因"的原则，结合清除形成血瘀的致病因素，如行气、益气、散寒、清热、祛痰等法，才能更充分地发挥活血化瘀法的治疗作用，否则，活而不行，化而又滞，徒劳无功。从本案也可证明这一点。

补阳还五汤是王清任用来治疗中风后遗症的一张名方。该方主药黄芪，用量在50~200g，目的在于益气活血化瘀。该方具有补气、活血通络的功能。主治中风后半身不遂、口眼歪斜、语言謇涩、口角流涎，或大便干燥、小便频数、遗尿不禁等。现代临床常用于治疗脑血管病，脑动脉硬化症，面神经麻痹，颅神经损害，脑震荡后遗症，神经炎，截瘫，嗜酸性筋膜炎，坐骨神经痛，腓总神经麻痹，头痛，冠心病，急性心肌梗死，风湿性心脏病，慢性肾炎，肾病综合征，糖尿病，肝硬化，血栓闭塞性脉管炎，静脉曲张，雷诺病，乳房肿块，无脉搏症；也用于治疗动眼神经麻痹，视网膜中央静脉栓塞，一氧化碳中毒，耳鸣，遗尿，痛经，崩漏等病症。临床应用得当，确有较好疗效。有下列征象者应禁用：①凡中风初起者，神志昏迷，痰喘气促不能用。②中风以后血压偏高，肝火、肝阳未平者不宜用。③肝肾阴虚，津伤者也不可用。因为黄芪功专补气，气有余便是火，所以肝肾阴虚，肝阳偏亢者皆不宜用。

本方重用补气之黄芪，配以当归尾、赤芍、桃仁、红花等活血祛瘀，使气足而血行，瘀去络通，为其配伍特点。临床应用以半身不遂、气虚血瘀、舌淡苔白、脉缓无力，为其辨证要点。现代药理研究证实，本方能扩张脑、冠状动脉和肢体血管，降低血管阻力，增加血流量。可解除血管平滑肌痉挛，降低心肌耗氧量，加强心脏的收缩功能。有降低血液黏度和升高红细胞表面电荷、改善血液的流动性，以及抗血栓及溶解血栓作用，能降低血压及降低血脂，抑制动脉粥样硬化的形成。能提高机体的免疫功能，促进炎症的消散，并含有一定量的铁、锰、钙等微量元素，可减轻豚鼠脊髓运动神经元尼尔小体损伤程度，并促进其修复过程。

本案治疗2年间动脉斑块变化不大，从这一点来看似乎效果不明显。但是，追溯治疗之前，我们发现几年内动脉斑块生长迅速，因而导致TIA反复发作和脑梗死。由此分析，中药对抑制斑块、控制病情起了重要作用。这也能较好地解释停药不久病情复发，因为中药的作用可能还限于抑制斑块形成，尚不能使斑块消退。从补阳还五汤的药理作用来看，也尚不足以使斑块发生消退变化，与临床情况相符。《医林改错》补阳还五汤方论，指出："此法虽良善之方，然病久气太亏，肩膀脱落二、三指缝，胳膊曲而搬不直，脚孤拐骨向外倒，哑不能言一字，皆不能愈之症，虽不能愈，常服可保病不加重。若服此方愈后，药不可断，或隔三五日吃一付，或七八日吃一付，不吃恐将来得气厥之症。"与本案所见不谋而合，王清任临床经验值得我们好好学习。今后还应进一步加强对动脉硬化斑块消退治疗的研究。

（仝战旗）

短暂性脑缺血发作

19 脑出血后全身大汗

病例介绍

患者，男，65岁，退休干部。主因脑出血后全身大汗要求中医会诊。

患者缘于1994年10月31日无诱因出现发热、头痛，自以为"感冒"，服用感冒清热冲剂等药物，病情无好转。11月1日又见恶心、呕吐，呕吐呈喷射样，意识不清。急来我院门诊，初步诊断为脑出血。给予抗感染、脱水降颅压、止血药物对症治疗，急诊颅脑CT示：右侧脑室高密度影，为丘脑出血破入脑室所致，双侧脑室扩大。11月2日入神经内科师干病房。过去有高血压病史18年，经常口服降压药物，血压大多维持在正常范围。西医诊断：高血压性脑出血。给予抗感染、脱水降颅压、止血药物对症治疗，病情稳定。11月22日阵发性肌肉阵挛样抽搐，全身汗出，呕吐物为胃内容物，伴有发热（体温39.5℃），给予西药对症处理，至11月28日体温恢复正常，呕吐停止，但汗出不减，考虑为丘脑出血损及体温发汗中枢，致使肌肉颤动后产热，通过出汗散发，西医无法救治。邀余会诊，协助治疗。

诊疗经过

初诊（1994年12月10日）：证见高度痴呆，卧床不起，言语不能，汗湿衣被。细询病史，陪伴代诉，患者大汗淋漓不止，每日更换多床衣被，其内衣如在水中浸过，汗出之前总是烦躁、面赤、全身肌肉抖动，继而汗出如雨，昼夜不止，饮食尚可，二便自调，伸舌困难，脉弦细数。辨证属于阳明经热盛，治宜清解阳明、养阴生津，方拟白虎汤加味。

知母 20g　　　生石膏 30g　　　沙参 10g　　　麦冬 10g

扁豆 10g　　　炙甘草 10g

6 剂，每日 1 剂，水煎，分 2 次服。

二诊（1994 年 12 月 18 日）：服药 3 剂，汗出明显减少，6 剂药后，大汗已止，面赤烦躁、肌肉抖动消失。停药观察。

三诊（1995 年 1 月 21 日）：近日复见大汗，较前量减少。再与上方 6 剂，汗出又止。随访 3 个月，病情未见反复。

讨 论

西医按发汗的原因分为 3 类：温热性发汗、精神性发汗、中枢性发汗。目前认为，发汗中枢在脊髓，其上位中枢在下丘脑。该患者体温正常之后，仍大汗不止，原因可能为丘脑出血、损伤发汗中枢的上位中枢、调节失常所致。至今尚未见到对中枢性发汗的治疗报道。

白虎汤系《伤寒论》之名方。书中第 176 条指出："伤寒脉浮滑，此以表有寒、里有热，白虎汤主之。"一般被解释为表里俱热，故以寒凉清肃之白虎汤，以解阳明在经之热。关于白虎汤的应用范围，有学者概括为四个特征：一是发热不恶寒，二是口渴引饮，三是心烦自汗，四是脉洪大。认为这四种主要脉证中，脉象洪大有力是辨证的关键，尤其是右手脉较左手脉更为显著。因为左脉代表血分，右脉代表气分。及病势发展到白虎汤证，是气分热邪十分充盛，必须用白虎汤泄气分之热，以退阳明经之燥热。本例患者只具备心烦自汗这一特征，但里有蕴热证之可见。故治宜白虎汤以清泄里热，方中用生石膏清泄里热为主，配以知母泄热养阴，药房无粳米，以扁豆代之养胃津，佐以炙甘草调和药性，另加沙参、麦冬养阴生津，意在汗出伤津，以补充之。方中无一味敛汗之品，竟收桴鼓之效，为笔者所始料不及。因此认为经方白虎汤确为解热止汗之良方，临证四个特征不必悉具，只要紧扣病机放胆使用，便可收到满意的疗效。

现代药理研究证实，白虎汤有明显的退热作用。方中石膏、知母都是清热泻火要药，两药必须一起用，单用石膏退热虽快，但作用较弱而短暂；知母退热虽缓，但作用较强而持久。两药合用，退热效果显著。知母煎剂对葡萄球菌、伤寒杆菌有较强抗菌作用，还能降低神经系统的兴奋性，起到镇静效果。本方还能增强腹腔巨噬细胞的吞噬功能，同时能提高血清溶菌酶的含量，促进淋巴细胞转化。本案是通过何种机制发挥疗效的，有待进一步探讨。

（仝战旗）

20 脑梗死后吞咽障碍

病例介绍

患者，男，85 岁，因乏力 10 天、言语不利 1 周求诊针灸。

患者于 2016 年 2 月 9 日晨起时无明显诱因出现全身乏力，2 月 15 日出现言语不利，无头晕、头痛、恶心、呕吐等不适，头颅 CT 显示：左侧半卵圆中心低密度影。入院后诊断：脑梗死（左）。

患者入院一周后来针灸科求诊，自述呛咳 3 个月，言语不利 10 天，在进食、喝水时均有呛咳，喝水时呛咳较明显。

患者既往有高血压、冠心病、脑梗死等病史。

诊疗经过

仰卧时，取额三针、舌三针、扶突、通里穴。

侧卧时，取风池、风府（风府透哑门）、哑门、关冲、合谷穴。

额三针（两眉中点直上入发际 0.5 分一针，以此为中点左右旁开 1 寸各一针）、舌三针（按靳三针的定位，舌 I 即上廉泉为前正中线舌骨体上缘凹陷处直上 0.5 寸，左右各旁开 0.8 寸即舌 II 针廉泉左、舌 III 针廉泉右）。

3 次治疗后，呛咳明显减轻。

7 次治疗后，呛咳明显好转，言语不利、迟钝的现象也明显好转。

9 次治疗后，基本无呛咳，说话时舌头明显较过去流利，语噎现象明显改善。

10次治疗后，患者自述已经连续3天可以将4粒胶囊+2片药一口吞服，服药过程中完全无呛咳。患者对疗效很满意，出院。

吞咽障碍评测标准：洼田饮水试验

积分	评测	治疗前	治疗后
1分	能顺利第一次咽下30ml温水（端坐位）		✓
2分	分2次以上，能不呛咳地咽下		
3分	能1次咽下，但有呛咳		
4分	分成2次以上咽下也有呛咳	✓	
5分	屡屡呛咳，全量咽下困难		

讨 论

中医将吞咽障碍归属"舌强""喉痹"等范畴，认为中风后吞咽障碍的病因病机是风、痰、瘀阻滞经络，经气不通，气血不畅，上扰神明，闭塞咽关、舌窍所致。在针灸临床治疗中，选穴方法很多，有根据脏腑辨证取穴者，根据经络选穴、局部选穴等。针灸取效的主要机制在于通过提高大脑皮质兴奋性、改善血流动力学、改善病变脑组织的微循环障碍和新陈代谢，增强脑细胞的活性，有利于神经反射通路的重建和修复，进而促进疾病的康复。

中医学认为，咽喉与经络的关系十分密切，是经络循行的要冲。在治疗上首先遵循"经脉所过，主治所及"的用穴规律，按照局部及邻近选穴的原则，选取风池、风府、哑门、脑空、脑户、扶突、廉泉、左右廉泉穴组成颈项针组。另外，根据"经脉所通，主治所及"的原则，远端选取了通里，关冲。诸穴相配达到治疗的目的。

在治疗时，并不是治疗所有穴位每次必选，而是交替使用所选穴位，一则可减少对同一穴位的不断刺激产生疲劳性，再则可减少病人的痛苦，如以颈项部或以舌咽部穴位为主，或两者相结合，再配合辨证施治，选用相应的穴位，必然取得更好的疗效。

（姜　斌）

脑梗死后吞咽障碍

21 老年面瘫

病例介绍

患者，男，90岁。主因左侧眼睑闭合不全伴口角下垂4天于2013年12月30日请针灸科会诊。

患者急性面瘫前情况介绍：患者主因食欲下降3个月，腹泻1周于2013年12月6日急诊入院。

病例特点：患者老年男性，90岁。2013年9月初无明显诱因出现食欲减退，无恶心、呕吐、腹痛、腹泻，进食量逐渐减少，近一周每日喝约200ml牛奶，主食摄入不足50g。2013年11月30日开始出现大便次数增多，里急后重感，每日3~8次，大便量少，为稀糊状，排便费力，偶有腹痛。血常规：白细胞计数 10.21×10^9/L;中性粒细胞0.383；淋巴细胞0.526；血红蛋白148.0g/L；血小板 174×10^9/L。生化指标正常。发病以来神志清，精神欠佳，小便正常，夜间睡眠可，体重下降2.5kg。查体：一般状况可，浅表淋巴结未扪及，双肺呼吸音清，心率79次/分，律齐，腹平坦，未见胃肠型及蠕动波。腹软无压痛，肝肾区无叩击痛，移动性浊音（-），肠鸣音正常，Murphy征阴性，左侧足背动脉搏动减弱，右侧正常，膝反射、跟腱反射对称引出，双侧髌阵挛阴性；右侧Chaddock征、Babinski征阳性，左侧Chaddock征、Babinski征未引出，双侧Hoffmann征阴性。

入院后初步诊断：①纳差原因待查，胃肠功能紊乱可能性大；②慢性萎缩性胃炎；③胰腺多发囊肿；④肝囊肿；⑤胆囊息肉；⑥双侧腹股沟疝；⑦冠心病、稳定型心绞痛、陈旧性下壁、正后壁、右室梗死、冠脉支架植入术后（2001年）、心功能二级；⑧高血压病1级（极高危）；⑨多发陈旧性腔隙性脑梗死；⑩双侧颈动脉粥样硬化；⑪双下肢动脉粥样硬化；⑫椎基底动脉供血不足；⑬抑郁症；⑭双肾囊肿；⑮左肾结石；⑯前列腺增生；⑰膀胱憩室；⑱双眼白内障术后。

入院后消化科诊疗经过：患者入院后12月7日给予甘油灌肠剂纳肛辅助排便，12月11日进食量逐渐增多，12月14日始进食量逐渐恢复至发病前水平。患者因抑郁症常年自述无食欲，12月10日因急性尿潴留留置导尿管，12月12日在局麻下行膀胱穿刺造瘘术，12月19日膀胱造瘘口拆线，此后长期留置膀胱造瘘管，每周冲洗膀胱两次。

目前情况：患者神志清，精神差，全天大部分时间卧床，间断床旁坐沙发，认知障碍，近期记忆力差，进食量可，应用芪蓉润肠和聚乙二醇4000通便，大便每日一次，为黄色糊样便，查体：双肺呼吸音清，双下肺闻及湿啰音，腹平软，间断右下腹可触及囊性包块，无压痛、反跳痛，肠鸣音正常，双下肢无水肿。

诊疗经过

会诊时情况：患者在本院消化科住院期间，于2013年12月27日发现左侧额纹、鼻唇沟浅，急查头颅CT未发现颅内病变，神经内科会诊考虑左侧周围性面瘫，加用营养神经、活血化瘀、改善微循环治疗，并于第4天即2013年12月30日因左侧面瘫请针灸科会诊，当时患者左侧面瘫，口角下垂并歪向右侧，眼睑不能完全闭合，同时伴有轻微耳后疼痛，无重听，无舌前1/3麻木症状，查体：左侧额纹、鼻唇沟浅，眼睑闭合不全，露白约5mm，下睑外翻，左侧口角下垂，歪向右侧，额纹、鼻唇沟等部位可见肌肉轻度收缩，但运动功能丧失。

初步诊断：急性周围性面瘫。

治疗：以舒经通络祛风为主。

2013年12月30日开始给予针灸治疗。取穴：攒竹、太阳、阳白、迎香、颧髎、下关、地仓、合谷。每周3次，轻刺激。

2014年1月6日、8日因左耳后胀痛明显，影响休息，加穴位风池、乳突。

2014年1月10日针灸时耳后疼痛已缓解。

2014年1月20日针灸第7次，面瘫已明显好转。

讨 论

急性周围性面神经炎是针灸科常见病，针灸治疗疗效确切，副作用小。关于发病年龄，笔者在临床上见到过从1~93岁均可得病，所以本病与年龄的相关性似乎不大。本病的发生原因并不是很明确，但诱因大多数与疲劳、睡眠不足等各种原因引起的抵抗力下降，或感冒后，久病、癌症放化疗后等有关。

目前针灸治疗的方法很多，有单纯针刺、电针、火针、膏药贴敷、割治、TDP灯照射、穴位注射等。笔者认为，单纯针刺即可取得满意疗效，手法宜轻柔，刺激量不宜过大，每周治疗2~3次即可，不用每天针灸；针灸取穴：攒竹、太阳、阳白、迎香、颧髎、下关、地仓，耳后疼痛加乳突或翳风、风池。

患者病程的长短，常与面神经损伤的程度有关。急性周围性面神经炎患者轻者10余天即可痊愈，较重者常需3~4个月，如果病程超过4个月则患者常会遗留不同程度的后遗症。面瘫早期，尤其在患病3天之内，伴有耳后疼痛的患者，如没有明确的禁忌证，可以应用甲泼尼龙20mg或泼尼松30mg，每日1次，连服3天，再配合维生素 B_1 和甲钴胺胶囊等药物治疗，以提高疗效，减少后遗症的发生。

老年面瘫（世界卫生组织规定65岁以上）针灸治疗的特点及注意事项：患者多伴有多种复杂的疾病，应全面评估，注意医疗安全。有严重心脏病、急性心肌梗死、重症心律失常等急危重症疾病时禁止针灸。安有心脏起搏器的患者，一般不影响针灸，但应密切观察。

中医治疗可用牵正散、归脾汤＋牵正散治疗。

（马朱红）

老年面瘫

22 复视

病例介绍

患者，男，74岁，因左侧单眼视物双影半月余求诊针灸。

患者无明确病因突发复视，右侧单眼视物图像清楚，双眼向上注视时图像清楚，眼科检查排除眼科疾病。血糖一直控制良好（服用二甲双胍）。

患者既往有高血压、糖尿病病史。

查体：双眼同轴，双眼球运动范围正常，左侧注视轻微双影。双侧眼裂等大，眼睑无下垂，双眼闭合有力，瞳孔等大。单眼视物清晰。2013年5月14日核磁检查示：老年性脑改变，脑内多发缺血灶，未见急性病灶。颅脑动脉成像示：颅内动脉硬化性改变。颅脑静脉成像示：MRV未见异常。2013年6月9日眼科检查，左眼下直肌不全麻痹。

患者药物治疗2周后，仍有复视，求诊针灸治疗。诊断：复视。

诊疗经过

西医治疗（神内）：药物治疗一般采取营养神经、改善微循环、控制原发病的方法。必要时激素治疗。

2013年5月14日甲钴胺注射液, 500μg, 1次/日, 肌内注射;

维生素B_1注射液: 100mg, 1次/日, 肌内注射;

银杏叶提取物片: 80mg, 3次/日, 口服。

2013年5月27日仍然存在复视，但不伴头痛、头晕等症，继续目前用药。

建议针灸科配合治疗

首诊（2013 年 5 月 30 日）：本病多以本虚为主，主要病位为脑、肝、胆、肾，脏腑辨证当以养肝血补肾填精益髓为要，治则为滋补肝肾、补益气血、补虚明目。针刺治疗。

取穴：风池、睛明、阳白、承泣、球后、太阳、足三里、三阴交、太冲、太溪。留针 30 分钟，3 次 / 周。

针刺治疗过程中，左眼复视程度逐步减轻，针刺治疗 30 次后，复视完全消失，治愈。

治疗注意事项：针刺眼部穴位时进针要缓慢，不可大幅度提插，退针时要用消毒干棉球轻压针孔 3~5 分钟。

讨 论

复视可由多种原因引起，如神经核、神经干或眼外肌的病变等。常伴有眩晕、头痛或上睑下垂等症状。可为脑梗死、糖尿病、重症肌无力、眼肌麻痹等多种疾病发病及病情进展的一个症状。老年复视患者以双眼复视多见，眼外肌麻痹是老年人双眼复视最常见的原因，当眼外肌麻痹程度较轻，眼球运动障碍不明显时，外观无明显斜视。复视可造成知觉紊乱，引起恶心、头痛、头晕等症状，严重影响生活质量。

老年人是特殊人群，易气血虚弱，肝肾亏虚，精血不足，好发于此病。《素问·五脏生成篇》："肝受血而能视。"《灵枢·海论》："髓海不足，则脑转耳鸣，……目无所见。"复视是由于肝肾亏虚，精髓不足，目失所养而成。脑为髓海，髓由肾所生，而目为肝之窍，肝肾精血旺盛则髓海充足、视物正常，反之则出现视物不清或分散。

从中医学的角度认识本症，《灵枢·大惑论》"五脏六腑之精气，皆上注于目而为之精。"《灵枢·邪气脏腑病形》"十二经脉，三百六十五络，其血气皆上于面而走空窍，其精阳气上走于目而为睛。"可见五脏六腑借助于十二经脉，输注精气于目，维持正常视觉功能。另外，风邪入侵目系亦可致经络不通，气滞血瘀，不能上荣目系最终目系筋经失养，视一为二。中医古代文献中对复视描述可见于《灵枢·大惑论》，"精散则视歧，视歧见两物"。

　　治疗中用穴，风池为足少阳胆经之要穴，且本经之脉入目系，能通利眼窍，补髓益精，宜先刺之，并使针感传至病位，为头颈部祛风除邪之要穴。"经脉所过，主治所及"，局部穴位睛明、阳白、承泣、球后、太阳均有清肝、养血、明目之功，且因其特殊的解剖学位置，亦能有效地刺激动眼神经、外展神经及其分支以及眼球附近部分眼球外肌，从而兴奋了神经肌肉，分泌营养因子，使精气直接输布于头目，有利于其功能恢复。足三里、三阴交、太冲、太溪可运脾和胃、补气活血，补益肝肾，调理脾胃肝肾经气的作用。上述诸穴合用，共奏祛风除邪、清肝通络、调和气血、平衡阴阳、补虚明目之效而达到视物正常，治愈复视。

（姜　斌）

23 干眼症

病例介绍

患者，女，69 岁，主因双眼干涩近 1 月求诊中医。

患者于 2016 年入秋后开始出现双目干涩，自行点滴润洁眼药水，效果不佳。双目干涩逐渐加重，伴畏光、疼痛、烧灼感。前往门诊眼科就诊检查，泪液分泌试验 2.6mm，诊断为干眼症。给予玻璃酸钠滴眼液，滴双眼，每日 4~6 次。用后诸症毫无减轻。遂于 10 月 26 日来中医科就诊。

既往有高血压、腔隙性脑梗死等病史。10 年前曾患干燥综合征，经中西医治疗后缓解。

诊疗经过

初诊（2016 年 10 月 26 日）：症见双目干涩，畏光，无泪，不欲睁眼，睁眼几分钟即会明显感觉烧灼、疼痛，口干，寐不实，纳可，时有泛酸，大便偏干。舌暗，质偏干，苔薄白，脉沉细弦。证属：肝肾阴虚。治则：养肝补肾，养阴生津。方以杞菊地黄丸、归芍地黄丸加味。

白芍 15g	当归 10g	生地 10g	黄精 10g
山药 15g	丹皮 10	女贞子 12g	石斛 10g
菊花 10g	枸杞子 12g	炒枣仁 15g	茺蔚子 10g
知母 9g	佛手 10g	决明子 15g	炙甘草 6g

14 剂，水煎服，每日 1 剂，分 2 次服用。

二诊（2016 年 11 月 9 日）：双目仍干涩，不喜久睁眼，烧灼、疼痛感明显减轻，略口干，睡眠较好，胃脘无明显不适，大便通畅，日行1~2次。舌偏暗，脉沉细弦。治宗前法，前方加减出入：去枣仁、决明子，加丹参15g，白蒺藜10g，续服2周。同时建议减少外用滴眼液的次数。

三诊（2016年11月23日）：诸证继续减轻，双目仍稍有干涩，烧灼、疼痛感完全消失，睁眼时间逐渐延长，睡眠、食纳及二便情况均正常。近1周基本停用滴眼液。原方续服一月半，诸证完全缓解，于1月18日停药。

讨 论

干眼症是由泪液分泌减少或其他原因引起泪膜稳定性低，而导致眼表损害为特征的一组疾病的总称。干眼症临床表现为干涩、眼红、易疲劳、烧灼感、异物感、畏光、视疲劳及疼痛，严重者可引起视力下降甚至失明，是眼科常见疾病之一。泪液分泌试验：正常值为10~15mm；5~10mm者为泪液分泌量少，≤5mm为干眼症。目前治疗手段较多，但疗效不明显，严重者需长期使用人工泪液维持。人工泪液是类似于泪液的无菌性滴眼液，补充人工泪液是目前治疗干眼症的基本治疗方法。

干眼症与中医的"白涩症""干涩昏花症""神水将枯症"类似，属中医眼科外障范畴。"白涩症"之名，首见于《审视瑶函·卷三·白痛》："不肿不赤，爽快不得，沙涩昏朦，名曰白涩"。《审视瑶函·卷五》谓："干干涩涩不爽快，渺渺蒸蒸不自在，奈因水少津液衰，莫待枯干光损害"。中医认为阴精亏虚是干眼症发病的基础。病因病机分虚实两端：实证多为暴风客热或天行赤眼治疗不彻底，余热未清，隐伏肺脾之络，余热灼液，泪液枯少。或是饮食不节，嗜烟饮酒，偏好辛辣之品，使脾胃蓄积湿热，气机不畅，目窍失养；虚证多为：白晴属肺，肺阴不足，白晴失于濡养滋润，发为干眼；"肝开窍于目"，泪为肝之液，或肝肾不足，阴血亏损，目失濡养，或虚火上炎，灼津耗液，泪液减少。肺阴不足型以养阴清肺汤、肝肾阴虚以杞菊地黄汤、虚火上炎以知柏地黄丸加减治疗。

"肝开窍于目"，且泪为肝之液；肾主水液，肾为肝之母。本案患者为老年女性，肝肾阴虚，津液亏损，口干，便干，舌干；肾水不足，水不涵木，则眼干、目涩、无泪。"妇人以血为主，血属阴，易于亏欠。"老年女性阴血亏损也是加重阴虚精亏的重要因素，故投以杞菊地黄丸、归芍地黄丸为主方，加用茺蔚子、女贞子、石斛等增强滋阴之力，再佐以知母清其虚火、枣仁安其心神、佛手行气以防补阴之滋腻。药后诸症渐减，守方顾效，服药2月余，痊愈收功。

（钱 妍）

干眼症

24 Ramsay–Hunt 综合征

病例介绍

　　患者，男，79岁，退休干部。因左侧面痛、疱疹20天，表情障碍8天求治于针灸门诊。

　　2013年10月08日左侧头痛起病，头痛逐渐由左颞侧扩展至左耳后及左侧面部。疼痛为发作性刺痛，夜间显著。10月11日出现左下唇及下颌部疱疹，此后陆续在左侧耳廓、耳后出现疱疹。10月20日出现左侧面部表情障碍。

就诊时间	科室	诊断	治疗	备注
10月10日	神经内科	枕大神经痛	维生素 B_1、甲钴胺片、盐酸阿米替林	医生建议如局部皮肤出现水疱、皮疹及时就诊
10月14日	神经内科	三叉神经下颌支分布区疱疹感染；疱疹后神经痛	上述药物加服卡马西平、氨酚曲马多	-
10月14日	皮肤科	带状疱疹	盐酸伐昔洛韦、泼尼松、阿米替林、新癀片、康复新液	-
10月15日	神经内科	三叉神经下颌支分布区疱疹感染；疱疹后神经痛	加用甲钴胺注射液、维生素 B_1 注射液	因患者出现头晕、肢体无力症状停用止痛药物
10月17日	理疗科	-	物理治疗	
10月24日	神经内科	Ramsay–Hunt 综合征	-	医生建议行头颅 MRI、MRA 检查及针灸治疗

10月28日针灸初诊。诉左耳后及颜面部疼痛，左耳后疼痛显著，夜间明显，严重影响患者睡眠；并有左侧面部表情障碍。

查体：左耳后片状红色隆起，左耳内及左侧颜面部多处疱疹，已结痂。左侧面颊部肿胀、下垂，左耳后、耳前及下颌部触痛明显，左额纹变浅，左眼闭合不全，左侧耸鼻力弱，示齿时口角右偏明显，鼓腮左侧漏气。

既往有原发性醛固酮增多症、糖尿病。

诊疗经过

西医诊断：Ramsay-Hunt综合征

中医诊断：面瘫

初诊（10月28日）：患者面部疼痛显著，止痛为先。采用电针加刺络放血的方法治疗。取穴：阿是穴（围刺）、完骨（左侧）、合谷（双）。电针采用疏密波。

二诊10月29日：左侧面部疼痛明显减轻，电针治疗后加用火针局部点刺。

三诊10月30日：仅觉轻微疼痛。治疗重点改为针对左侧面部表情障碍。加穴位阳白、鱼腰、上迎香、颧髎、地仓、水沟、承浆、夹承浆、颊车、翳风。电针采用断续波，频率100Hz。

连续治疗2周10次后，改为每周3次治疗5周共15次，每周2次治疗6周共12次。患者目前面部无疼痛，左侧面部活动不利明显改善。恢复顺序：额纹——眼睑——上唇——颊部——鼻旁肌——下唇。

讨 论

Ramsay-Hunt综合征又称带状疱疹面神经麻痹综合征，症状表现为多发颅神经炎，是由水痘-带状疱疹病毒（VZV）感染造成的，

VZV可侵犯多条颅神经，其中以面神经最为常见，主要症状为一侧耳部剧痛、耳部疱疹、同侧周围性面瘫、可伴有听力和平衡障碍，因1907年Ramsay-Hunt首先描述了本病的症状而得名。近年来，临床上VZV侵犯脑膜、脊髓、三叉神经、前庭蜗神经（位听神经）、舌咽神经、迷走神经、副神经和舌下神经的报道有所增加。多脑神经损伤使患者临床表现多变。由此可见，Hunt综合征在早期很难作出准确判断，一旦侵犯多对脑神经临床诊断将更加困难，所以全面了解各对脑神经受损可能出现的临床表现，对于及时准确作出诊断至关重要。

多脑神经损伤涉及耳鼻咽喉及内、外、妇、儿、眼科等众多科室，临床极易混淆和漏诊。如海绵窦血栓性静脉炎等引起的海绵窦综合征；鼻咽癌、垂体瘤等引起的眶上裂综合征，颅底骨折等引起的迷走－舌下神经综合征，艾滋病性多脑神经损伤，糖尿病性多脑神经损伤，血液科的急性白血病、恶性淋巴瘤引起的多脑神经麻痹；儿童的脑干肿瘤、急性播散性脑脊髓炎等出现的多脑神经病变，临床均有报道。故当患者出现脑神经损伤表现后，临床医师必须有一个全面的诊断思路，应根据全身各部位的检查综合判断，最大限度地做到不漏诊、误诊。

（左 芳）

25 格林－巴利综合征

病例介绍

患者，男，57 岁，因双下肢无力、行动困难 1 个月，伴有小腿疼痛、手指麻木不适就诊。

患者 2015 年 6 月 13 日无诱因的出现乏力，自以为是天气炎热，在家自行口服藿香正气丸后觉得好转，未予以注意。但随后几天又出现乏力、并伴有足底麻木不适的症状，当时以为是"感冒"，自己口服感冒冲剂 3 天，症状无缓解，于 6 月 23 日出现手掌、手指的麻木不适，随后几天出现双下肢肌肉力量减弱，小腿疼痛、行走不稳、行动困难，遂于 2016 年 6 月 29 日就诊于西院神经内科，查体见：四肢末端存在手套及袜套样分布痛觉减退，腱反射存在，病理征阴性，查头颅与颈椎磁共振、血常规、血生化、体液免疫检查均未见明显异常，诊断为"周围神经炎"。给予甲钴胺注射液、维生素 B_1 注射液治疗，并接受针灸和推拿治疗，自觉双侧小腿后部疼痛感减轻。7 月 7 日患者自觉四肢末端麻木感、下肢肌肉力量减弱加重，行动困难，不能自行行走，伴有手心出汗，颈面部麻木不适，吞咽功能下降、伴呛咳，但尚能自行进食。7 月 9 日就诊于我院急诊科，诊断为"周围神经炎格林－巴利综合征待除外"收入血液科，2015 年 7 月 10 日转入神经内科。住院期间行脑脊液检查：脑脊液细胞总数 $10 \times 10^6/L$；白细胞数 $3 \times 10^6/L$；蛋白质定性试验阳性，脑脊液蛋白 930mg/L，血清铁蛋白 9.87ng/ml。给予静注人免疫球蛋白 20g 静滴，1 次 / 日，营养神经治疗。现双下肢无力，行动困难 1 月，不能行走 12 天，伴小腿疼痛、手指麻木、睡眠差、食欲差、大便干；舌淡红，苔薄白，脉沉细。既往体健，有"慢性胃炎、前列腺增生"的病史。

神经系统查体：意识清楚，言语流利，理解力、判断力、定向力、记忆力、计算力正常。嗅觉正常、视力正常、无眼震或复视。咀嚼有力，张口下颌不偏，双侧面部痛觉对称减退，双侧直接、间接角膜反射灵敏，下颌反射未引出。双侧额纹、睑裂对称，双侧鼻唇沟对称，舌前2/3味觉正常。双耳听力正常，Rinne试验气导＞骨导，Weber试验居中。双侧斜方肌及胸锁乳突肌肌容积正常，转头、耸肩有力。伸舌偏左。双上肢肌力5级，双下肢肌力5-级，四肢肌张力减低。双足底及双掌心、手指痛觉减退。双侧肱二头肌反射、肱三头肌反射对称偏低，双侧膝反射、跟腱反射对称偏低；双侧髌阵挛、踝阵挛阴性；双侧上中下腹壁反射存在。双侧Chaddock征、Babinski征、Hoffmann征阴性。颈软无抵抗，Kerning征阴性。自主神经功能检查：皮肤颜色、温度及光泽度正常，皮肤划纹试验正常，皮肤出汗正常，无溃疡，指甲及毛发正常，膀胱直肠功能正常。头颅MRI检查：未见明显异常。脑脊液生化：葡萄糖3.73mmol/L；氯化物126.9mmol/L；蛋白930mg/L，蛋白质定性试验阳性。脑脊液涂片未找到新型隐球菌。脑脊液涂片查抗酸杆菌：未找到抗酸杆菌；脑脊液男性肿瘤标志物检验：血清铁蛋白9.87ng/ml。

诊疗经过

初诊（2015年7月20日）：患者，中年男性，57岁，双下肢无力，行动困难1月，不能行走12天，伴小腿疼痛、手指麻木、睡眠差、食欲差、消瘦、大便干；舌淡红，苔薄白，脉沉细。脾主肌肉、四肢，下肢无力，行动困难属于中医的痿病，脾虚肌肉痿痹出现肌肉无力、疼痛，治痿独取阳明，脾主肌肉、四肢，是气血生化之源，治疗：健脾胃、荣精血、通脉络，健脾以助气血生化，补肝肾使精血充足、活血以通脉络。小腿疼痛、手指麻木属于气虚血瘀之象，睡眠差、消瘦、大便干属于阴血亏虚、血不养心，阴血亏肠道干涩属于痿癖脾气亏虚、精血不足。治法：益气健脾、补肾养血通络。

黄芪 30g	白术 20g	党参 15g	茯苓 20g
陈皮 10g	熟地 15g	当归 15g	杜仲 10g
首乌 15g	牛膝 15g	桑寄生 15g	枣仁 20g
升麻 10g	生麦芽 15g	黄柏 10g	砂仁 6g
鸡血藤 20g	甘草 6g		

用法：水煎服，每日 1 剂，分两次服用，连服 8 天。

2015 年 7 月 16 日西医治疗：给予人免疫球蛋白 20g，1 次 / 日，营养神经治疗。

针灸治疗：2015 年 7 月 17 日进行针灸治疗，每周 5 次。取穴：肩井、天宗、臑俞、肩髃、肾俞、三阴交、血海、梁丘、足三里、环跳、委中、承山，留针 30 分钟。

二诊（2015 年 7 月 29 日）：经过西医、中医、针灸治疗后，双下肢无力、小腿疼痛、行动困难的症状缓解，可以下地行走。现诉有睡眠差、夜间有盗汗的情况，仍有手指麻木、消瘦，舌淡红，苔薄白，脉沉细。上方调整如下：

黄芪 15g	白术 20g	太子参 15g	茯苓 20g
陈皮 10g	熟地 15g	当归 15g	百合 15g
首乌 15g	牛膝 15g	糯稻根 15g	枣仁 20g
山萸肉 10g	浮小麦 20g	黄柏 10g	砂仁 6g
白芍 20g	甘草 6g		

用法：水煎服，每日 1 剂，分两次服用，连服 14d。

三诊（2015 年 8 月 12 日）：经过治疗后，双下肢有力，小腿疼痛、行动困难的症状明显缓解，行走如常。盗汗的症状缓解，现仍有手指、脚趾麻木不适，睡眠差、消瘦，舌淡红，苔薄白，脉沉细。上方去糯稻根、浮小麦，加桑枝 15g、僵蚕 10g、全蝎 4g，继续服用 14d。

格林—巴利综合征

讨 论

　　格林－巴利综合征是一种急性的脱髓鞘多发性神经炎，伴随症状复杂多变，如感觉异常、肢体皮肤肌肉疼痛感，麻木感，寒热感，汗出异常和局部肌肉跳动感等。本病发病部位以下肢皮肤肌肉为主，多累及全身皮肤肌肉。发病率1/10万，通常发生于男性青壮年中，格林－巴利患者从发病到症状高峰时间长短不一，发作时间迅速，平均时长较短，均少于1个月，大部分患者在发病之前均确认曾被感染，发作期脑脊液蛋白迅速升高，并伴随有蛋白细胞分离的情况，不持续却间断性无规律发作，治疗后和发作间期病症消失。免疫介导的急性炎性周围神经病，临床特征为急性起病，症状多在2周左右达到高峰，多呈单时相自限性病程，感觉障碍一般比运动障碍为轻，表现为肢体远端感觉异常：如烧灼、麻木、刺痛和不适感，以及手套袜子样感觉减退，可先于瘫痪或与之同时出现，也可无感觉障碍，可伴有肌肉疼痛。西医治疗：给予人免疫球蛋白20g，1次/日，营养神经治疗、透析治疗、激素治疗。

　　痿症是以肢体软弱无力，不能随意运动，甚则肌肉萎缩或肢体畸形为主症的病证。痿症一直是难治性疾病，其难治的原因包括病位广泛、病性复杂、病机多样，目前采用中药治疗、针灸治疗、推拿治疗。躄是指下肢软弱无力，不能步履之意。我国古代对痿证的病因论述很多，大体从以下五个方面阐述：湿热邪气、脾虚过劳、饮食失宜、七情及痰湿瘀血阻滞等。脾虚过劳，可耗伤气血，饮食失宜、七情内伤导致血气亏虚、内脏不足，但足不能任身并伴有疼痛等症状。治痿独取阳明，脾主四肢，主肌肉，主运化水谷精微，是气血生化之源，因此，在治疗痿症时，需要兼顾脾经，以助气血生化，滋养筋脉、肌肉，促进痿症的康复。《素问·痿论》记载：阳明者，五脏六腑之海，主润宗筋，宗筋主束骨而利关节也。《临证指南医案·痿》指出痿症"不外乎肝脾肾之病"，说明气血津精不足是导致痿症的直接因素。肝主筋，肝伤则四肢不为人用，而筋骨拘挛。肾藏精，精血相生，精虚则不能灌溉诸末，血虚则不能营养筋骨。肝为"罢极之本"，肝精肝血充足则筋力强健，运动灵活。肝为刚脏，体阴而用阳，内寄相火，容易出现伏火内动。脾主四肢，主肌肉，主运化水谷精微，是气血生化之源，肾主骨生髓，可见肝、脾、肾三脏与痿病具有密切的关系。大多以益气健脾为主治疗痿证，也有用补肝肾、强筋骨为主治疗痿症的。

在临床辨证中，要注重脾、肾在人体生理病理中的重要作用。尝云：五脏之根本乃脾与肾，肾为先天元阳之本，脾为后天精血之源，只有先天之本固，后天之精血充，才能使生命运转不息，生生不绝。肾又为水火之脏，肾阴肾阳为人体阴阳之根本，肾阴充盛则生髓濡胃，滋养五脏之精血，肾阳充和则温煦万物，使人体生机旺盛，正常地生长、发育、繁衍生息；脾主运化，向五脏输布水谷之精微；胃主受纳，传代谢之糟粕。本患者中年男性，57岁，双下肢无力，行动困难1月，不能行走12天，伴小腿疼痛、手指麻木、睡眠差、食欲差、消瘦、大便干，舌淡红，苔薄白，脉沉细。脾主肌肉、四肢，下肢无力，行动困难属于中医的痿症，脾虚肌肉痿痹出现肌肉无力、疼痛，治痿独取阳明，脾主肌肉、四肢，是气血生化之源。因此，治疗上要健脾胃、荣精血、益肝肾、通脉络，健脾以助气血生化，补肝肾使精血充足，舒筋活血化瘀以通脉络。经过治疗后，双下肢有力，小腿疼痛、行动困难的症状明显缓解，行走如常，盗汗的症状缓解。

（陈利平）

26 运动神经元病综合征

病例介绍

患者，男，72岁，主因进行性双上肢无力9年余，加重4年半就诊。

缘于2006年下半年（具体月份不详），无明显诱因出现右上肢无力，表现为抖空竹时某些体位受限，上肢无法抬到相应的高度，起初患者并没有在意。随后几个月出现梳头、炒菜、系扣子、执筷费力的情况，伴有右上肢的肌肉萎缩，不伴疼痛、麻木，有时会有肉跳、轻微的右上肢的肌肉震颤的情况出现，无吞咽困难、饮水呛咳，也没有下肢麻木、无力的现象。从2007年开始上肢无力的症状缓慢加重，多次就诊于神经内科门诊，先后行颈椎MRI、头颅MRI、MRA、颈部及四肢血管超声检查未见明显异常，2007年下半年开始给予甲钴胺片营养神经治疗，维生素B_1注射液治疗，并接受针灸和推拿、中医治疗及理疗，效果不明显。2010年曾在我院住院诊治，考虑臂丛神经损害（右侧为重），此后于2011年下半年起左上肢也逐渐出现无力、肌肉萎缩，进行性加重，多次在神经内科住院治疗。该患者在神经内科多次住院治疗，结合病史、通过临床表现与检查：考虑患者发病年龄偏大，病变起初局限于右上肢，起病不对称，发展缓慢，5年后左侧受累，神经内科诊断为"运动神经元病"，给予利鲁唑、营养神经及对症支持等治疗。2014年7月20日刻诊：进行性双上肢无力，手指麻木，食欲差，大便可，怕冷，舌淡红，苔薄白，脉沉细。既往有"慢性胃炎、前列腺增生"病史。

神经系统专科检查：意识清楚，言语流利，查体合作。理解力、判断力、定向力、记忆力、计算力正常。双上肢肌容积减少（右侧为著），右上肢近端肌力4级，远端3级，左上肢近端肌力5−级，远端肌力4+级，双下肢肌容积、肌力正常，右上肢可见姿势性震颤，四肢肌张力正常。双侧指鼻、跟膝胫试验稳准。Romberg征阴性，走直线正常。四肢痛觉、音叉震动觉对称存在。双上肢桡骨膜反射、肱二头肌反射、肱三头肌反射减退，双侧膝反射、跟腱反射对称活跃；双侧髌阵挛阴性，双侧踝阵挛阴性；双侧腹壁反射存在。双侧Hoffmann征阴性。双侧Babinski征、Chaddock征阴性。颈软，Kerning征阴性，自主神经功能检查：皮肤颜色、温度及光泽度正常，皮肤划纹试验正常，皮肤出汗正常，无溃疡，指甲及毛发正常，膀胱直肠功能正常。

诊疗经过

初诊（2015年7月10日）：患者，老年男性，72岁，进行性双上肢无力9年余，加重4年半，进行性双上肢无力，手指麻木，食欲差，大便可，怕冷，舌淡红，苔薄白，脉沉细。脾主肌肉、四肢，上肢无力，手指麻木，食欲差。中医诊断：痿症（脾肾亏虚）。治疗：健脾胃、荣精血、通脉络，健脾以助气血生化，补肝肾使精血充足、活血以通脉络。

治法：益气健脾、补肾养血通络。

生黄芪 30g	党参 15g	丹参 15g	桃仁 10g
全虫 6g	熟地 15g	地龙 10g	龟板 10g
寄生 15g	肉苁蓉 15g	伸筋草 15g	杜仲 15g
天麻 10g	穿山龙 30g	僵蚕 10g	路路通 10g

用法：水煎服，每日1剂，分两次服用，连服14天；并建议患者接受针灸、推拿和理疗。

二诊（2015年7月29日）：经过针灸和推拿、中医治疗及理疗，双上肢无力有缓解，目前一般情况可，纳可、眠可，二便调，治宗前法。

三诊（2015年8月16日）：经过西医、中医、针灸治疗及理疗后，进行性双上肢无力时好时坏，双上肢仍然无力，治疗效果不明显，舌淡红，苔薄白，脉沉细。上方调整如下：

生黄芪50g	生晒参10g	麦冬12g	五味子6g
炒白术10g	防风10g	当归15g	桑枝10g
桂枝10g	白芍15g	柴胡10g	炙甘草6g
山萸肉10g	淮小麦30g	红大枣10g	丹皮10g

用法：水煎服，每日1剂，分两次服用，连服14天。

十二诊（2016年3月15日）：多次复诊，经过西医、中医、针灸、理疗等多种治疗手段长期联合治疗后，进行性双上肢无力症状仍呈进行性加重。患者自述大剂量重用附子、姜、桂、细辛等药物双上肢无力症状可缓解。

讨 论

运动神经元病，学名为"肌萎缩侧索硬化症"，是一种比较少见的神经系统退行性疾病，脊髓的神经细胞逐渐丧失功能。"渐冻人"这个名称很形象，虽然这种病的发病率为万分之二，近90%的"渐冻人"于发病后的3~5年内死亡，已被世界卫生组织列为与癌症和艾滋病等齐名的五大绝症之一。据有关报道，现在国内患有此病的约有20万。此病至今尚无理想的治疗方法，目前全世界唯一一种经过循证医学证明有效的药物就是"力如太（利鲁唑片）"，但也仅是起到延缓病情发展的作用。利鲁唑为进口药，不在医保范围，费用很高。此病如果早发现一般是可以治愈的，但因起病隐匿，发病后四肢不疼、不痒、不麻，没有任何痛苦的感觉，则发现的时候则已经有一半神经细胞死亡了，此时如果不好好把剩下的神经细胞保护起来，病情就会发展得特别快，发病后3~5年后多因呼吸肌受累致呼吸肌麻痹或继发肺部感染而死亡。用药可以将病程延长到5~10年。

在中医学中无相关病名，根据其临床主要表现为肌无力、肌萎缩症状而将其归属于中医痿病（证）范畴；其受累肌肉，早期上肢常伴有肌束颤动，下肢多呈痉挛性瘫痪，故又可归属于中医"颤病""痉病"范畴；当延髓麻痹时，其声音嘶哑，言语不清，亦可归属于"失语"症中。由于目前肌萎缩侧索硬化病因、病机尚不明确，中医研究方面多审证求因，或仅论病时之病因病机，对于其病机认识，多数医家认为本病以本虚为主，或虚实夹杂，其中本虚以脾、肾、肺、肝等亏虚为主，标实多为痰、瘀、或湿、热、毒邪等，晚期阴阳俱损。目前尚无统一的认识，临床上也各持己见。痿症一直是难治性疾病，其难治的原因包括：病位广泛、病性复杂、病机多样、认识不一；目前有中药治疗、针灸治疗、推拿治疗。临床上发现肌萎缩侧索硬化的患者应用大剂量附子可以缓解临床症状，但不能阻止病情的发展，少数病人在长期使用大剂量附子后出现心悸不适，应慎用。

（陈利平）

27 长期失眠

病例介绍

患者，男，66岁，主因常年失眠，加重半年求诊中医。

长期失眠患者，服用酒石酸唑吡坦片维持睡眠。近半年服西药后仍效果不佳，遂于2014年12月12日求诊中医。

既往有糖尿病、高血压、血脂紊乱、骨质疏松病史。

诊疗经过

初诊（2014年12月12日）：患者面色无华，疲倦面容，自述失眠，服用西药后方可入睡，但仅睡2~3小时即醒，醒后再难入寐，多梦，白天疲乏，心烦口苦，纳差，胃脘不适，二便尚调。舌暗红，苔黄腻，脉弦。证属：痰热内扰。治则：化痰清热，和胃安神。方以温胆汤合泻心汤加减。

处方：

黄芩10g	黄连6g	半夏9g	陈皮10g
茯神15g	丹参15g	远志9g	石菖蒲12g
郁金10g	合欢皮15g	炒枣仁30g	夜交藤30g
天麻10g	炙甘草9g		

用法：水煎服，每日1剂，分两次服。共14剂。

二诊（2014年12月23日）：服中药期间不吃西药可入睡，但仍睡后易醒，醒后难入寐，夜间醒时烦躁汗出，多梦，纳食好转，胃尚和，二便调。舌暗红，苔薄黄，脉弦细。治宗前法，前方出入：去石菖蒲、陈皮，加生龙骨15g，生牡蛎15g，浮小麦

30g，大枣15g，百合15g，再服14剂。

三诊（2014年1月8日）：睡眠改善，入睡好，睡眠时间延长，醒后能入睡，但仍梦多，纳可，二便调。舌暗红，苔薄白，脉细弦。治宗前法，前方出入：去黄芩、黄连、半夏，加川芎6g，知母10g，佛手10g，守方1月停药，改服中成药枣仁安神胶囊，每晚5粒固效。

讨 论

睡眠障碍是由多种原因引起的人体睡眠和觉醒机制失常，从而造成以睡眠不足和睡眠过多为主要表现的一系列睡眠和觉醒状态有关的疾病。在我国人群中，45.4%的人存在睡眠障碍问题，并与焦虑性心理障碍成正比。睡眠问题越来越受到医学界和药学界的广泛重视，但很多问题尚未完全阐明。

中医睡眠理论源自《黄帝内经》，主要有阴阳睡眠学说、神主睡眠学说、卫气运行学说。阴阳理论与现代睡眠节律及脑生物钟理论有相似之处，是采用朴素的自然理论来阐述睡眠的生理。神主睡眠学说是中医对"心主神明"的创新及延伸，即睡眠和觉醒是由神的活动主宰，神统摄于心，关乎五脏。卫气运行学说则是根据卫气昼夜运行变化的规律，机体出现相应的寤、寐的不同生理现象。失眠的中医证型包括阴虚火旺、心脾两虚、肝郁化火、痰热内扰、心胆气虚等，治疗多从心、肝、肾论治。

本案患者长期失眠，或因诸因聚湿生痰，痰热上扰清窍，则出现心烦，不寐，口苦，寐后易醒，醒后难入寐；热痰壅遏于中，故脘闷纳呆，苔腻，脉弦。胆实则生热，热则起卧不定，胸中满闷，心烦口苦，故选温胆汤加味为治。方中半夏、陈皮理气化痰、和胃降逆；黄芩、黄连清心降火；郁金、合欢皮解郁安神；枣仁、夜交藤、远志养心定志；龙骨、牡蛎平肝镇惊。药后睡眠改善，但多梦未明显收效。多数人每晚有4~6次有梦睡眠，占总睡

长期失眠

眠时间20%~25%，若做梦频率及梦境无明显异常、梦后无不适感通常不认为是病态。本案患者多梦，醒后疲劳，往往提示夜间浅睡眠较多，深睡眠少。中医与心肾有关，所谓"有梦治心，无梦治肾"。之后，患者停服汤药，改服中成药枣仁安神胶囊，每晚5粒，养心安神为治，偶间断多梦，多数时间睡眠维持较好。

（钱　妍）

28 失眠、多梦、噩梦

病例介绍

患者，男，72 岁，退休军干。主因顽固性失眠、多梦 2 年余就诊。

患者自诉 2 年来入睡困难，多梦易醒，醒后难以入眠。初期依靠自我调节，每日睡眠尚能维持 5~6 小时。此后自觉病情渐重，每日入睡时间减短，多梦易醒。自服中药冲剂及中药煎剂（药味不详），病情多有反复，未见好转，前来中医门诊就诊。伴头晕乏力，疲劳倦怠，耳鸣，烦躁焦虑，咳痰黄白黏腻，大便秘结。刻下，舌红苔黄厚腻，脉滑。既往史：平时体健。2002 年始发现"血脂升高"，主要采取控制饮食，适当运动等措施，并长时间口服卵磷脂片等药物。2008 年查体发现糖耐量异常，餐后 2 小时血糖 >9mmol/ L。2012 年 5 月肺 CT 示左上肺新发磨玻璃影。2014 年 PET-CT 提示左上肺阴影代谢较前轻度升高，考虑肺泡癌可能性大。有贲门及胃息肉等病史。否认肝炎、结核等传染病病史，预防接种史具体不详。无手术、外伤史，无输血史。无食物及药物过敏史。西医诊断：失眠。

诊疗经过

初诊（2016 年 1 月 14 日）：患者主诉两年前失眠，头晕耳鸣，咳痰黄白黏腻，大便秘结。舌红苔黄厚腻，脉滑。考虑患者为湿郁生痰，痰凝化热，扰动心神。治法：化湿祛痰，清心安神。

半夏 10g	陈皮 10g	茯苓 10g	石菖蒲 10g

炙远志 10g　　　竹茹 10g　　　泽泻 15g　　　炙甘草 10g

枳实 10g　　　黄连 6g

用法：每日 1 剂，水煎服，共 7 剂。

二诊（2016 年 1 月 21 日）：服上药后自觉睡眠时间延长，仍咳黄白痰，舌脉同前。上方加生白术 15g，天竺黄 10g。每日 1 剂水煎服，共 14 剂。

三诊（2016 年 2 月 18 日）：服上药后自觉症状减轻，仍寐差，烦躁，舌脉同前。上方减天竺黄，加干姜 6g，五味子 6g，生黄芩 10g，生栀子 10g。每日 1 剂，水煎服，共 14 剂。继续清热化痰宁心治疗。

四诊（2016 年 3 月 24 日）：服上药 1 月余以来，自觉夜寐渐安，但仍多梦易醒，耳鸣头晕，舌脉同前。上方加菊花 10g，柴胡 10g。每日 1 剂，水煎服，共 14 剂。

五诊（2016 年 4 月 7 日）：患者诉近 3 月来服药后夜寐时间延长，入睡较前容易，仍咳痰，舌脉同前。上方加全瓜蒌 15g。处方如下：

半夏 10g　　　陈皮 10g　　　茯苓 10g　　　石菖蒲 10g

炙远志 10g　　　竹茹 10g　　　泽泻 15g　　　炙甘草 10g

枳实 10g　　　黄连 6g　　　生白术 15g　　　干姜 6g

五味子 6g　　　生黄芩 10g　　　生栀子 10g　　　菊花 10g

柴胡 10g　　　全瓜蒌 15g

用法：每日 1 剂，水煎服，共 7 剂。

六诊（2016 年 5 月 5 日）：患者自诉服药后睡眠可，多梦易醒症状逐渐消失，睡眠质量明显改善。上方加桃仁 10g，生麦芽 15g，鸡内金 15g。

半夏 10g　　　陈皮 10g　　　茯苓 10g　　　石菖蒲 10g

炙远志 10g　　　竹茹 10g　　　泽泻 15g　　　炙甘草 10g

枳实 10g　　　黄连 6g　　　生白术 15g　　　干姜 6g

五味子 6g　　　生黄芩 10g　　　生栀子 10g　　　菊花 10g

柴胡 10g 全瓜蒌 15g 桃仁 10g 生麦芽 15g
鸡内金 15g

用法：每日 1 剂，水煎服，共 7 剂。

随访至 2016 年 12 月，病情稳定，未见反复。

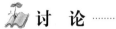 ## 讨 论

老年失眠患者发病机制

失眠又称不寐，中医认为是阴盛阳衰、阴阳失交所致。老年人失眠尤为常见，多是由于脏腑虚衰，痰热内扰，瘀血停留，致精血亏损，肾气虚衰，阳不入阴，导致白天无精打采，夜间失眠。

（1）脏腑虚衰，精虚血少。老年人失眠与五脏关系密切，肾阴亏虚则无以生血，心神失养；肾阳不足则脏腑气化失常，肾精不足则髓海不足，脑失充养，从而导致夜寐不安。《内经》最先论述了老年失眠症的病因及表现，《灵枢·营卫生会篇》云："老年之气血衰，其肌肉松，气道涩，五脏之气相搏，其营气衰少而卫气内伐，故昼不精，夜不眠"。可见，老年人脏腑虚衰，精虚血少，是导致老年失眠的主要基础。

（2）痰瘀胶结，扰乱心神。老年人多脏腑功能衰退，运化功能不足，致病理产物滋生。津液失于输布而为痰浊，血液运行不畅而为瘀血，从而痰郁化热，痰热内扰，瘀血停留，扰乱心神而致失眠。此外，老年患者多肾气虚衰，气化蒸腾作用失调，容易产生痰浊，蒙蔽清窍，从而与肾气不足互为因果，成为加重失眠的主要因素。

本例患者，属于痰热扰心之证，为痰热上扰而致心神不安，夜不能寐。在明确病机、辨明阴阳后，运用清热化痰、宁心安神法，以黄连温胆汤加减治疗，取得了良好的效果。

失眠、多梦、噩梦

中医对老年失眠症的治疗方法

失眠多为阴阳失调，脏腑虚损，或是痰浊、火郁、宿食所致。而老年失眠多为虚实错杂，根据《素问·通评虚实论》"邪气盛则实，精气夺则虚"的划分，若虚则应扶正为先，宜用滋阴、养血、益气等法；若实则祛邪为主，当用疏肝理气、活血化瘀、清热化痰、消食导滞之法。

老年失眠虚证者多分为以下几个证型：①心脾气血两虚证：治宜补益气血、调和营卫以安神。当用归脾汤加减治疗，以补益心脾、安神宁心。②心肝血虚证：治宜益气养血，心肝两补，宁心安神。当用四物汤合酸枣仁汤加减治疗。③心胆气虚证：治宜益气镇惊，安神定志。可用安神定志丸加减。④肾阴虚火旺证：治宜补肾滋阴，交通心肾。可用黄连阿胶汤等。

老年失眠实证通常有以下几种证型：①肝郁气滞证：治宜疏肝理气，解郁安神。可选柴胡疏肝散加减。②痰火内扰证：治宜化痰清热，养心安神。如黄连温胆汤加减。③饮食停滞证：治宜消导和中，补脾益气。用保和丸加减治疗。

（仝战旗　陈明骏）

29 顽固失眠

病例介绍

患者，男，75 岁，因睡眠障碍数年，加重 1 年求诊针灸。

患者自 2006 年退休后渐进性出现睡眠障碍，以入睡困难、早醒为主，晚上 9 点上床开始准备睡觉，入睡时间多在凌晨 2 点以后，也经常出现过凌晨 4 点才可入睡的情形。自嘲"新事记不住，老事忘不掉，坐下打瞌睡，躺下睡不着"。因长期受入睡困难的折磨，精神状态也越来越差，记忆力明显衰退。自 2014 年起，患者开始求助于药物辅助治疗，先服用"舒乐安定"，1 片不行加至 2 片，2 片不行又改服"阿普唑仑"，从 1 片到 2 片，同时服用"枣仁安神胶囊"，整个过程睡眠无明显改善，患者整日陷入"发愁无药可用"及"一到睡觉时间就恐惧"的状态。

患者一般状况良好，食欲佳，二便正常；性格开朗，喜交朋友，业余时间学习葫芦丝，生活充实。

既往有高血压、冠心病、糖尿病、脑梗病史。

诊疗经过

针刺治疗

取穴：百会、四神聪、安眠穴、神门、内关、印堂、足三里、三阴交、太溪、照海、申脉、太冲。留针 30 分钟，2~3 次/周。

第 1 次治疗后，患者睡了 1 个多小时的午觉，差点耽误了下午的活动，自己形容是"欣喜若狂"。

第2次治疗后，患者感觉述入睡时间缩短。

第4次治疗后，患者述除入睡时间缩短外，还有睡眠深、解乏的感觉，且早醒后仍可睡个回笼觉。期间有一天患者尝试将"阿普唑仑"从2片减为1片，未成功，故继续按以往剂量服药。

第6次治疗后，患者入睡前的翻来覆去感不明显了，基本上夜里12点以前能入睡。第二天精力充沛，心情愉悦。这期间多次给予患者行为干预。

第12次治疗后，患者满意，精神状态良好。虽然药物用量未减，但睡眠质量明显提高，主要改善体现在：入睡（准备）时间缩短；睡眠质量提高，自述睡觉后有解乏的感觉，第二天精神状态明显好转；凌晨3~4点左右早醒后仍可睡个回笼觉。

行为干预

（1）推迟上床时间　强烈建议患者推迟上床时间，由9点改为10点或10点半（或困乏时）上床，避免翻来覆去无法入睡带来的恐惧和焦虑。这是针对老年人错误的睡眠认知态度与习惯，而采取的一种较好的心理治疗方法。许多老年人由于心理因素、病症的折磨或环境的改变等因素的影响，造成了长期的失眠症状，进而又反过来产生了对失眠的焦虑、担心和恐惧等不良认知。因此，应帮助老年人逐步树立正确的认知态度，如不要强迫自己入睡，只有困倦才上床睡觉等。

（2）改变睡眠习惯　患者以前早醒时多以看手机来打发时间，阅读兴奋后很难再次入睡。患者现在早醒后静躺不动，可以再睡个回笼觉。

讨　论

失眠症的五大发病因素：体质因素、精神心理因素、疾病因素、环境因素、药物因素。中医认为，心主神明，神安则寐。老年人通常阴阳气血衰微，当阴阳气血不能上奉于心，则心无所养；当肝不藏血、脾不统血、肾不藏精时，则阴阳失调，神不安志不宁。如有情志内伤、耗血失血、体弱房劳、心虚胆怯、饮食不节等情况，可导致阴不敛阳、阳不入阴、阴阳失交，心神失其所养，则发为不寐。本病病位在心，与肝、脾、肾关系密切。

百会位于颠顶，为督脉与手足三阳经之会，可调节督脉经气，充养髓海，滋补气血，升提清阳之气，使心神得安则寐。四神聪为经外奇穴，具有镇静安眠、养心安神的作用，可加强百会的针刺效果。安眠穴为治疗不寐的经验效穴，不论临床何种证型，均可取用。神门为手少阴心经原穴，为治疗失眠之要穴，能够增元补正，泻心火，偏补心气，有养心镇静安神的作用，可改善失眠多梦、易醒等症状。内关可宁心安神，并能宽胸理气，使气机条达，失眠时取内关穴则能达到百脉和畅，心神自安。足三里是足阳明胃经的主要穴位之一，既能补脾胃之气，又能补元气，具有理上中下三焦，调节机体免疫能力、增强抗病能力、调理脾胃、补中益气的作用。三阴交具有健脾养肝强肾、清心醒脑、养血安神以调整三阴经平衡之效。太冲可疏肝理气、镇静安神，故肝郁化火失眠者可配合取之。照海、申脉阴阳跷脉司目之开阖，夜间卫气行于阳，不得入于阴，而阴跷行于阴，主安静和睡眠状态，如阳跷脉盛、阴跷脉虚，则发为失眠，因此通过调节阴阳跷脉之八脉交会穴照海、申脉，可使失眠得愈。太溪是足少阴肾经原穴，具有益肾滋阴，清热宁心之效，故阴虚火旺型失眠时取太溪穴有引火归元之妙，可使肾阴充实，上济心火，达到治疗失眠之目的。

上述诸穴合用，可达到宁心安神、平衡脏腑、改善睡眠的功效。

（姜　斌）

30 耳鸣

病例介绍

患者，男，86岁，主因耳鸣1年，加重7月就诊。

1年前患者无诱因出现双侧耳鸣，声音如蝉，持续不断，使人坐卧不宁、烦躁不安，伴有头晕，影响睡眠、生活，于我院、外院求医。采用扩血管、改善微循环银杏叶提取物，营养神经甲钴胺治疗症状略有缓解，坚持服药四个月耳鸣时好时坏。春节期间因为劳累耳鸣加重，伴失眠，头晕，记忆力下降，腰膝酸软，目眩，神疲倦怠，心烦，纳尚可，因前列腺肥大，夜尿多3~4次/晚，大便略干，舌红，苔黄，脉弦数。血常规：未见异常。血生化：血糖、血脂高。查纯音测听：双耳高频听力下降；声导抗检测：右耳气导50-50-55-50-45dB，骨导15-15-20-15-15dB；左耳气导45-45-50-50-45dB，骨导15-15-20-15-15dB。有高血压病史，长期服用降压药。颅脑MRI：脑内多发缺血灶、陈旧性脑梗死、脑动脉硬化。颈部及四肢血管超声提示有动脉硬化。耳鸣服用甲钴胺片营养神经治疗，以及银杏叶提取物、维生素、耳聋左慈丸等治疗，治疗效果不明显。

既往有慢性萎缩性胃炎、高血压、前列腺增生、糖尿病、肝囊肿、脂肪肝、陈旧性腔隙性脑梗死、双下肢动脉硬化症等病史。

诊疗经过

初诊（2014年6月17日）：双侧耳鸣，声音如蝉，持续不断，伴失眠、头晕、记忆力下降，腰膝酸软，目眩，神疲倦怠，心情烦，纳尚可，因前列腺肥大，夜尿多，3~4 次 / 晚，大便略干，舌红，苔薄白，脉沉细。证属：肾虚血瘀、髓海不足、兼有心火。治则：滋阴补肾活血填精、佐以清心。方以左归丸加减。

熟地 15g	龟板 15g	山萸肉 10g	知母 10g
菖蒲 10g	枣仁 20g	枸杞子 15g	天麻 10g
柴胡 10g	黄芩 10g	煅牡蛎 30g	白芍 15g
丹参 10g	葛根 20g	生黄芪 30g	磁石 30g

14 剂，水煎服，每日 1 剂，分两次服用。

二诊（2014 年 7 月 5 日）：服药 2 周后，患者复诊，耳鸣减轻，睡眠改善，大便略干，舌质红，苔薄白，脉沉细，治疗大法同前，上方调整如下：

熟地 15g	龟板 15g	山萸肉 10g	知母 10g
菖蒲 10g	枣仁 20g	枸杞子 15g	天麻 10g
柴胡 10g	黄芩 10g	煅牡蛎 30g	白芍 15g
葛根 20g	生黄芪 30g	磁石 30g	桃杏仁各 10g
全瓜蒌 30g	佛手 10g		

三诊（2014 年 7 月 22 日）：服药 2 周后复诊，耳鸣减轻，睡眠改善，大便通畅，治疗大法同前，改服中成药继续治疗。

讨 论

耳鸣是指人们在没有任何外界刺激条件下所产生的异常声音感觉，因听觉功能紊乱人体主观感受到的声音。临床上常将耳鸣分为耳源性和非耳源性耳鸣。耳源性耳鸣，即由耳局部和听神经的病变（如中耳炎及其后遗症、药物中毒、鼓膜缺损等）引起的耳鸣，常与耳聋或眩晕的症状同时存在。非耳源性耳鸣，指耳道及听神经正常而出现的一种功能性的听觉异常改变，常由高血压、动脉硬化、神经衰弱等引起，可不伴有耳聋和眩晕。临床统

耳鸣

计，17%~20%的成人有耳鸣，65岁以上的老年人中耳鸣的发生率可达到28%。西医对耳鸣的治疗方法很多，首先提倡的是病因治疗，因大部分耳鸣还未找到确切病因，故只是采取对症治疗，包括物理疗法和药物治疗，物理疗法通过改善患者耳鸣持续的时间、耳鸣声音的大小或者通过治疗使其对耳鸣的存在习以为常，或者通过咨询减少其对于耳鸣的恐惧及担忧等；药物疗法包括两种，一是治疗原发疾病，另一是治疗耳鸣所引起的非听觉症状。常用的药物有局麻、抗焦虑、扩血管药等，但是到目前为止，没有一种治疗方法得到医学界的公认。我国目前对耳鸣的治疗主要是传统的中医辨证施治及针灸等为主，均报道已取得满意疗效，但重复性较差。而西医则以扩血管、改善微循环、降低血黏度、营养神经等如西比灵、敏使朗、凯时、巴曲酶、能量合剂和弥可保等药物，同时还采用掩蔽、微波、手术等方法。

耳鸣一症，涉及五脏。肾主耳，耳为肾之窍、之官。肾藏精为封藏之官，受五脏六腑之精而藏之，其精气上通于耳而为听，肾精充足，耳窍即得以濡养，则听力聪敏。中医认为耳鸣与肾关系最为密切，形成了医家多从肾论治的特点。耳鸣与肾虚的关系多受到医家重视。《内经》提出：髓海不足，则脑转耳鸣。揭示了肾精不足，髓海空虚与耳鸣的关系。传统治疗也多以补肾填精为主。心寄窍于耳，耳为心之客窍。心主神明，耳司听觉，受心的主宰。又心主血脉，耳又为宗脉之聚，耳得心血的濡养方得健旺。心虚血耗，或心肾不交，均可导致耳鸣。耳鸣初鸣多实，久鸣多虚。实者责之肝、肺、脾，虚者责之心、脾、肾，尤以肾为最重要。针灸治疗选取患侧听宫、听会、翳风等，根据耳鸣的虚实辨证取穴，实证开四关，即取双侧合谷、太冲穴，虚证补肝肾，即取双侧肾俞、三阴交、太溪穴，有效。

该患者为老年男性，双侧耳鸣，声音如蝉，持续不断，伴失眠、头晕、记忆力下降，腰膝酸软，目眩，神疲倦怠，心情烦，纳尚可，夜尿多，大便略干，舌红，苔薄白，脉沉细。反复出现耳鸣、声音如蝉属于虚证脑髓空虚，腰膝酸软、神疲倦怠为肾虚，伴失眠、头晕、心烦，便干兼有心火，脑髓空虚、肾阴不足，兼有心火上扰清阳，用左归丸加减治疗。服药 2 周后耳鸣减轻，睡眠改善，但不能停药。对于老年人耳鸣合并有高血脂、冠心病、高血压、脑梗死、糖尿病等慢性疾病的患者治疗不易，这种病人由于合并有多种疾病，脑供血不足、动脉硬化，临床疗效差，中药可以治疗 2~3 个月，但老年人长期服用汤药容易出现不适，应注意权衡利弊。

老年期各个脏腑的组织、器官功能逐步退化，内环境稳定能力减弱，组织的损伤修复能力也减退，加上多种老年病共存，病因复杂，且长期积累，治疗难度大，预后差。临床治疗耳鸣、耳聋应重辨证：各种证型临床多交叉互见，不可执偏以概全，痰、瘀、风、火多兼挟为患。分虚实：实证易治，虚证难疗。医生患者都要有耐心，要保证用药持久性，切不可仓促停药。笔者临床所见耳鸣以少阳风火夹痰上扰型、中气下陷清阳不升型、肝肾亏虚或肾虚肝旺型为多见，治疗应中西合参，相辅相成。

（陈利平）

耳鸣

31 持续疲劳、失眠、消瘦

病例介绍

患者，男，61岁，退休军干。患者因持续疲劳、失眠消瘦、消化功能紊乱4年余就诊。

患者平时工作强度大，长期加班至凌晨3点，自述因2009年食羊肉后出现腹泻，此后4年来持续疲劳状态，乏力倦怠。长期失眠，睡眠质量差，每晚口服艾司唑仑（舒乐安定）3片，但睡眠质量仍不佳。胃肠功能紊乱，时有腹泻、胃胀症状。因长期高强度工作，患者诉近4年来已消瘦20余斤。后患者至北京中医研究所求诊，服健脾补肾类中药后效果不佳，病情多有反复，未见好转，于2014年11月13日前来中医门诊就诊。刻下：患者面色㿠白，舌淡红苔薄白，脉细弱。既往平素体健。1991年曾患肺吸虫，后治愈。2014年胃镜检查示糜烂性胃炎。西医诊断：慢性疲劳综合征。

诊疗经过

初诊（2014年11月13日）：患者长期过度劳累，失于节制，耗伤心血，致脾气虚弱，生血不足。心血亏虚，故疲劳失眠，面色㿠白无华。脾气不足，运化失健，故食欲不振，腹胀便溏。气虚机能活动减退，故神倦乏力，舌质淡，脉细弱，皆为气血不足之征。治法：养血安神，补心益脾。方用归脾汤加减。

生黄芪 30g	党参 15g	生当归 15g	枳壳 10g
炒白术 10g	茯苓 10g	炒枣仁 15g	炙远志 10g

柴胡 10g　　　生白芍 10g　　　丹参 15g　　　　炙甘草 10g

枸杞子 10g　　　五味子 6g

用法：每日 1 剂，水煎服，共 7 剂。

二诊（2014 年 12 月 25 日）：服上药后自觉睡眠质量转佳，但胃纳差，仍腹胀明显，且夜尿频繁，舌脉同前。上方加生三仙 10g，菟丝子 15g，金樱子 15g。每日 1 剂，水煎服，共 14 剂。加强和胃补肾之力。

三诊（2015 年 3 月 12 日）：服上药后自觉症状减轻，夜尿减少，仍腹胀，舌脉同前。上方减菟丝子、金樱子，加陈皮 10g。每日 1 剂，水煎服，共 14 剂。

四诊（2015 年 8 月 27 日）：服上药 5 月余以来，自觉夜寐渐安，胃肠功能症减，但由于工作仍乏力神倦，舌脉同前。上方加生山药 15g，生晒参片 6g。每日 1 剂，水煎服，共 14 剂。加强补益心气作用。

五诊（2016 年 4 月 7 日）：患者近半月来服药后夜寐时间延长，口服舒乐安定可减量入睡，但仍动则疲乏无力，舌脉同前。上方加熟地 15g，生白芍 10g，川芎 10g，枸杞子 10g。继续养血安神、补心益脾治疗。

六诊（2016 年 5 月 12 日）：患者自诉近 1 月因出差停服中药，后不慎感冒，咳嗽咳痰 1 周余。自述此次感冒后精神体力没有明显减退，可能与调理后气血增加有关。方用止咳化痰、清热生津治疗。

双花 10g　　　连翘 10g　　　炙麻黄 6g　　　杏仁 6g

生石膏 15g　　　浙贝母 10g　　　元参 10g　　　麦冬 10g

生黄芪 30g　　　芦根 15g　　　桔梗 10g　　　炙甘草 10g

用法：每日 1 剂，水煎服，共 7 剂。

七诊（2016 年 5 月 26 日）：患者服药后夜寐时间延长，口服舒乐安定可减量入睡，但自觉头晕气少，舌淡红苔薄白，脉沉，前归脾汤加减方加升麻 10g，柴胡 10g。继续养血安神、补心益脾治疗。

八诊（2016年7月21日）：患者自述服中药后，睡眠质量明显提升，夜寐时间延长，消化功能转佳，精神体力明显提升，自述可1小时步行5公里。刻下，舌淡红苔薄白，脉沉缓，继续养血安神、补心益脾治疗。

生黄芪 30g	党参 15g	生当归 15g	枳壳 10g
炒白术 10g	茯苓 10g	炒枣仁 15g	炙远志 10g
柴胡 10g	生白芍 10g	丹参 15g	炙甘草 10g
枸杞子 10g	山萸肉 10g	莲子肉 10g	生白芍 10g
鸡内金 15g	升麻 10g	柴胡 10g	

用法：每日1剂，水煎服，共7剂。

随访情况：至2016年11月24日，一直坚持服用中药汤剂，精神、体力、睡眠等各方面情况进一步好转。专注写作之后仍觉疲劳，休息之后可以缓解。

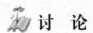 **讨　论**

慢性疲劳综合征及诊断标准

慢性疲劳综合征是慢性疲劳症及免疫功能障碍综合征的简称。临床以持续疲劳、失眠、思维不集中以及身痛、发热等全身虚弱疲劳表现为特征。可归属于中医"虚劳""郁证""失眠"等。

诊断标准如下：

（1）通过临床评定的不能解释的持续或反复发作的慢性疲劳，这种疲劳是新发的或者有明确的发病时间，非先天性的，不是由于正在从事的劳动所引起的，经过休息也不能缓解，且患者的职业能力、受教育能力、社交能力及个人生活等方面较前有实质性下降。

（2）以下症状中，至少4项同时出现，并不先于疲劳症状出现，所出现症状至少连续6个月持续存在或反复发作：①短期记忆力及集中注意力严重减退并造成职业能力、受教育能力、社交能力及个人生活等方面较前有实质性下降；②咽痛；③颈部或腋下淋巴结触痛；④肌肉疼痛；⑤多关节疼痛，但不伴红肿；⑥发作类型、方式及严重程度与以前不同的头痛；⑦睡眠后不能恢复精力；⑧活动后疲劳持续超过24小时。

结合本案例，虽然同时具备上述条件，似乎诊断慢性疲劳综合征没有问题。但是，下列四项反映炎症情况的症状完全没有：②咽痛；③颈部或腋下淋巴结触痛；④肌肉疼痛；⑤多关节疼痛，但不伴红肿。所以，慢性疲劳综合征的诊断难以成立。可能诊断为老年综合征更为恰当。

慢性疲劳综合征病因病机

由于慢性疲劳综合征是一种多因素作用的、涉及中医多脏腑、多系统的疾病，其临床表现较为复杂，人们对它的认识也存在较大差距，病因多是精神刺激、过度劳累、工作压力、疾病失治、饮食不当、过度安逸等。

（1）过劳耗气。"劳倦"是本病的最重要的发病原因之一。慢性疲劳综合征患者往往长期过度劳累，失于节制；或体力本属难支，强力勉行等，必致劳力过度，耗伤心血，甚或耗伤阳气，久之而致。

（2）情伤气病。随着现代生活节奏日趋加快，竞争剧烈，人们内心经常受到某些不愉快的情绪的困扰，如自责、思虑、紧张、烦躁不安等，或趋于长期压力之下，思虑过多，超过了个体的耐受程度时，导致气机逆乱、脏腑损伤。张景岳曰："用志失宜，则未免有所伤气。""气运有乖和，则五郁之病生矣。""以情病者，非情不解。"

（3）失治致虚。凡病邪侵袭人体，必致正邪相搏，不论转归如何，定然耗损正气。如能及时治疗，邪除后正虚常多能自复。对疾病治疗不够科学或对疾病没有足够重视，小病、初病疏于治疗或稍瘥即停，延误了治愈良机，"邪客久留，必致其虚"；或对疾病过于恐慌和关注，四方求医，遍尝诸药，以致损伤正气，耗伤津血，导致脏腑形质亏损，生机耗伐而虚症丛生。

（4）闲逸致虚。过度闲逸，则使人意志消沉，精神衰减，形体疲散，气血郁滞，脏腑失调，百症叠出，这是慢性疲劳综合征的又一病因。人动则精神振奋，关节活利，脏腑协调，气机畅通，水津布散，生机勃发，形神乃旺。所以要根植"生命在于运动"的理念，提倡运动健身，纠正好逸恶劳的不良习性。

中医对慢性疲劳综合征的辨治思路

（1）肝郁脾虚型。主要表现为疲乏无力，头晕心悸，胸胁胀满，纳呆腹胀，便溏不爽，肠鸣或腹痛欲泻，泻后痛减，舌淡苔薄白，脉弦。当疏肝解郁，健脾养血。可选用逍遥丸合痛泻药方加减。

（2）心脾两虚型。主要表现为疲乏无力，多梦易醒，心悸健忘，头晕目眩，肢倦神疲，饮食无味，面色少华，舌质淡，苔薄，脉细弱。当补益心脾，养血安神。可选用归脾汤加减。

（3）气血亏虚型。主要表现为疲乏无力，动则加剧，面色苍白，唇甲无华，心悸失眠，神疲懒言，饮食减少，舌质淡，脉细弱。当以补养气血，健运脾胃。可选用八珍汤加减。

（4）肝肾阴虚型。主要表现为疲乏无力，头晕目眩，耳鸣健忘，急躁易怒，或精神紧张，失眠多梦，五心烦热，咽干颧红，腰膝酸软，甚或遗精，舌红苔少，脉细数。当滋补肝肾，育阴潜阳。可选用杞菊地黄汤加减。

（5）心胆气虚型。主要表现为胆怯倦怠，不寐多梦，易于惊醒，心神不宁，舌质淡，苔薄白，脉弦细或弦弱。当益气镇惊，安神定志。可选用安神定志丸加减。

（6）心肾不交型。主要表现为疲乏无力，心烦不宁，健忘多梦，心悸怔忡，腰膝酸软，甚或遗精，舌尖红，苔薄黄，脉细弱或细数。当滋阴降火，交通心肾。可选用交泰地黄汤加减。

（仝战旗 陈明骏）

32 老年冠心病

病例介绍

患者，男，97岁。主因发作性心悸、胸闷五十余年求诊。

患者于1960年始情绪激动时出现心悸、胸闷。1964年诊断为冠心病。1998年因病态窦房结综合征行永久性起搏器安置术。2005年房颤呈持续性，心率50~60次/分，口服美托洛尔（倍他乐克）、华法林。2008年7月21日因起搏器电池耗竭，于我院行永久性单腔起搏器更换术。

诊疗经过

初诊（2011年2月6日）：症见心悸、胸闷，自觉乏力、气短，多于夜间阵发性心悸，影响睡眠，纳差。证属：脾肾亏虚、气血不足。治则：益气养血，健脾补肾，养心定志。方以生脉饮加减。

黄芪15g	太子参10g	麦冬10g	五味子6g
枸杞子10g	茯苓15g	陈皮10g	苏梗10g
半夏曲10g	生三仙各10g	鸡内金10g	山萸肉10g
炒枣仁30g	白芡实15g	炙甘草6g	红大枣15g

7剂，水煎服，每日1剂，分2次服用。

药后心悸胸闷逐渐减轻，纳眠亦随之改善，乏力气短逐渐好转。从此守法，随症加减中药基本未断，坚持达5年。

二诊（2016年1月5日）：患者97岁高龄，自觉体力不如从前，生活尚能自理，纳眠尚好，大便不爽，舌脉同前。将太子参易为生晒参15g，续用益气养血，健脾补肾润肠通腑之法。

生黄芪 30g　　生晒参片 15g　　麦冬 15g　　　　五味子 6g

炒山楂 10g　　全瓜蒌 30g　　炒山药 30g　　　炙甘草 6g

生当归 15g　　肉苁蓉 15g　　红大枣 15g　　　丹参 15g

决明子 30g　　厚朴 10g　　　赤芍 15g　　　　枸杞子 10g

炒神曲 10g

14 剂，水煎服，每日 1 剂，分 2 次服用。

讨　论

　　患者为高龄老人，冠心病多年，又伴有多脏器功能衰竭、慢性肾功能不全、慢性浅表性胃炎、慢性支气管炎等多种疾病，自觉心悸、乏力、气短，眠差，纳呆，舌淡暗苔薄，脉弦细结代。证属心血不足，脾肾双亏，肾气虚则肾水不能上济于心，从而出现胸闷、心悸；脾气亏则气血生化乏源，患者觉乏力气短。故采用了益气养血，健脾补肾，宁心定志之法，方用生脉饮加减，随症调理多年，收到了较好的疗效。

（郝爱真　陈明骏）

33 冠心病心悸

病例介绍

患者，男性，66岁，退休干部。主因发作性胸痛15年、心慌1年，加重3天，于2001年1月9日就诊。

患者自1985年起于活动后出现心前区疼痛，胸痛为持续性闷痛，持续约5分钟后经休息自行缓解，此后偶有类似发作，每年3~5次，于我院诊断为冠心病，不稳定型心绞痛。患者日常生活不受影响，可进行爬山等运动。2000年以来患者时感心慌，疲乏，服用天王补心丹，病情时好时坏。2001年1月6日患者因劳累及睡眠欠佳，于晨起后出现前胸闷痛，较前剧烈，向左肩放射，持续约10分钟，含服硝酸甘油后迅速缓解。近3天来患者时感心慌、心悸频繁发作，共发作10余次，每次持续5~10分钟，活动及休息时均有发作，夜间睡眠时亦有发作，从睡眠中痛醒。发作过后做心电图未发现明显缺血表现。发病以来，患者无发热、无恶心、呕吐，无意识丧失，无呼吸困难，无端坐呼吸，双下肢无水肿。自觉疲乏、头晕、痰多。查体所见，浅表淋巴结未触及肿大。口唇无发绀。咽部无充血，扁桃体不大。颈部对称，无颈静脉搏怒张，气管居中，甲状腺不大。胸廓对称无畸形，双肺呼吸动度均等，触觉语颤正常，双肺未闻及干湿啰音。心前区无隆起，未触及震颤及心包磨擦感，叩诊心界如右图，心率90次/分，律齐，第一心音有力，未闻及杂音。P2=A2。腹平坦、柔软，肝脾肋下未触及。腹部叩呈鼓音，移动性浊音阴性。听诊肠鸣音正常。肛门及外生殖器无畸形，直肠指诊无异常发现。双下肢无水肿，双侧足背动脉搏动好。生理反射存在，病理反射未引出。

检查心电图：T波低平，心肌供血不足。

患者既往无高血压、糖尿病，有高血脂病史，体胖。1994年行双下肢静脉结扎切除术。无药物过敏史，不嗜烟酒。否认家族遗传病史。

诊疗经过

初诊（2001年1月9日）：患者时感心慌，心悸，疲乏，头晕，胸闷不舒，心痛时作，痰多，患者主因发作性胸痛15年，心慌1年，加重3天入院。舌苔腻，脉滑。证属痰浊阻滞心阳，治宜温补心阳，祛痰宁心。

栝楼 10g	薤白 10g	桂枝 10g	甘草 10g
陈皮 15g	半夏 10g	茯苓 15g	焦三仙 30g
丹参 15g	泽泻 10g	菖蒲 10g	蒲黄 10g

用法：水煎服，每日1剂，分两次服用。

二诊（2001年1月16日）：患者服上药6剂无好转，症状变化不大，患者仍时感心慌、心悸，疲乏，头晕，胸闷不舒，心痛时作，痰多，舌苔腻，脉滑，治疗用温补心阳，祛痰宁心之法，中药处方调整如下：

栝楼 10g	薤白 10g	桂枝 10g	苍术 10g
陈皮 15g	半夏 10g	茯苓 15g	焦三仙 30g
菖蒲 10g	蒲黄 10g	远志 10g	香附 10g
黄芪 20g	党参 10g		

用法：水煎服，每日1剂，分两次服用。

三诊（2001年1月31日）：患者服上药12付，症状明显缓解，患者偶感心慌、心悸，头晕，胸闷，心痛，舌苔腻，脉滑，治疗用温补心阳，祛痰宁心之法佐以活血之品。中药处方调整如下：

栝楼 10g	薤白 10g	桂枝 10g	苍术 10g
陈皮 15g	半夏 10g	茯苓 15g	焦三仙 30g

| 丹参 15g | 泽泻 10g | 菖蒲 10g | 蒲黄 10g |
| 厚朴 10g | 香附 10g | 黄芪 20g | 党参 10g |

用法：水煎服，每日1剂，分两次服用。

四诊（2001年2月7日）：患者服上药6剂后，一般情况好，患者病情明显好转，无心慌、心悸，无头晕，偶有胸闷，心痛，纳差，乏力，舌质淡红，苔薄白，脉细弦。继续目前治疗，治疗仍用温补心阳，祛痰宁心之法。中药处方调整如下：

栝楼 10g	薤白 10g	桂枝 10g	苍术 10g
陈皮 15g	半夏 10g	茯苓 15g	焦三仙 30g
丹参 15g	泽泻 10g	菖蒲 10g	蒲黄 10g
厚朴 10g	香附 10g	黄芪 20g	炙甘草 10g

用法：水煎服，每日1剂，分两次服用。

五诊（2001年2月14日）：患者继服上药6付，病情平稳，无心慌、心悸，无头晕，偶感胸闷，心痛，纳可，前方再服6剂以巩固疗效。

讨 论

心悸是人们对心脏跳动的一种不适感觉，有时把它描述为心头跳、乱跳、心惊、胸部跳蹦等，这种陈述可以在其心脏活动的频率、节律或收缩的强度完全正常时反映出来，是由于人们对自己心脏的活动特别敏感。心主神志，为精神意识活动之中枢，《灵枢·邪客篇》云："心者，五脏六腑之大主也，精神之所舍也"。其性刚直，有决断的功能，心气不虚，胆气不怯，则决断思虑，得其所矣。见各种原因导致心虚胆怯，一旦遇事有所大惊，如忽闻巨响，突见异物，或登高涉远而致心悸;《丹溪心法》《血证论》等亦谈到由痰所致的心悸，《血证论·怔忡》说："心中有痰者，痰入心阻其心气，是以心跳不安"。

心悸为本病的主要症状，可着重从以下方面进行诊断，心悸的发作有阵发性与持续性之区别，心悸阵发者，视病情之不同，或数日一次，或一日数次，发作时心悸甚剧，过后则可无明显不适，正如《医学正传·怔忡惊悸健忘证》所谓："蓦然而跳跃，惊动而有欲厥之状，有时而作者是也"。持续发作者，则终日心悸不安，难以自持，"心中惕惕然，动摇而不得安静，无时而作者是也"。本病的主要症状为心悸，以病人自觉心中急剧跳动，惊慌不安，不能自主为主要临床特征，常兼见短气乏力，神倦懒言等症；心悸之时，常伴有脉象的异常变化，故脉诊在心悸的诊断中具有十分重要的意义。随病因病机的不同，可出现促脉、结脉、代脉、数脉、疾脉、迟脉、涩脉、细脉等脉象，部分病情较重的怔忡患者，尚有虚里跳动显著，其动应衣的现象。其他在心悸发作之时，结合进行心电图检查，有利于明确心悸的西医诊断及对预后的判断。心悸病性主要有虚实两方面：虚者为气血阴阳亏损，心神失养；实者多由痰火扰心、水饮凌心及瘀血阻脉，气血运行不畅而引起。虚实之间可相互转化。本病为本虚标实，本为气血不足，阴阳亏损，标为气滞、血瘀、痰浊、水饮。病位在心，其发病与脾、肾、肝、肺四脏功能失调相关。

针对本病病机表现为本虚标实，故治宜补其不足，泻其有余。本病症见心悸，短气，心胸痞闷，胀满，痰多，食少腹胀，舌苔白腻，脉弦滑，痰浊阻滞、心气不足为本证的主要病机，症属痰浊阻滞、心阳痹阻，气血运行不畅，引起的心悸怔忡；因此，治疗宜祛痰宁心、温通心阳。方中用栝楼、薤白、桂枝温阳行气，化痰通脉，以增强行气活血复脉的作用；陈皮、半夏、茯苓温补脾肾，理气化痰，利水宁心，益气养心；菖蒲镇惊通窍安神，黄芪、丹参、甘草益气养血，滋阴复脉；菖蒲、蒲黄、香附活血理气通脉。全方共奏益气温阳，化痰通络，宁心复脉之功效。要想温通心阳，须用补气之品加上温通之品，黄芪、党参有补气之功效，在临床上对于心阳痹阻的患者，宣通阳气固然重要，但是了解病因、化痰、益气、活血同样重要，对心悸怔忡单纯用温通之品疗效欠佳，加上益气活血之品疗效会更好；正所谓气为血帅，血为气母，补气之品如黄芪、党参等，既可以益气活血，又可以增加温通之品的温通心阳作用，配伍桂枝温阳复脉、温通胸中阳气如鼓应桴；笔者在治疗心悸时也常用菖蒲、远志相配伍，作为药对，增加养心安神的作用。中医药治疗心律失常具有肯定的疗效，从整体调控入手，通过多种作用途径，治疗心律失常及与其同时存在的心功能减退或心肌缺血。心悸患者应保持心情愉快，避免情志内伤。饮食有节，起居有常，劳逸有度，饮食不宜过饱。

（陈利平）

冠心病心悸

34 心房扑动

病例介绍

患者，男，81岁，主因查体发现心房扑动1年求诊中医。

患者缘于2014年5月6日例行查体，心电图检查提示心房扑动，4：1传导，心室率67次/分，超声心动图示心房扩大。无心慌心悸，无胸闷气短，给予胺碘酮0.2g，3次/日。后改为0.2g，1次/日。服药2个月，心房扑动未见好转，于2014年7月2日入心内科治疗，住院期间持续性房扑心律，心室率55~80次/分，患者无不适，遂停用胺碘酮，改为比索洛尔和地高辛控制心室率；达比加群酯抗凝；降压降糖常规治疗。出院诊断：心律失常持续性心房扑动；2型糖尿病；高血压病。出院后至2015年11月20日接诊前，持续性房扑1年余，期间曾用中成药宁心宝及稳心颗粒，黄芪、麦冬、三七粉单服或代茶饮等效果不明显。因患者思想负担较重，遂建议患者服用汤药。

诊疗经过

初诊（2015年11月20日）：未诉明显不适，无心悸、胸闷、气短等症，多年双下肢关节疼痛，偶有口干，面红，言谈思维敏捷干脆、语声高亢，性情直爽。纳可，便调，眠安，夜尿频，舌质暗红，苔薄白略干，脉结。证属：心肝火旺，肾阴不足。治则：益气养心、滋阴补肾、清热除烦、安神定悸。方以生脉饮合酸枣仁汤加味。

生黄芪 15g　　太子参 15g　　麦冬 12g　　五味子 8g

三七粉 3g	生知母 10g	炒枣仁 30g	夜交藤 15g
珍珠母 30g	煅龙牡各 30g	覆盆子 15g	女贞子 15g
佛手 10g	淮小麦 30g	陈皮 10g	

二诊（2015 年 12 月 4 日）：未诉不适，舌脉同前，仍面红，口略干。前方加柴胡 9g，炒栀子 9g。

三诊（2015 年 12 月 18 日）：未诉不适，守方继服。

四诊（2015 年 12 月 31 日）：未诉不适，偶有便干，舌象同前，脉细弦，无结代，遂行心电图复查：窦性心律，T 波不正常。前方加肉苁蓉 12g，川芎 9g。

随后服用中药巩固 3 月余，多次自测血压时检测心律及心电图复查，均为正常窦性心律，2016 年 2 月 19 日复查心电图 T 波低平较前好转。继续调理善后。

📖 讨 论

房扑是临床上常见的心律失常，常见病因有瓣膜病、心肌病、冠心病等，也可见于无器质性心脏病者。如果无明显心脏扩大，转复为窦性心律后复发的可能性就小些。复律方法有药物复律、电击复律、食道调搏复律、心内电生理 + 射频消融复律等，西医治疗副作用较大。该患者虽为房扑，但 4 : 1 传导，心室率不快，故症状不典型，然而持续房扑，心房负担重，造成双心房扩大。患者无明显不适主诉，其性情直爽，语声洪亮，面红，偶有口干，夜尿频，双腿疼痛，虚证并不明显。考虑患者倘若盛年，可以栀子豉汤、朱砂安神丸、交泰丸加减治疗，但患者老年，正虚为本，辨证属肾水亏于下，心肝火偏亢，虚火内扰，恐用苦寒之剂伤阴，损伤脾胃，故治以益气养心、滋阴补肾、清热除烦、安神定悸为法，选用生脉饮合酸枣仁汤治疗。生脉饮益气养阴，酸枣仁汤中酸枣仁入心肝经，养血柔肝、宁心安神，加夜交藤、栀子、柴胡等舒肝养血、清心除烦，加用珍珠母、煅龙牡平肝潜阳、重镇安神，引心火下移，并用覆盆子、女贞子等滋阴补肾，佛手、陈皮、淮小麦和胃安神。水火既济，症状得以缓解。后期调理拟以益气养心活血，改善心肌功能为主要治疗措施，以防止房扑复发。

（臧 倩）

35 心律不齐

病例介绍

患者，男，74 岁。因查体发现心律不齐 1 周求诊中医。

2015 年 8 月 10 日，患者于中医门诊就诊。诊其脉，右脉轻取若无，重按方得，沉细微，左脉结，沉缓。追问缘由，患者诉于 2008 年心脏冠脉 CT 提示室间隔肥厚约 21mm，2013 年 8 月心脏核磁示室间隔肥厚 21mm，诊断为肥厚性心肌病。曾短期服用地尔硫䓬和维拉帕米。因 2015 年体检中发现心电图不正常，于 2015 年 2 月 26 日入心内科，行冠脉 CT 造影：前降支中段节段性狭窄 80%，第一对角支开口节段性狭窄 90%，回旋支远端弥散性狭窄，最重 90%。右冠近段节段性狭窄 70%，左室后支开口节段性狭窄 80%。因此次冠脉造影时对造影剂过敏，后引起右侧桡动脉炎，动脉几乎闭塞。该次入院 24 小时动态心电图：窦性心搏总数 71683 次，最高心率 113 次 / 分，最低心率 48 次 / 分，完全性右束支传导阻滞，室早 14997 次，多源室性早搏，部分呈间位，呈双型及形成二联律、三联律。加速的室性逸搏心律，室性融合波。未见 ST-T 改变。患者存在冠脉狭窄，但未导致冠脉缺血发生，针对其狭窄未行手术治疗。患者因心律不齐，请求中医药调理。

既往于 2005 年 3 月行结肠癌根治术，术后给予 9 个周期化疗。慢性萎缩性胃炎多年。否认高血压、糖尿病病史。西医诊断：肥厚性非梗阻性心肌病；冠心病、稳定型心绞痛；心律失常、完全性右束支传导阻滞、频发室早，偶发房早；结肠癌术后；慢性萎缩性胃炎伴糜烂。

诊疗经过

初诊（2015年8月10日）：诉无明显胸闷、心慌，诉眠不实，口干、眼干，大便干，舌质淡，苔薄白，脉沉缓结。证属：气阴两虚、心神不安。治则：益气养阴，养心安神。方以生脉饮合炙甘草汤加减。

太子参15g	麦冬15g	五味子6g	珍珠母30g
煅龙牡^各20g	炙甘草9g	生地15g	生黄芪15g
肉苁蓉12g	石斛12g	丹参12g	火麻仁12g
甘松9g			

二诊（2015年9月1日）：诉仍有眠不实，口干，眼干，眼角红疼，咽痛，偶有咳嗽。舌脉同前。前方加知母9g，枣仁20g，菊花10g，双花12g。此后加减用药10个月，曾加减应用黄连、莲子肉、三七粉、决明子、山萸肉、枸杞子等。

随访（2016年6月20日）：复查动态心电图，窦性心搏总数88203次，最高心率100次/分，最低心率54次/分，完全性右束支传导阻滞，室早4392次，多源室性早搏，部分呈间位，呈双型及形成二联律、三联律。继发性ST-T改变。24小时心率变异性正常。

讨 论

心房扑动及其他心律失常的中医辨证属心悸范畴，常见分型如下。心虚胆怯：治法镇惊定志，养心安神，方药安神定志丸加减；心血不足：治法补血养心，益气安神，方药归脾汤加减；心阴亏虚：治法滋阴清火，养心安神，方药朱砂安神丸合天王补心丹加减；心阳不振：治法温补心阳，安神定悸，方药桂枝甘草龙骨牡蛎汤合参附汤加减；心脉瘀阻：治法活血化瘀，理气通络，方药血府逐瘀汤加减；水饮凌心：治法振奋心阳，化气行水，方药苓桂术甘汤加减。中药辨证治疗得当，有较好疗效。患者脉细沉缓，口干、双目干涩为阴虚内热之证。故以益气养阴，养心安神为原则，以生脉饮益气养阴，炙甘草汤（复脉汤）益气滋阴，通阳复脉。既往曾有结肠癌手术及化疗病史，脾气亏虚故以炙黄芪建中焦，口干眼干为阴虚津液不足之证，故以生地、石斛养阴润燥。肉苁蓉、火麻仁补肾润肠通便。中医讲究同病异治、异病同治，即在辨病的基础上强调辨证论治，因人而异，证不同，法不同，方必不同，灵活采用或扶正或祛邪，或养阴或温阳等治则，平调阴阳，方可获良效。

（臧 倩）

心律不齐

36 室性早搏

病例介绍

患者，男，73岁，主因心悸1周就诊。

患者2006年9月曾因心前区不适入院治疗。心率55~62次/分，律不齐。可闻及早搏4~5次/分、心尖区可闻及3/6级收缩期杂音。入院诊断为：心律失常，窦性心动过缓，频发室早；高血压病2级极高危；2型糖尿病。入院后口服心律平抗心律失常效果不佳，冠脉CT未发现明确冠脉病变。后服用心宝丸（洋金花、人参、肉桂、附子、鹿茸、冰片、人工麝香、三七、蟾酥）后，早搏基本消失。出院后至今患者仍有心动过缓，平均心率55次/分。曾于我科门诊间断服用宁心宝等药物治疗。2016年9月2日患者于门诊就诊，诉头晕，乏力，心前区不适，行心电图检查示室性早搏三联律。西医未干预，遂中医门诊。

既往曾有慢性萎缩性胃炎伴糜烂病史多年，高血压病、2型糖尿病等慢性病史。

诊疗经过

初诊（2016年9月2日）：患者诉乏力，头晕，心悸；胃纳尚可，但喜热饮食，易腹泻。眠不实，舌淡红，苔薄白，脉结。患者消瘦，多年慢性胃炎病史，中焦不健，气血不足，面色黄，亦属脾虚之象。心主血脉，脾虚气血生化乏源，血虚不能养心，故心悸、乏力。清阳不升，故头晕。辨证属脾胃亏虚，心气不足，心神不安。治则：健脾胃、养心血、安心神。方剂：生脉饮合甘麦大枣汤加减。

太子参 15g	麦冬 15g	五味子 6g	珍珠母 30g
三七粉 3g	甘松 9g	炒枣仁 30g	生知母 9g
生黄芪 15g	炙甘草 8g	红大枣 15g	淮小麦 30g
百合 15g	炒白术 15g		

方中以生脉饮益气养阴，黄芪、炒白术、大枣、甘草健中焦补脾胃之气。三七活血不伤血，珍珠母、枣仁、百合安神定悸。

二诊（2016 年 9 月 23 日）：早搏明显减少，诉头晕乏力明显减轻。睡眠改善。舌尖红，苔薄白。脉细，偶有一结。

前方加黄连 6g 清心火。

三诊（2016 年 10 月 14 日）：早搏消失，心律正常。余证改善明显，偶有眠不实。舌淡红，苔薄白，脉细。前方去黄连，加陈皮 10g 继服，调理善后。

讨　论

心律不齐是临床常见的心血管疾病，各种房性、室性早搏，西医没有好的疗效，常采用姑息疗法。笔者在临床中医辨证治疗常有意外收获。思其根本，在于任何疾病都应遵循中医的整体思想和辨证论治。心律不齐属心悸范畴。心君主之官，是足见其地位之重要。从生命诞生之初心芽搏动，到去世心脏停止跳动，心脏可以说是人体最疲惫的器官。心主神明。神明者，是高级思维活动的概括。也就是心之疾病除属于心脏本身器质性疾病外，很多症状自虽病位在心，但与情志关系密切。或由于七情所伤、气血不足、肝火扰心、肾亏水饮凌心，都常见于老年人群。治疗应寻找病因，对因治疗。本例患者重点关注两点：一是形体消瘦，素有脾胃不和；二是心悸时有明显乏力感觉。故治疗以温补为主。养心、养血、养脾胃、佐以宁心安神。笔者认为只要对症治疗，药方不大，药力不峻，也可获良效。

（臧倩）

37 反流性食管炎胸背部灼热

病例介绍

　　患者，男，90岁，离休军干。主诉反复烧心反酸，胸部灼热连及后背一月余要求中医会诊。

　　近一个月反复出现反酸、胸部灼热连及后背，消化科考虑反流性食管炎可能性大，予以抑酸，保护胃黏膜药物处理效果不明显。患者一般状况尚可，平素活动能力较差。2014年11月26日入心内科病房。既往史：患者于2013年15日曾患缺血性肠病，经治疗后好转。诊断冠心病30余年。高血压病史12年余，血压控制在130/70mmHg。2001年诊断为腰椎间盘突出，2007年诊断为颈椎病，内科保守治疗病情稳定。2009年血肌酐及尿素氮偏高，血肌酐高达200μmol/L，腹部B超提示多囊肾，诊断为慢性肾功能不全。2014年11月在肾内科住院查血红蛋白低，血红蛋白99g/L，诊断为肾性贫血。慢性支气管炎，腹主动脉瘤伴附壁血栓，脂肪肝，肝多发囊肿，前列腺增生伴钙化病史多年。

诊疗经过

　　初诊（2014年12月5日）：患者主诉烧心反酸，前胸连及后背灼热感一月余，夜间加重，头晕，乏力，双下肢水肿，舌淡苔白，脉沉弦。患者年届九十，正气已衰，故面色少华，头晕乏力。脾胃虚寒日久，饮食运化不健，郁久化热，则烧心反酸，前胸后背灼热。下肢水肿、舌淡苔白、脉沉弦，均为阳气不足之证。因此，处方以理中汤、左金丸、二陈汤等组方，加瓦楞子加强制酸作用。中医诊断：脾胃虚寒，郁久化热证。治法：温中散寒、清热制酸，佐以益气养血。

党参 15g	炒白术 15g	吴茱萸 6g	黄连 6g
炒三仙^各10g	瓦楞子 15g	丹皮 10g	炙甘草 10g
黄芪 30g	当归 15g	半夏 10g	陈皮 10g

10 剂，每日 1 剂，水煎分 2 次服用。

二诊（2014 年 12 月 15 日）：患者烧心反酸症状明显减轻，下肢水肿症状基本消失，纳呆，大便次数增多，口干鼻干，舌红苔黄，脉弦。效不更方。出院代煎方药。

黄芪 30g	半夏 10g	陈皮 10g	炒三仙^各10g
党参 15g	当归 15g	吴茱萸 6g	黄连 6g
瓦楞子 15g	丹皮 10g	炙甘草 10g	炒白术 15g
鸡内金 6g			

14 剂，每日 1 剂，水煎分 2 次服用。

2014 年 12 月 28 日电话告知，除下肢水肿减轻，其他症状均消失。

2015 年 3 月 16 日随访，共服中药汤剂 9 周，已经停药一月余，病情稳定，未见反复。半年后再随访，未再出现类似情况。

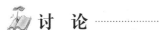

讨 论

反流性食管炎的中医认识和中药治疗经验体会

胃食管反流病是指胃十二指肠内容物反流入食管引起的烧心、反酸、胸痛等症状，根据内镜下食管黏膜状态分为反流性食管炎、非糜烂性反流病和 Barrett 食管。本病在全球的发病率呈增高态势，其反复发作的临床特点严重影响患者的生活质量。现代医学主要采取对症治疗，选用胃酸抑制剂、促动力剂和黏膜保护剂等，虽起效快，但易复发，停药副作用大，且价格昂贵，患者依从性差。

中医学无与本病相对应的病名，一般根据其主症归属于"吐酸"、"嘈杂"、"反胃"等范畴。食管与胃相互续接，可归属于土；而肝与胃，木土相克；脾之于胃，表里相关。本病位虽在食管，但与脾、胃、肝、胆休戚相关。根据肝与胃通过经络相连，生理上一升一降，病理上相互促进、相互制约的关系提出肝胃不和、胃气上逆是病机之本，而气、热、瘀互结于食管是发病之标。"咽为胆之使"，食管的通利功能受到胆的调控，胆病则食管通降不利；胃与食管相通，胃病则浊邪上犯，损伤食管，影响通降。胆与胃相邻，体类相通，无论胆病及胃，抑或胃病及胆，终致胆胃不和，继发本病。本病的发病原因不外乎饮食不节、情志内伤、调养失当、外感六淫，而病机以湿热内蕴、肝郁失疏、脾胃虚弱，进而发生胃失和降、胃气上逆，兼痰湿郁热甚或瘀血为主。

高鼓峰《医学心法·吞酸》："凡是吞酸，尽属肝木曲直作酸也。河间主热，东垣主寒；毕竟东垣言其因，河间言其化也。盖寒则阳气不舒，气不舒则郁而为热，热则酸矣；然亦有不因寒而酸者，尽是水气郁甚，熏蒸湿土而成也，或吞酸或吐酸也。又有饮食太过，胃脘填塞，脾气不运而酸者，是怫郁之极，湿热蒸变，如酒缸太热则酸也。然总是木气所致。"热证用左金丸，寒证用香砂六君子汤加减。个人认为，本病本属于虚寒，日久可以蕴而化热，治疗应该温中散寒、佐以清热降逆之法。

有认为肝胃不和、胃气上逆，喜用柴胡疏肝散、参苓白术丸化裁。也有认为虚实夹杂、寒热错杂，喜用左金丸辛开苦降，乌贝散加半夏降逆制酸，常用吴茱萸3g，黄连6g，瓦楞子制酸效果好，伴有黏膜糜烂加白及片。有认为脾胃虚寒、肝胃不和常见，喜用半夏泻心汤化裁，左金丸对嘈杂反酸效果好。

有研究报道，综合文献研究、临床研究的结果得出，RE主要的病位证素3个：肝、胃、脾；主要实证证素3个：热、气滞、痰湿；主要虚证证素2个：阳虚、气虚。病位证素与病性证素相互组合，形成了繁杂的临床证型。半夏泻心汤、旋覆代赭汤为代表，疏肝和胃清热制酸为常用治法。袁红霞根据张仲景原方用量结合临床实际，方药用量为：旋覆花15g，赭石5g，清半夏10g，生姜24g，生晒参10~15g，炙甘草6~10g，大枣15g。方中赭石用量不宜过大，原方中赭石为全方用量最小者，与旋覆花形成1：3的剂量比例。赭石质重沉降，量小入中焦脾胃以降逆和胃，量大则直抵下焦肝肾以潜镇肝阳，如张锡纯之建瓴汤、镇肝熄风汤中赭石用量宜大；对于原方中的人参，临床中应用生晒参比用党参效果更好，生晒参较之党参补气之功倍增。

针灸治疗反流性食管炎的经验体会

针灸治疗反流性食管炎病例不多，对本病的腹胀等症状改善有一定作用。曾治疗一例本病胸痛患者，针刺太冲、内关，艾灸中脘，共计10余次症状缓解。多数人认为艾灸对脾胃虚寒病例作用明显。

（仝战旗）

38 胆囊结石胁痛

病例介绍

患者，男，97岁，主因右胁痛伴倦怠乏力2年余求诊。

患者于1970年因上腹部胀痛不适，行B超检查示胆囊结石，后长期口服消炎利胆片治疗。后于2011年因发热，腹部胀痛，至我院综合外科住院治疗，B超示胆囊结石（充满型）。经消炎止痛等对症治疗后，病情稳定。

既往有房性早搏、右束支传导阻滞病史多年。1985年因腹痛行剖腹探查，术中发现胃穿孔行1/3胃切除术，此后无反酸、烧心、嗳气等不适。另有前列腺增生病多年，曾行"电切"治疗。

诊疗经过

初诊（2013年6月28日）：症见右胁部疼痛，倦怠乏力。胃纳不佳，睡眠尚可，大便尚调。证属：肝胆郁滞，脾胃失和。治则：疏肝利胆，健脾和胃。

柴胡 10g	枳壳 10g	金钱草 20g	鸡内金 20g
郁金 10g	生白芍 15g	生香附 10g	炒白术 12g
茯苓 12g	元胡 10g	佛手 10g	海金沙 15g
生山楂 15g	炙甘草 6g	木香 6g	生黄芪 15g

14剂，水煎服，每日1剂，分2次服用。

二诊（2013年12月8日）：右胁部疼痛明显减轻，但仍自觉腹胀，胃纳不佳，睡眠尚可，大便调，脉沉，苔薄白。继续疏肝利胆，健脾和胃之法治疗。（以后随症加减，病情平稳）

再诊（2016 年 10 月 17 日）：患者病情平稳，胃纳睡眠尚好，大便调，脉沉，苔薄白。继续疏肝利胆，健脾和胃之法治疗。

柴胡 10g	鸡内金 10g	炒白术 12g	生神曲 10g
生山楂 10g	炙甘草 6g	生黄芪 30g	生麦芽 10g
山萸肉 15g	太子参 15g	麦冬 15g	五味子 6g
郁金 15g	天麻 10g		

两日 1 剂，每日服用 1 次。

讨 论

本病的中医记载散见于"胁痛""肝气痛""黄疸"等疾病中。常见的类型如下。

肝气郁结型：临床特点为右上腹轻度隐痛，伴口苦，咽干，纳呆，无明显寒热，无黄疸或轻度黄疸，尿清长或微黄，苔薄或微黄，脉平或弦。治法：疏肝解郁、理气止痛。方用柴胡疏肝散加减。

肝胆湿热型：临床特点为起病急，有持续上腹部绞痛，阵发性加剧，有压痛及腹肌紧张，伴口苦，咽干，恶心呕吐，畏寒，高热，尿少色黄，大便秘结，身目发黄，舌红，苔黄或厚腻，脉弦滑或弦数。治法：疏肝利胆、清热利湿。方用龙胆泻肝汤加减。

热毒炽盛型：临床特点为持续上腹部剧痛，伴有高热、恶寒、神志淡漠、甚至昏迷谵语，全身晦黄，甚至出血，尿黄少色如茶，大便秘结。右上腹或全腹肌紧张，拒按，舌质红绛，苔干燥或无苔，脉弦细或沉细弱。治法：清热解毒，通里攻下。方药：黄连解毒汤加减。发热可加清开灵治疗。

老年人的胆石症和胆囊炎多数同时存在。病史中常有食油腻食物诱发史和反复发作史。胆石症的临床表现取决于结石的部位和胆管梗阻的程度，是否引起胆管感染。在静止期可无明显症状及体征，或仅有上腹部不适、隐痛，厌油腻等症。当胆管某一部位引发胆石移动、梗阻或感染时，则可出现右上腹绞痛，甚至发热、黄疸等症状。

　　本案例属于高龄老年人，体质虚弱，不适合大剂反复攻下，故采用了疏肝利胆，健脾和胃法为主，选药温和，使患者可以接受，收到了较好的疗效。

（郝爱真　陈明骏）

39 慢性腹泻

病例介绍

患者，男，79岁。主因慢性腹泻3月余、近2周加重求诊。

患者主因慢性腹泻3月余，近2周加重。多种方法治疗未见明显改善。现多发性骨髓瘤治疗中。既往有冠心病、糖尿病、右下肺癌术后、单克隆免疫球蛋白血症、慢性萎缩性胃炎等多种病症。

诊疗经过

初诊（2016年5月6日）：症见慢性腹泻3月余，自觉乏力、纳差，口干舌燥，大便日解6~8次甚至10来次。脉沉细，舌淡苔薄少津。证属：气血双亏，脾虚胃弱，运化失司。治则：益气健脾，和胃止泻。方用参苓白术散加减。

黄芪 30g	党参 15g	炒白术 15g	炒山药 30g
炒苡仁 30g	陈皮 10g	苏梗 10g	枸杞子 15g
茯苓 10g	炙甘草 6g	大枣 15g	炒神曲 10g

10剂，水煎服，每日1剂，分2次服用。

另加艾灸于中脘、关元等穴位治疗。

二诊（2016年5月20日）：服上药后腹泻已止。精神纳食均见明显改善。大便已调，大便每日1解，时有2日1解。脉沉细，苔薄白。上方加生晒参10g，14剂巩固疗效。停药后，随访3月未复发。

讨 论

腹泻中医记载见于"泄泻"。常见的类型如下。

寒湿型:临床特点为便稀腥秽,腹痛肠鸣或有呕吐,头痛如裹,纳呆,胸闷痞满,舌苔白腻,脉濡。治法:芳香化浊,散寒化湿。方用藿香正气散加减。

湿热型:临床特点为暴注下迫,肛门灼热,身热烦渴,尿赤,舌红苔黄腻,脉滑数。治法:清热利湿、调理肠胃。方用葛根芩连汤加减合六一散加减。

食滞型:临床特点为黏便异臭,泄后痛减,脘中痞满,嗳气拒食,舌苔垢浊,脉弦滑。治法:消食导滞、调脾和胃。方用加味保和丸、木香槟榔丸加减。

肝郁脾虚型:临床特点为腹痛即泻,每因愤怒而发,胸胁胀痛,冷酸,舌边红苔薄腻,脉沉弦。治法:理气抑肝、和胃扶脾。方用痛泻要方加减。

脾虚湿困型:临床特点为便稀清冷,时作时止,神疲倦怠,面色萎黄,舌淡苔滑,脉沉弱。治法:补气健脾、淡渗利湿。方用参苓白术散加减。

脾肾虚寒型:临床特点为黎明腹痛即泻,便急,泻后则安(五更泻),腹冷喜热,时痛时胀,四肢逆冷,食少面黄,舌淡苔白滑,脉沉细。治法:温补脾肾、固肠止泻。方用四神丸加减。

本案例患者年近八十,且处在多发性骨髓瘤治疗过程中,体质虚弱,气血双亏,脾虚胃弱,运化失司,属于泄泻脾虚湿困型,故采用了补气健脾、淡渗利湿法为主,选用参苓白术散加减治疗,收到了较好的疗效。

(郝爱真　陈明骏)

40 胃肠功能紊乱

病例介绍

患者，男，83岁，主因间断上腹痛4年余，加重半年余，要求中医会诊治疗。

患者2010年1月无明显诱因出现间断上腹部疼痛，每年发作2~3次，每次持续1月余，经服用抑酸药、胃黏膜保护药等或者吃苏打饼干可减轻症状，但不能完全缓解。2014年2月曾因症状加重入院，胃镜检查提示胃体糜烂，给予抑酸、保护胃黏膜药物、胃肠动力药以及抗抑郁药物氟哌噻吨美利曲辛治疗，症状略减轻。但近期又觉症状加重，主要表现为平卧位时剑突下灼痛，无放射，以夜间为著，伴全身燥热，自测体温达37.2℃左右，症状持续3~4小时，期间患者服用苏打饼干来减轻症状。无疼痛发作时剑突下仍有不适感，但无恶心、呕吐、反酸。发病以来，食欲尚好，无消瘦，眠差，夜尿频，大便干。入院后给予相应检查，排除器质性病变。按照既往的治疗方案进行，患者症状改善亦不明显，考虑功能性腹痛可能性较大，医生与患者反复沟通，是否存在焦虑、抑郁因素，并于9月25日请中医会诊，26日加用氟哌噻吨美利曲辛治疗，症状略有改善。10月8日申请针灸会诊治疗，刻下症：面色较红，精神可，无明显焦躁及情绪低落，自觉剑突下不适，但可忍受。舌胖有齿痕，脉弦。

诊疗经过

初诊（2014年9月25日）：患者，老年，男性，间断上腹痛

4年余，加重半年余，半年来反复出现胃脘、腹部疼痛，自觉腹部燥热，自测体温达37.2℃，以下午2~3点，晚上9~10点为多见，性情急躁，伴有心烦、睡眠欠佳，精神欠佳，见舌质暗红，苔黄厚腻，脉弦滑。证属：胃脘痛，中焦湿热、肝胃不和。治法：清热除湿、疏肝理气和胃。

处方：柴胡疏肝散加三仁汤减。

柴胡 10g	黄芩 10g	枳实 10g	半夏 10g
郁金 15g	全瓜蒌 30g	苡仁 30g	茯苓 15g
黄柏 10g	砂仁 6g	苍术 10g	川楝子 6g
白豆蔻 10g	陈皮 10g	淡竹叶 6g	焦槟榔 10g

用法：水煎服，每日1剂，分两次服用。

二诊（2014年10月15日）：服药2周后，患者上腹疼痛的症状略有减轻，仍有腹胀、腹痛，腹部燥热，疼痛不适，舌质暗红，苔黄厚，腻苔减轻，脉弦滑，治宗前法。上方去白豆蔻10g、陈皮10g，加生磁石30g、栀子10g、黄连6g。

在此期间行针灸治疗，口服抗焦虑药；服药2周后，症状明显缓解，治宗前法。

10月22日停用氟哌噻吨美利曲辛和酒石酸唑吡坦，改服阿普唑仑与帕罗西汀，患者夜间症状得到显著改善，目前采用中药、针灸及抗抑郁药联合治疗。

讨 论

随着人们生活节奏的加快，工作压力的加大，焦虑症、抑郁症的发病逐渐增多。这类患者通常是由神经系统功能失调而引起的以胃肠道症状为主要表现的神经系统功能性疾病。患者常诉说消化不良、饱胀、胃部疼痛、腹部疼痛或吞咽困难，自觉燥热，还有的患者会出现恶心、腹泻或便秘等症状，情绪易激动、不安、焦虑和抑郁等心理异常，而这些症状多与精神情绪的波动相关，再经胃镜检查后发现除少数患者有浅表性胃炎外，大多数人胃肠道并没有器质性病变。氟哌噻吨美利曲辛片（黛力新）能有效改善胃肠运动功能障碍和感知异常。

中医中药治疗本病立足于整体调节，即可调节情绪，又可改善因情绪不畅导致的躯体化障碍。抑郁、焦虑症属于中医情志病范畴，其发病大多由情志所伤，肝失疏泄，肝气郁结化火，或思虑过度，劳伤心脾，气血不足，心失所养，心火旺盛所致。本例患者就其病因而言，因其好友年前查出胃癌，顾虑太多，加重症状，出现腹部疼痛，自觉燥热，情绪易激动、不安，过于关注自身症状；就症状表现而言，可见心经、肝经症状，肝气郁结为本，心神失养为标。笔者针对抑郁症出现的中医临床症候特征进行研究，认为抑郁症主要是由于肝气郁滞、心神失养所致；病变部位主要在心、肝。抑郁症的发病之初多由情志过极，而至气机不舒，肝气郁结，这时是肝气郁结，以实证为主；肝失条达日久，肝气疏泄失常，气机不畅，表现为精神抑郁、喜叹息、情绪低落，口苦、口干，忧郁、喜叹息；心主神志，为五脏六腑之大主，精神之所舍；肝失疏泄，波及于心，心肝失调，若肝气不调日久，疏泄失职，波及于心，可致心血亏虚，心失所养，神失所藏，表现出心血虚，心火旺，虚实夹杂，临床可见心烦、失眠、头晕、心悸等症状，在治疗上，"肝气郁结"则采用"木郁达之"，应用疏肝理气解郁治疗实证；"心血虚，心火旺"则采用养心清心除烦治疗。

（陈利平）

胃肠功能紊乱

151

41 化疗所致消化道症状

病例介绍

患者，男，65岁，主因贲门癌术后37天入院。

患者自述2003年8月起，无明显诱因出现胃部不适，食欲下降2月余。查胃镜并取活检发现胃贲门部低分化腺癌，2003年10月手术切除，术后病理为溃疡型低分化腺癌，遂诊断为贲门低分化腺癌术后。入科时一般情况好，查体未见异常，血常规、肝肾功能、心电图均在正常范围，无化疗禁忌证。于2003年11月28日至12月2日行第1周期化疗，方案为：顺铂30mg/d静脉滴注3天，氟尿嘧啶750mg/d静脉滴注3天，羟基喜树碱20mg/d静脉滴注3天。过程顺利，化疗结束后患者自觉恶心、反酸、纳差、胃内烧灼感，2003年12月12日患者因胃内烧灼感，食用黄瓜后出现腹胀、腹痛、腹泻，为黄色稀便，大便每天5余次。查体肠鸣音亢进，大便常规检查未见红、白细胞。给予常规补液、营养支持，口服诺氟沙星0.2g、山莨菪碱片10mg，每日3次，洛哌丁胺（易蒙停）胶囊2mg，每日1次。连用3天，腹痛、腹泻无缓解，每日大便仍在10次上下，为稀水样便，遂停用上述药物采用中医治疗。中医望诊见患者神疲倦怠，面色㿠白，诉稀水样便，每天5余次，腹痛肠鸣，舌淡暗，苔薄白，脉沉细弱。

诊疗经过

初诊（2003年12月15日）：患者因胃内烧灼感，食用黄瓜后出现腹胀、腹痛、腹泻，为黄色稀便，大便每天5余次。查体肠鸣音亢进，大便常规检查未见红、白细胞。考虑患者胃贲门部低分化腺癌，化疗后患者脾胃虚弱之际，复进生冷，阳不胜阴，寒邪直中，伤及肾阳，关门不利而致泄泻。中医诊断：泄泻（脾肾阳虚）。治法：健脾补肾、温阳止泻，以四神丸合理中汤为主加减。

炙黄芪 20g	党参 15g	炒白术 15g	茯苓 15g
炙甘草 6g	炮干姜 9g	补骨脂 15g	吴茱萸 3g
肉豆蔻 6g	五味子 6g	诃子 10g	葛根 15g
炒苡仁 30g	石榴皮 20g	升麻 10g	

用法：5 剂，水煎服，每日 1 剂，分两次服用。

二诊（2003 年 12 月 20 日）：经过中医治疗，服 5 剂后，腹痛症减，腹泻次数明显减少，每日 2 次，腹痛基本消失，舌淡红，苔薄白，脉细；加服中成药附子理中丸 6g，每日 2 次，固本益肠片 4 片，每日 3 次，口服巩固治疗，3 天后大便恢复正常出院。

讨 论

化疗是治疗恶性肿瘤的主要手段之一，但大部分化疗药都有胃肠道毒性，随着联合化疗用药种类的增多和药物剂量的增加，导致消化道不良反应的发生率和严重性亦不断增加，约占化疗药物所致的消化道不良反应 30%~42%，腹泻发生率在 75% 左右，主要是肠道黏膜细胞易遭受细胞毒抗癌药物的直接破坏，引起肠黏膜的萎缩，肠绒毛变短或剥脱，小肠吸收面积减少，从而导致消化吸收障碍，且分泌增加，大量细胞外间质液体渗透到肠腔内。

中医在防治化疗引起的消化道反应方面有独特的优势，中医认为恶性肿瘤发生多为正虚、邪实两方面，其中正虚指正气亏虚，既有气血阴阳营卫之虚，又有五脏六腑之虚。邪实则变化多端，有气滞、血瘀、痰结、湿毒等，多表现为实证，既是肿瘤疾病原因，又是病理产物。化疗病人大多为久病虚弱之人，加之药物攻伐太过。笔者认为，化疗药物是一种伤气、伤血、驱邪的治疗手段。化疗药物导致的脾胃损伤，升降失常，运化失司，腐熟、分清泌浊、传导糟粕的功能出现紊乱，导致口腔黏膜炎、食管炎的出现，以及恶心、呕吐、腹泻或便秘、食欲不振等。化疗毒副作用是毒邪侵入体内，耗伤气血、津液，伤及脏腑所致，而结合中医中药治疗可缓解化疗毒副反应，反复化疗的病人，脾胃肠道功能反复受损，将导致脾气虚弱，既可以有脾阳虚、也可以有胃阴不足，出现疲倦乏力、气短等症，甚者可见气虚下陷，脾阳不足之证，如嗜睡，畏寒肢冷等能失调。由于正气虚损是癌症发生、发展的根本原因，因此，扶正祛邪、标本兼治是中医治疗癌症的基本原则，在治疗中应始终注意扶助正气，顾护胃气，扶正时不要过用滋腻苦寒之品，以免碍胃伤胃。注意时时保护胃气。由于癌症临床表现复杂，因此，在择药时要尽可能考虑中药的功用，又能结合现代药理研究具有提高免疫和抗癌活性的药物，争取做到一药多用。把扶正抗癌的原则贯穿肺癌治疗的全过程。本例患者为正气虚损，虽进生冷食物，但没有肠道感染证据，其化疗刚刚结束，因此首先考虑为化疗药物的毒性作用。西医治疗以止泻、消炎、补液支持等对症处理为主，疗效往往欠佳。此病例化疗后进生冷，导致腹泻，甚至如水下注，中医当属泄泻病范畴。

胃主受纳，脾主运化，在人体功能正常情况下，饮食通过脾胃的作用，生为水谷精微，化为气血津液，以养五脏肢百骸，维持正常生命活动。故称"脾胃为生化之源，后天之本"。人之一生，无不赖于脾胃后天之养，肿瘤的治疗时时都要顾及脾胃功能，常用的调理脾胃的药物：黄芪、党参、白术、茯苓、扁豆、淮山药、薏苡仁、陈皮、半夏等。泄泻以大便清稀为临床特征，或大便次数增多，粪质清稀；或便次不多，但粪质清，甚如水状；或大便稀薄，完谷不化。常兼有脘腹不适，食少纳果，小便不利等症状，由外感寒热湿邪，内伤饮食情志，脏腑失调等形成脾虚湿盛而致泻。该患者脾胃虚弱之际，复被生冷所伤，阳不胜阴，寒邪直中，伤及肾阳，关门不利，则大便下泄如注。患者神疲倦怠，面色㿠白，舌淡暗苔白，脉沉细弱，正是脾肾阳虚、阴寒内盛的表现。因此给予四神丸合理中汤加减，药证相符，2剂症减，数剂尽愈。

肿瘤患者在化疗期间由于药物在杀伤肿瘤细胞的同时，会产生相应的毒副反应，如免疫功能下降、白细胞减少、消化道黏膜溃疡、脱发等。此时，患者宜补充高蛋白质食品，如奶类、瘦肉、鱼、动物肝脏、红枣、赤豆等；黄鳝、黑鱼、牛肉等也有助于升高白细胞。如出现食欲不振、消化不良，可增加健脾开胃食品，如山楂、白扁豆、萝卜、香菇、陈皮等。

（陈利平）

42 老年功能性胃肠病

病例介绍

　　患者，男，85岁，主因纳呆，便秘求诊中医。

　　患者于2011年5月10日因冠心病、冠脉支架植入术后复查入住我院心内科。有常年便秘史，住院期间口服通便灵胶囊、乳果糖口服液、新清宁片等药物通便效果不佳，且药后脘腹不适。遂6月7日出院前要求中医会诊。

　　既往有冠心病、冠脉支架植入术后、高血压、糖尿病、慢性胃炎、肾动脉狭窄、慢性支气管炎等多种疾病史。

诊疗经过

　　初诊（2011年6月7日）：老年男性，面色萎黄，神倦声低，脘闷纳呆，大便2日1行，便质不坚，通而不畅，舌淡暗，苔薄白，脉沉细而弦。自述曾服多种通便药物，药后便质变软，但仍不通畅，且感脘腹隐痛作胀。证属：气虚便秘。治则：补气健脾，养血润肠。方以黄芪汤合四君子汤加味。

党参15g	生白术15g	茯苓15g	炙甘草6g
陈皮10g	生黄芪15g	火麻仁15g	枳实12g
厚朴10g	当归15g	白芍15g	杏仁10g
苏子10g	苏梗10g		

　　用法：14剂，每日1剂，水煎分两次服。

　　二诊（2011年6月21日）：服药2周，大便正常，每日1行，便质成形软便，脘腹无不适。治则不变，原方续服。之后每半月来中医门诊诊治，脘腹无不适，大便日行 1 次，便质正常，续服原方半年后停药，大便正常。

再诊（2015 年 5 月 13 日）：诉因饮食不慎，近一周脘腹隐痛不适，时而作胀，纳少，畏食寒凉，大便干稀不调。舌质淡暗，苔薄白，脉沉细。证属：脾胃虚弱。治则：健脾助运，温中和胃。方以香砂六君合良附丸加味。

党参 15g	炒白术 15g	茯苓 15g	炙甘草 6g
陈皮 10g	姜半夏 10g	制香附 10g	高良姜 10g
木香 6g	砂仁 6g	厚朴 9g	苏梗 10g
焦三仙^各10g	白屈菜 10g		

用法：14 剂，每日 1 剂，水煎分两次服。

复诊（2015 年 5 月 27 日）：脘腹胀痛缓解，大便成形软便，日行 2 次，舌淡暗，苔薄白，脉沉细。治法同前，原方去良附丸，加山药 15g，干姜 6g，再服 2 周。

三诊（2015 年 6 月 10 日）：精神好，纳好，脘腹无不适，大便正常，日行 1~2 次。治宗前法，原方去白屈菜，守方三月停药。

讨 论

功能性胃肠病是一种常见的以慢性、持续性或复发性的胃肠道症状群为主要表现的一组疾病。具有腹胀、腹痛、腹泻及便秘等消化道症状，而临床上缺乏可解释的病理解剖学或生物化学异常。其病因病机尚不明确，可能与遗传易感性、早期家庭环境、心理社会因素、内脏高敏性、胃肠道异常运动、炎症、肠道菌群失调、脑肠轴调节等有关。老年人是功能性胃肠病高发人群，其生理特点是老年功能性胃肠病发病率高的重要原因，也使它的患病特点与年轻人有显著的不同。

中医以症状归属，将功能性胃肠病归为胃痛、腹痛、泄泻、便秘、呃逆、痞满等范畴，其病位在大肠，与肺、脾、肾、肝相关，病机与肝胆疏泄功能失常和（或）脾胃运化失常有关。老年人因为生理特点与年轻人发病及证型规律是不同的，病程较长，脾胃虚弱、气机升降失常是其主要病机。本案患者常年便秘，病程长，年老体虚，脾胃虚弱。气虚则大肠传导无力，虽有便意，临厕努挣无力，便质不坚，通而不畅。脾虚则健运无权，化源不足，面色萎黄，神倦声低。舌淡暗，苔薄白，脉沉细，均属气虚之象。遂中药投以黄芪汤合四君子汤为基本方，补气健脾，益气润肠。加枳实、厚朴下气，当归、白芍、杏仁、苏子养血润肠。诸药合用，使虚得补、气得畅、便得润。再诊因饮食不慎，伤及脾胃，仍以补脾为治，辅以温中和胃之品，收效颇佳。

（钱　妍）

43 老年胃肠功能紊乱

病例介绍

患者，男，91岁，主因"发现肺部阴影7年，咳嗽、咳痰5月"于2015年6月1日入我院南楼呼吸科三病区。

患者缘于2008年查肺部CT发现右上肺尖段大小约20mm×41mm长椭圆形肿块影，患者无明显不适，拒绝穿刺取病理，定期复查。2013年5月29日复查提示右上肺病变明显增大，7月查PET/CT示：右肺尖不规则结节影伴钙化，局部代谢增高，$SUV_{max}5.5$，纵隔及双肺门高代谢淋巴结，考虑老年性改变。2013年8月查肺CT示病灶内上部分进一步增大，约32mm×55mm长椭圆形肿块影，胸膜新增两个小结节，右肺门见小淋巴结钙化。2013年11月复查肺CT，考虑为右上肺陈旧结核灶并结核瘤，合并有肺癌的可能性大。患者及家属始终拒绝有创检查及治疗，自行口服中药、肌内注射胸腺五肽治疗。2015年1月开始出现咳嗽，咳少量黏痰，4月复查肺CT示：右上肺新发实变与多发小结节影，双侧胸膜点状钙化灶，考虑结核复发可能性大，不除外合并肺癌可能。经309医院会诊，考虑为肺结核可能性大，5月29日开始进行"异烟肼+吡嗪酰胺+利福喷丁+莫西沙星"抗结核治疗，辅以保肝等药物。6月18日开始出现发热，体温最高39.2℃，咳嗽、咳痰加重，查肺CT提示合并肺部感染，给予头孢他啶注射液抗感染治疗，效果欠佳，换用注射用哌拉西林钠他唑巴坦钠+注射用替考拉宁治疗，出现药疹，再次更换为注射用比阿培南+利奈唑胺注射液，莫西沙星改为静脉滴注，6月26日体温基本恢复正常，6月28日出现持续恶心，呕吐，腹胀，不能进食，给予马来酸曲美布汀片、甲氧氯普胺片等药物治疗，效果欠佳。7月

2日停用比阿培南及利奈唑胺，莫西沙星改为口服，恶心、呕吐症状间断出现，腹胀明显，影响进食。7月14日请中医会诊协助治疗。

诊疗经过

初诊（2015年7月14日）：患者恶心，间断呕吐，嗳气，腹胀明显，咳嗽，咳少量白痰，无腹痛，纳差，乏力，精神欠振，言语低微，眠尚安，大便略干，量少。舌淡，苔薄白，脉细弦。证属：脾气亏虚，脾胃不和。治则：益气健脾和胃为主，辅以行气消胀。方药以六君子汤加减。

生黄芪 15g	党参 10g	生白术 15g	茯苓 15g
姜半夏 8g	陈皮 10g	竹茹 10g	莱菔子 15g
枳壳 12g	鸡内金 10g	炒神曲 10g	炙甘草 6g

8剂，水煎浓缩成100ml，每日1剂，分2次服。

二诊（2015年7月22日）：服药3剂，恶心、嗳气、呕吐症状基本消失，服药8剂，腹胀有所缓解，食欲、进食量逐渐恢复正常，大便通畅，舌脉同前。前方加厚朴10g。继续服用7剂。

三诊（2015年7月30日）：服药后腹胀消失，胃肠功能基本恢复正常，精神好转，乏力逐渐缓解，活动量较前明显增多，仍咳嗽，咳少量白痰，饮食、睡眠、大便均正常，舌淡红，苔薄白，脉细弦。前方加杏仁10g，炙枇杷叶15g。

随诊情况：患者于2015年8月17日出院，转入眼科行白内障手术治疗，期间继续服用中药以维持胃肠道功能，基本以六君子汤为主，随症加减，病情持续稳定。再次出院后转为门诊调药，继续口服中药治疗，后复查评价肺结核治愈，坚持服用中药调理，精神、体力等状况良好，末次随诊时间为2017年4月10日。

讨 论

本例患者第一诊断为肺结核，在抗结核治疗中出现了腹胀、嗳气、恶心、呕吐等症状，符合抗结核药物导致胃肠功能紊乱的诊断。胃肠功能紊乱、腹胀属于中医学"痞满"范畴。

《伤寒论》提出了痞的基本概念，如谓"但满而不痛者，此为痞""心下痞，按之濡"，并指出该病病机是正虚邪陷，升降失调，并拟定了寒热并用，辛开苦降的治疗大法，其所创诸泻心汤乃治痞满之祖方，一直为后世医家所用。《诸病源候论·痞噎病诸候》提出"八痞""诸痞"之名，包含了胃痞在内，论其病因有风邪外入，忧恚气积，坠堕内损，概其病机有营卫不和，阴阳隔绝，血气壅塞，不得宣通。并对痞作了初步的解释："痞者，塞也。言腑脏痞塞不宣通也。"东垣所倡脾胃内伤之说，及其理法方药多为后世医家所借鉴，尤其是《兰室秘藏·卷二》之辛开苦降、消补兼施的消痞丸、枳实消痞丸更是后世治痞的名方。《景岳全书·痞满》："痞者，痞塞不开之谓；满者，胀满不行之谓。盖满则近胀，而痞则不必胀也。所以痞满一证，大有疑辩，则在虚实二字，凡有邪有滞而痞者，实痞也；无物无滞而痞者，虚痞也。有胀有痛而满者，实满也；无胀无痛而满者，虚满也。实痞实满者，可散可消；虚痞虚满者，非大加温补不可。"《类证治裁·痞满》将痞满分为伤寒之痞和杂病之痞，把杂病之痞又分作胃口寒滞停痰，饮食寒凉伤胃，脾胃阳微，中气久虚，精微不化，脾虚失运，胃虚气滞等若干证型，分寒热虚实之不同而辨证论治，对临床很有指导意义。

本例患者，胃肠功能紊乱病变在胃肠，病机关键在脾胃运化失健。"虚者多属脾胃气虚，实者为湿浊气滞。"患者年过九旬，脏腑功能俱虚，脾气亏虚，运化功能失调，湿浊内停，气机郁结而致精微不布清浊不分传导失司。因此出现恶心，间断呕吐，嗳气，腹胀明显，纳差，乏力，精神欠振，言语低微等脾气亏虚之症，投以六君子汤为主，健脾益气、燥湿和胃，辨证准确，药后诸症渐减，痊愈收功。

（林明雄）

44 老年慢性腹泻

病例介绍

老年男性，87岁。主因慢性腹泻两年余就诊中医。

患者慢性腹泻两年余，大便4~5次/日，便溏，无黏液，无脓血，形体消瘦，血红蛋白109g/L、红细胞比积测定0.341、红细胞计数3.5×10^{12}/L。两年期间口服附子理中丸、右归胶囊、补中益气丸、藿香正气片、地衣芽孢杆菌、酪酸梭菌肠球菌三联活菌片、蒙脱石散，症状改善不明显。2015年10月14日来我院中医科就诊，刻诊患者，形体消瘦，腹胀，大便次数多，便溏，乏力，口干，纳呆，畏寒肢冷，舌淡苔薄，脉沉。

既往有冠心病、糖尿病等病史。

诊疗经过

初诊（2015年10月14日）：患者老年男性，慢性腹泻两年余，大便4~5次/日，乏力，纳差，形体消瘦，考虑脾胃虚弱，纳运乏力，故饮食不化；水谷不化，清浊不分，故见肠鸣腹泻；湿滞中焦，气机受阻，则脘腹胀满；脾失健运，气血生化不足，则形体消瘦。治以补益脾胃兼渗湿止泻之法。方药：参苓白术散合当归补血汤加减。

党参 15g	炒白术 15g	茯苓 15g	炙甘草 6g
陈皮 10g	炒山药 15g	炒苡仁 15g	生黄芪 30g
生当归 15g	红大枣 15g	炒三仙^各 10g	

7剂，水煎服，每日1剂，分2次服用。

二诊（2015 年 10 月 21 日）：药后无明显变化，糖尿病史多年，口干，下肢水肿，夜尿多，约 1 小时 1 次，舌脉同前。患者高龄，慢性腹泻，考虑日久脾病及肾，肾阳亏虚，脾失温煦，不能腐熟水谷，从而纳呆腹胀，便溏肢冷。治则：益气养阴，温肾健脾。方药：生脉饮、参苓白术散合肾气丸加减。

党参 15g	炒白术 15g	茯苓 15g	炙甘草 6g
陈皮 10g	炒山药 15g	炒苡仁 15g	生黄芪 30g
当归 15g	红大枣 15g	炒三仙^各10g	肉桂 10g
川牛膝 15g	五味子 6g	山萸肉 15g	黑附片 10g
天冬 15g	白屈菜 15g		

7 剂，水煎服，每日 1 剂，分 2 次服用。

三诊（2015 年 10 月 28 日）：口干症减，下肢水肿明显减轻，大便次数减至 3 次 / 日，仍纳呆，腹胀，便溏，畏寒肢冷，舌脉同前，去炙甘草加薄荷 6g 续服一周。

四诊（2015 年 11 月 04 日）：腹胀明显缓解，食欲较前好转，大便 2~3 次 / 日，便溏，排气多，形寒肢冷，舌淡苔薄，脉弦。上方去天冬、大枣、当归、肉桂，加诃子 10g、防风 6g、桂枝 10g，炒三仙改为焦三仙各 10g，党参改为 20g、炒白术改为 30g 续服一周。

五诊（2015 年 11 月 11 日）：大便次数减至 2 次 / 日（夜间三点一次），大便排气症状明显缓解，下肢水肿症状好转。上方去焦麦芽，加乌药 6g，焦神曲调整至 20g 续服一周。

六诊（2015 年 11 月 18 日）：药后夜尿减至每 2 小时 1 次，腹胀，纳呆，大便 2~3 次 / 日，舌红少苔，脉弦。上方去陈皮加青皮 10g 续服一周。

七诊（2015 年 12 月 09 日）：大便 1~2 次 / 日，较前明显减少，大便排气症状好转，舌淡苔白，脉沉弦。

党参 20g	炒白术 30g	茯苓 15g	炒山药 15g
生黄芪 40g	焦山楂 20g	桂枝 10g	川牛膝 15g

五味子 6g　　　山萸肉 15g　　　黑附片 10g　　　防风 6g

乌药 6g　　　　青皮 10g　　　　白屈菜 15g　　　干姜 6g

生薏仁 30g　　　仙灵脾 12g

7剂，水煎服，每日1剂，分2次服用。

随访（2016年5月5日）：大便较前好，畏寒肢冷症状明显缓解，气短，乏力，舌脉同前。血红蛋白114g/L，红细胞比积测定0.358L/L、红细胞计数3.6×10^{12}/L。

讨　论

　　慢性腹泻是临床上多发并且常见的疾病。其病因复杂多变，可由细菌、炎症、肿瘤、溃疡、胃肠功能紊乱、甲状腺功能亢进、糖尿病等病因引起，并且病情迁延难愈，给患者带来了很大的痛苦。中医将腹泻称为泄泻，古代医家把大便溏薄而势缓者称为泄，大便清稀如水而直下者称为泻。致泻的病因是多方面的，主要有感受外邪，饮食所伤，情志失调，脾胃虚弱，命门火衰等。这些病因导致脾虚湿盛，脾失健运，大小肠传化失常，升降失调，清浊不分，而成泄泻。寒湿泄泻，予以藿香正气散，芳香化湿，解表散寒；湿热泄泻，予以葛根芩连汤清肠利湿；伤食泄泻，予以保和丸消食导滞；脾虚泄泻，予以参苓白术散健脾益气，和胃渗湿；肾虚泄泻，予以四神丸温补脾肾，固涩止泻。肝郁脾虚泄泻，予以痛泻要方补脾柔肝，祛湿止泻。

（王 欢）

45 老年便秘

病例介绍

患者，男，88岁，主因便秘6年，加重3月就诊。

患者6年前由于双膝关节疼痛诊断为骨关节炎，医生建议减少活动量，随后出现大便不畅，大便偏干的情况，大便2~3天一次。患者到骨科、消化科、中医科就诊。医生建议：暂不用药物治疗，先改变饮食结构，多吃蔬菜、水果，自己按摩腹部等方法处理，观察几周效果不理想；随后几个月出现大便干、排便无力的情况，大便3~4天一次。到西院消化科、中医科门诊就诊，行胃肠镜检查显示有"慢性萎缩性胃炎、慢性结肠炎、结肠息肉"，给予摩罗丹、乳果糖、麻仁润肠丸等药物治疗，便秘的症状时好时坏。近3个月患者感觉便秘加重，大便困难、排不干净，又到西院消化科、中医科门诊就诊。刻诊：排便不畅，便后有不尽感，伴有神疲乏力，腹胀不适，口干、夜尿多，睡眠差；舌淡红，苔薄白，脉沉细。有"慢性萎缩性胃炎、高血压病、脑梗死后遗症、冠心病、前列腺增生、骨关节炎"等病史。

诊疗经过

初诊（2014年12月1日）：老年男性患者，88岁，大便不畅，3~4天排便一次，便后有不尽感，伴有神疲乏力，患者年事已高，正气不足，属于虚秘，脾气虚宗气不足、大肠传导无力、排便不畅，便后有不尽感，神疲乏力。中医辨证属便秘、虚秘，气阴不足。治法：益气养血、润燥通便。

老年便秘

黄芪 30g	白术 20g	北沙参 10g	玄参 10g
枳壳 10g	熟地 15g	杏仁 10g	瓜蒌 20g
首乌 15g	麻仁 15g	郁李仁 15g	枳实 10g
莱菔子 10g	当归 10g		

用法：水煎服，每日1剂，分两次服用，连服14天。

二诊（2014年12月15日）：大便通畅，1~2天排便一次，便后不尽感的症状减轻，仍然有神疲乏力、气短、夜尿多症状，上方加太子参15g，黄精10g，继续服用14天。

三诊（2015年1月5日）：大便通畅，便后不尽感的症状明显减轻，神疲乏力症状缓解，仍有夜尿多，上方加金樱子10g，继续服用14天。

四诊（2015年1月21日）：服中药汤剂6周，改服芪蓉润肠口服液、六味安消胶囊、八珍颗粒，病情稳定、大便通畅。

讨 论

我国60岁以上老年人的慢性便秘患病率15%~20%。便秘会严重影响患者的生活质量，会引起大便干结，失禁，直肠孤立溃疡综合征，肠憩室，盆腔功能紊乱，脱肛，肠套叠等并发症，还会增加结肠癌的发病风险。另外，老年人脑动脉硬化，大脑产生抑制，导致胃结肠反射减弱，也可引起便秘。

慢性便秘分为轻、中、重三度。轻度指症状较轻，不影响生活，经一般处理能好转，无需用药或少用药。重度指便秘症状持续，患者异常痛苦，严重影响生活，不能停药或治疗无效。中度则位于两者之间。难治性便秘常是重度便秘，可见于出口梗阻型便秘、结肠无力以及重度便秘型肠易激综合征（IBS）等。

中医药治疗老年便秘有其优势，可以口服中药，也可以采用针灸、按摩、中药外敷配合药茶、食疗、运动等方法多收到较好的效果。老年习惯性便秘从发病机理上说多属于：气虚推动肠道运行无力，阴血不足津亏肠燥无水行舟。目前用于治疗便秘的中成药含有大黄、番泻叶等，泻下通便虽疗效确切，但均为治标之法，不能久服，应用泻下通便法治疗便秘，患者往往停药后又复发。中医药在改善便秘症状，提高生活质量方面疗效较好。对于老年人及身体虚弱的患者因其津液亏耗，不能用泻下药，而应以益气养血、润燥通便之药通下大便。方中黄芪、白术补气，能养五脏，补气虚则大肠传导有力；沙参、玄参清降润燥，质润而寒，寒而不峻，润而不腻，能清热养阴、增水行舟，本方重在益气养阴通便。

笔者运用养血润燥法治疗老年习惯性便秘，疗效可靠。对老年顽固性便秘，须顾及气血津液，治疗上采用辨证施治，从调理脏腑功能着手，使气血津液得充，多数患者不仅症状得到缓解，且停药后亦能排便如常人。

（陈利平）

老年便秘

46 高龄消化功能不良

病例介绍

患者，男，93岁，因鼻饲营养液不能消化要求针灸会诊。

患者于2014年8月27日因发作性胸闷、胸痛13年，再发5小时余入院，诊断为"急性冠状动脉综合征"，予以抗血小板及调脂治疗，症状减轻。10月4日因肺部感染、发热，不能进食而留置胃管，鼻饲肠内营养混悬液（1200ml），并行抗感染治疗，后病情好转。此后因反复肺部感染、尿路感染使用抗菌药治疗。

2015年12月20日因消化功能差请针灸科会诊，缘于11月15日患者再发肺部感染，使用注射用亚胺培南西司他丁钠（泰能）和左氧氟沙星注射液后出现腹部胀气、恶心，暂停进食，并用甘油灌肠剂和液状石蜡保持消化道通畅。11月20日行深静脉置管，给予静脉营养。消化功能曾经一度好转，但12月9日再发呕吐，医生考虑消化功能差，减少胃肠道入量，但家属拒绝静脉应用脂肪乳。故请中医针灸科会诊。

诊疗经过

因患者痴呆状态，不能正常交流，恐其不能配合，故采用耳穴贴压治疗，6天后随访消化功能仅略有改善，考虑改为针刺治疗，家属表示患者可以配合，遂改用针刺治疗方案。取穴：足三里、上巨虚、太白、太冲、悬钟，4次／周。但针刺治疗仅1次后患者因再发肺部感染暂停，1月18日恢复针刺治疗，患者消化功能逐渐好转。

从下图中可见，患者针刺时消化功能较好，停止针灸治疗消化功能下降，恢复治疗后消化功能亦随之逐渐恢复。

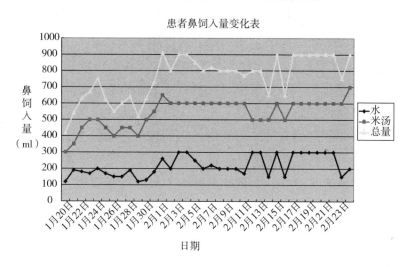

患者鼻饲入量变化表

📖 **讨　论**

功能性消化不良是常见的胃肠病，主要临床表现为：持续性或反复发作性的上腹部不适、餐后饱胀、腹部胀气、嗳气、早饱、厌食、恶心、呕吐、烧心、胸骨后痛、反胃等。目前对功能性消化不良多采用西药治疗，但疗效不理想，且某些药物有一定的不良反应。

近年来，大量的临床研究认为针灸治疗该病安全有效。功能性消化不良可归属于中医学的"痞满""胃脘痛""胃缓""呕吐""嘈杂"等范畴。《万病回春》曰："夫痞满者，非痞块之痞也，乃胸腹饱闷而不舒畅也，有气虚中满，有血虚中满，有食积中满，有脾泄中满，有痰膈中满，皆是七情内伤，六淫外侵，或醉饱饥饿失节，房劳过度，不能运化，故阳自升而阴自降而成天地不交之痞。"其对痞满的病因病机做了详尽的表述。功能性消化不良病位在胃，与肝、胆、脾等脏腑有关。足阳明胃经是经络系统中与胃联系最为直接和密切的经脉，所以也是针灸治疗功能性消化不良的最常用经脉。《灵枢·经脉》足太阴脾经："是动则病舌本强，食则呕，胃脘痛，腹胀，善噫，得后与气则快然如衰，身体皆重。是主脾所生病者，舌本痛，体不能动摇，食不下，烦心"，与功能性消化不良的临床表现大部吻合，故也可按脾经病证论治。由于脾胃相表里的关系，且脾胃二经循行皆经过腹部，因此施治时多两经同治，穴取足三里、上巨虚、太白。加刺足厥阴肝经、足少阳胆经的太冲、悬钟以达疏肝理气之功。由于功能性消化不良的发病机制涉及了肝脾胃三脏，因此治宜疏肝健脾护胃。

本案患者目前有针刺依赖的倾向，尚不清楚原因。考虑可能与患者高龄、长期卧床以及近期反复肺部感染并使用抗菌药对消化功能的损害较重有关，医生需在以后的治疗中观察并调整，尽力恢复患者自身功能。

（左 芳）

47 以顽固性便秘为主症的胃肠功能紊乱

病例介绍

患者，男,72岁，主因便秘病史40余年，加重1周求诊中医。

患者有常年便秘史，自服药物后每2日大便一次。2010年出现血小板减少，波动在（60~90）×10^9/L，2016年3月因冠心病行经皮冠状动脉介入治疗，术后复查血小板35×10^9，当地医院给予血小板生成素、激素等治疗，血小板继续下降，波动在（10~20）×10^9/L，期间便秘加重，在当地服用中、西药物，通便效果不佳，8月30日入住我院。入院后9月9日给予丙种球蛋白治疗，血小板继续下降为10×10^9/L，报病重，经院内外会诊，改治疗为氨磷汀0.4g，每周静滴5天同时小剂量激素、大剂量维生素B_6辅助治疗。期间患者腹胀、便秘等症状加重，给予西药胃肠动力药、通便药数种均无效。9月16日求诊中医。

诊疗经过

初诊（2016年9月16日）：患者神疲乏力，痛苦面容，脘腹胀满，纳差，不欲饮食，口苦，烦躁失眠，大便3日未解。舌质暗，苔黄腻，脉弦滑。证属：肝郁脾虚，气滞湿阻，腑气不通。治则：舒肝健脾，降气和胃，行气通腑。

柴胡 10g	黄芩 12g	党参 10g	姜半夏 10g
枳实 12g	白芍 15g	炙甘草 6g	厚朴 10g

| 苏子梗各10g | 杏仁 10g | 蔻仁 8g | 生薏仁 15g |
| 焦槟榔 9g | 熟大黄 6g | 鸡内金 10g | 生三仙各10g |

用法：水煎服，每日 1 剂，分两次服。

二诊（2016 年 9 月 23 日）：患者精神稍好转，自诉腹胀略有减轻，揉腹可排气，大便仍不畅，2~3 日一行，每日早上可正常饮食，中午、晚上仍纳食不佳。舌苔黄腻略有减退，脉弦滑。复查血常规：血小板维持在 10×10^9/L，血色素、白细胞逐渐降低。治宗前法，原方加强补气养血，行气通腑之力。

柴胡 10g	黄芩 12g	党参 10g	姜半夏 10g
枳实 12g	白芍 15g	炙甘草 6g	厚朴 10g
苏子梗各10g	杏仁 10g	大腹皮子各9g	生黄芪 15g
当归 15g	生白术 15g	芦荟 0.5g	生三仙各10g
木香 6g	砂仁 6g		

用法：水煎服，每日 1 剂，分两次服。

三诊（2016 年 9 月 30 日）：患者精神明显好转，自诉大便已通，日行 1~2 次，腹胀大减，纳食好转，每天除中午治疗后不思饮食，早晚进食量明显增加。效不更方，续服原方 10 剂。

四诊（2016 年 10 月 8 日）：氨磷汀治疗一周期结束，患者稍感乏力，饮食基本正常，腹胀完全缓解，大便日行 1~2 次。复查 PLT 10×10^9/L，RBC 3.01×10^{12}/L，WBC 3.01×10^9/L。舌淡红，苔薄白稍腻，脉细弦。前方去木香、砂仁，减芦荟 0.3g，加鸡血藤 15g，茜草 15g，仙鹤草 15g，续服 10 剂。

复诊（2016 年 10 月 18 日）：患者精神、饮食好，睡眠、二便均正常，无不适主诉。HGB、WBC 恢复正常，血小板 20×10^9/L，呈逐渐上升趋势。

讨 论

胃肠功能紊乱是以胃肠功能障碍为主的全身性疾病，主要表现为腹痛、腹胀、恶心、早饱、呕吐、腹泻及排便困难等。其发病机制可能与胃肠动力异常、内脏高敏感性、脑肠轴作用、黏膜炎症及精神心理因素等有关。西医治疗主要是缓解症状，恢复正常的肠动力和排便生理功能，包括应用泻剂（刺激性泻药、容量性泻药、润滑性泻药、渗透性泻药）、促动力药、膳食纤维制剂、微生态制剂、结肠水疗等。

　　中医治疗强调整体性，调节脏腑功能和气血阴阳，以达到恢复肠道传输功能，通便的作用。常以理气消胀、行气通便、活血化瘀为根本治法。本案患者平素有便秘病史，因使用治疗血小板减少药物及激素，耗伤气血，损及脾胃，使脾虚运化失健，糟粕内停，故神疲乏力，纳差，便不调。加之期间情志不舒，抑郁焦虑，导致肝气郁结，疏泄失常，肝气横犯脾胃，则中焦气机失调，脾失运化，胃失和降，腑气不通，则便秘、腹胀等症状加重。郁而化火，则口苦，烦躁，失眠，苔黄腻，脉弦滑。中医辨证治疗一方面考虑到患者肝脾失调，气机不利，肠腑传导失司，采用大柴胡汤加减行气通腑，同时兼顾其气血不足之本虚，予以补气养血、健脾助运促进胃肠功能的恢复，收到较好的疗效。

（钱　妍）

以顽固性便秘为主症的胃肠功能紊乱

48 术后胃肠瘫

病例介绍

患者，男，60岁，因腹胀、不排便15天求诊针灸治疗。

患者于2015年年底查体发现CA199升高，642.1U/ml，腹部B超未见异常，患者也无任何不适症状，但复查CA199持续增高，遂行腹部CT平扫＋增强，提示胰体尾部占位。入院后诊断：①胰腺体尾部恶性肿瘤，局部浸润，腹膜后淋巴结转移；②高血压病。经多学科会诊，明确诊断，为局部晚期胰腺癌。2016年年初行胰腺体尾部及肿瘤、脾脏、左肾上腺（部分）切除术，术后出现呃逆，经针刺及耳穴贴压治疗呃逆止。

患者术后15天一直未解大便，伴腹胀，有排气，无发热、腹痛。期间给予乳果糖、石蜡油、莫沙必利等通便和加强胃肠动力药物治疗，但一直无粪块排出。CT检查示：盲肠、升结肠、结肠肝曲增粗，有较多内容物，及脂肪密度内容物（石蜡油），降结肠与乙状结肠空虚。继续加用莫沙必利、酪酸梭菌、氟松粉，并临时应用石蜡油、乳果糖和果导片治疗，也曾给予X线下行肠镜检查＋冲洗治疗，但仍未排便。但通便效果不均理想。

诊疗经过

首诊（2016年1月17日）：第一次治疗为急会诊，仅给予针刺治疗，取百会、足三里、上巨虚、三阴交、太冲诸穴。

第二次治疗（2016年1月18日）方案如下。

艾灸取穴：气海＋关元。

针刺取穴：百会、足三里、上巨虚、三阴交、太冲。

治疗第二次后当天中午解黄色糊样便，遂遵医嘱开始进食米汤。第二天早晨又解糊样便一次，患者自此开始逐步恢复正常饮食。

5 次治疗后，大便成形，饮食正常，且食欲好，无任何不适。

针刺 + 艾灸治疗 10 天后，患者恢复顺利，停用肠外营养，睡眠佳，面色红润，精神状态良好。

讨 论

中医认为气包括三个方面：一是元气，是受之于父母、先天的气，这是与生俱来的；二是水谷之气，就是通过饮食得到的气，是通过人体的脾胃运化五谷精微得到的；三是肺脏吸入的清气。

本案患者经历大的腹腔手术，可谓"元气大伤"，手术在腹腔，"胃肠动力减弱""不全肠麻痹"以致"不全肠梗阻"。不论是使用莫沙必利、酪酸梭菌、氟松粉，还是持续给予石蜡油、乳果糖和果导片治疗，没有气尤其是身体里自身元气的推动，通便效果自然不理想。故治疗时以补元气为主，补充因手术而丧失的"元阳""元气"。

百会属督脉穴，又是三阳五会，总督一身之阳。

气海，顾名思义，就是人体元气的海洋，具有极高的补益元气的功能。《胜玉歌》曰"诸般气症从何治，气海针之灸亦宜"。故气海能够治疗脏气虚弱、真气不足等一切因气虚导致的疾病，所以补气首选气海，以固本培元，治疗脘腹胀满，大便不通。

关元为足三阴、任脉之会，三焦元气所发处，为阴中之阳穴，是丹田命火聚结之地，补益全身元气的要穴，人身元阳赖此以生，有补摄下焦元气，扶助机体元阴元阳的功效。

足三里是足阳明胃经的主要穴位之一，既能补脾胃之气，又能补元气。水谷之气是气的重要组成部分，靠脾胃运化而来。足三里又是一个强壮身心的大穴，具有理上中下三焦，调节机体免疫能力、增强抗病能力、调理脾胃、补中益气、通经活络、疏风化湿、扶正祛邪的作用。《外台秘要》言："三里养后天之气，灸三里可使元气不衰。"

三阴交为肝、脾、肾三经交会穴，三阴交亦为脾经腧穴，针刺三阴交可以调治脾脏功能，从而起到对上述症状的治疗作用。

治疗中配合艾灸，功效叠加、而艾灸可培固人体阳气，具有温通经脉、祛风散寒、舒筋活络、活血助阳、回阳固脱、消瘀逐痹等多重功效。

（姜 斌）

49 肝内胆管扩张、胆囊结石

病例介绍

患者，女性，62岁，已婚，汉族。主因皮肤巩膜黄染11月余，于2000年10月3日就诊。

患者缘于1999年9月无诱因出现皮肤瘙痒，皮肤巩膜轻度黄染，疲乏无力，在当地医院就诊，行血生化、胃镜及B超等全面检查示胆红素高，"肝内胆管扩张，胆囊结石"，未发现其他异常，无其他不适症状，未进行治疗。1999年12月初再次出现全身皮肤及巩膜黄染，逐渐加深，小便呈茶色，大便色浅黄，无白陶土样大便，无腹泻；同时伴有右上腹部胀痛不适，疼痛不明显，无放射痛；食欲不振，乏力，恶心，随后感全身瘙痒，不自主去抓挠，致使身上出现多处出血痕。在当地医院行腹部B超、CT、MRI检查提示："肝内胆管扩张，胆囊结石"，检查示胆红素高：TB 126.8μmol/L，DB 85.6μmol/L，发病以来食欲不振，乏力，恶心，皮肤瘙痒，皮肤巩膜黄染，体重下降2kg。无呕血、黑便、肝区剧痛、无意识障碍等症状，睡眠不佳。查体所见皮肤黏膜轻度黄染，腹部，背部皮肤可见多处条状抓挠所致的出血痕。未见肝掌、蜘蛛痣。浅表淋巴结不大，眼睑无浮肿，巩膜黄染，心肺无异常。腹部平坦；腹软，右上腹部轻压痛，无反跳痛和肌紧张；肝肋下未触及，脾肋下未触及，肝区轻度叩击痛，移动性浊音阴性，肠鸣音正常。肛门及外生殖器未见畸形，肛门指诊：直肠黏膜光滑，未扪及包块及结节，指套无染血。脊柱四肢无异常，双下肢无水肿。生理反射存在，病理反射未引出。患者30年前有黄疸肝炎病史，否认有结核病史，无高血压、冠心病史。无血吸虫病史,有阑尾炎手术史,无药物及食物过敏史,无烟酒嗜好。血生化检查:(2000年10月3日):GPT 78.8U/L,GOT 44.5U/L,TB 164.8μmol/L,DB 133.6μmol/L,TBA 97.9μmol/L,UN 3.87mmol/L,Cr 21.3μmol/L,ALP 167.6U/L,GGT 84.3U/L。腹部B超(2000年1月4日):黄疸肝内胆管扩张,胆囊结石。

诊疗经过

初诊(2000年10月3日):患者皮肤巩膜黄染,黄色晦暗,口淡不渴,纳差,腹胀,乏力,恶心,皮肤瘙痒;睡眠状况差,舌质淡红,苔薄暗微腻有淤斑,脉细弱。证属寒湿困脾,治宜温中健脾化湿退黄。

茵陈15g	熟附子10g	厚朴10g	白术10g
干姜10g	陈皮15g	半夏10g	赤芍30g
茯苓15g	焦三仙30g	地肤子15g	泽泻10g

用法:水煎服,每日1剂,分两次服用6天。

二诊(2000年10月9日):患者服上药6剂,腹胀,乏力,恶心的情况稍有好转;皮肤、巩膜黄染变化不大,黄色晦暗,考虑患者患病日久,脾虚湿困中焦,脾阳不振,脾运失健,需要加强温中健脾化湿之品,治疗用燥湿健脾退黄之法。中药处方调整如下:

茵陈10g	熟附子10g	防风6g	麻黄10g
干姜10g	陈皮15g	半夏10g	党参30g
茯苓15g	焦三仙30g	地肤子15g	泽泻10g
郁金10g	金钱草30g		

用法:水煎服,每日1剂,分两次服用12天。

三诊(2000年10月21日):患者服上药12剂,皮肤巩膜黄染,腹胀,乏力,恶心的情况稍有好转,对脾虚脾运失健的治疗,需要慢慢调理,治疗用燥湿健脾之法,佐以活血之品。中药处方调整如下：

茵陈 10g	熟附子 10g	防风 6g	麻黄 10g
干姜 10g	陈皮 15g	半夏 10g	党参 30g
茯苓 15g	焦三仙 30g	地肤子 15g	泽泻 10g
郁金 10g	金钱草 30g	赤芍 15g	桃仁 10g

用法：水煎服，每日 1 剂，分两次服用 12 天。

四诊（2000 年 11 月 3 日）：患者服上药 12 剂后，一般情况好，患者病情明显好转，皮肤巩膜黄染明显减轻，纳可，无腹胀，乏力，皮肤不痒，舌质淡红，苔薄白，脉细弦。血生化（2000 年 1 月 3 日）：GPT 48.8U/L，GOT 44.5U/L，TB 52.8μmol/L，DB 43.1μmol/L，TBA 26.4μmol/L，Cr 86.3μmol/L。继续目前治疗，仍用理气健脾之法。中药处方调整如下：

茵陈 20g	熟附子 10g	茯苓 10g	白术 10g
干姜 10g	陈皮 15g	半夏 10g	丹参 30g
厚朴 15g	焦三仙 30g	地肤子 15g	泽泻 10g
郁金 10g	金钱草 30g		

用法：水煎服，每日 1 剂。

患者经过上述治疗后，病情平稳出院，皮肤巩膜黄染明显减轻，目前无腹胀，乏力，恶心，皮肤瘙痒；食欲睡眠好，大便 1~2 次 / 日，成形，为细条状。小便正常。舌淡红，苔薄腻，脉细弦。继续目前治疗，继续服中药参苓白术丸。随访 6 个月病情稳定。

讨 论

黄疸可见于病毒性肝炎、胆道疾病、肝硬变、溶血等疾病。

黄疸之名，首见于《内经》，如《素问·平人气象论》："溺黄赤，安卧者，黄疸；……目黄者曰黄疸"。《素问·六元纪大论》最先提出炎暑湿热之邪作为黄疸的病因。《灵枢·论疾诊尺篇》描述了黄疸的临床表现。《金匮要略》更有黄疸专章的论述，据其将黄疸分为谷疸、酒疸、女劳疸、黑疸、黄疸等 5 种，还对黄疸提出了清热除湿，清热通腑、清泄实热、淡渗利尿、解表清里、和解枢机、健脾益肾等多种治疗法则，并创制了茵陈蒿汤、栀子大黄汤、小建中汤等方剂。隋·巢元方《诸病源候论》将黄疸分为十八候，对重症黄疸也有所认识;《圣济总录》有三十六黄之分，说明黄疸的范围是相当广泛的，凡具有黄疸症状的疾病均包括在内。罗天益《卫生宝鉴》根据症状将其分为阴黄与阳黄两大类。明代张景岳对症状及发生的机理有了新的认识，《景岳全书》在"胆黄证"一节中提出"胆伤则胆气败，而胆液泄故为此证"，这是我国学文献第一次提出黄疸和胆汁外泄的关系。

　　本病的发生主要由于湿热或疫毒所致，但正气亏虚又是本病发生的内在因素。外感湿热疫毒，从表入里，郁而不达，内阻中焦，脾失健运，湿热熏蒸肝胆而形成。由于湿热蕴结，郁而化毒，弥漫三焦，累及脾肾，结于肝胆。若毒热蕴结于胆者，阻碍胆液正常通道，以致溢于肌肤，出现黄疸，湿热二邪偏轻偏重又可分为阳黄证和阴黄证。素体脾胃虚弱，气血不足或久病大病之后正气耗伤，是导致外邪侵入的主要契机。肝主疏泄，性喜条达而恶抑郁。若情志抑郁，或暴怒伤肝，致使气机不畅，肝失条达，疏泄不利。《金匮要略·脏腑经络先后病脉证》:"见肝之病，知肝传脾。"肝气郁结，横逆犯土，脾运失常，聚湿生痰，痰湿郁久或气机郁滞日久均可化热，湿热搏结肝胆则成本病。气为血之帅，气机不畅，血行瘀阻又可形成瘀血阻络。饮食不洁或不节，或嗜酒过度，皆能损伤脾胃，以致运化功能失职，湿邪内生，郁而化热，熏蒸肝胆，胆汁不循常道，浸淫肌肤而发病。湿热毒邪侵入机体后，治疗不当，或由于患者素体正气亏虚，形成正虚邪盛、正邪相搏的局面，则病情缠绵难愈，表现为湿热中阻证。但湿为阴邪，热为阳邪，邪必伤正，湿性黏滞，喜困中焦，脾运失健，日久脾胃后天之本亏虚。气血生化乏源，后天累及先天，形成脾肾阳虚。热伤肝阴，肝肾同源，久则必致肝肾阴虚。湿热入扰血分，血热伤阴，血中阴液不足，血行不畅，滞则失活而成瘀血，瘀血亦可由于气虚运血无力而成。

本例患者皮肤巩膜黄染，黄色晦暗，口淡不渴，纳差，腹胀，乏力，恶心，皮肤瘙痒；睡眠状况不佳，舌质淡红，苔薄暗微腻有瘀斑，脉细弱。证属寒湿困脾，治宜温中健脾化湿退黄，方用茵陈术附汤。方中茵陈、附子同用温中健脾化湿；白术、干姜温中健脾；陈皮、半夏、厚朴，燥湿消胀；茯苓、泽泻淡渗利湿；赤芍活血退黄，地肤子疏风止痒。全方共奏温中健脾化湿退黄之效。但一诊后消黄不明显，考虑患者患病日久，有脾虚之候，湿困中焦，脾阳不振，脾运失健，需要加强温中健脾化湿之品，忆及李东垣健脾化湿应用风药，燥湿健脾，故治疗用防风、麻黄，取其轻扬辛温走窜，善达肌表，走经络，与茯苓、白术等配伍有燥湿健脾之功效，临床上用防风，麻黄治疗黄疸少见；防风、麻黄为辛温解表之品，多用于外感，但有轻宣上升的作用，可使脾阳上升，温中散寒，使脾之运化得复，可温中健脾化湿退黄，用后疗效明显。郁金对于黄疸退黄也有很好的疗效，现代药理证实其有很好的消炎利胆退黄的作用。一般来讲，黄疸的治疗应辨明湿热之邪的轻重，针对不同程度的湿热，不同脏腑虚实，注重清热，解毒，化湿，健脾，活血，退黄药的应用，才有好的疗效。

（陈利平）

50 淤胆型肝炎

病例介绍

　　患者，男，63岁，主因肝功能异常11天求诊中医。

　　患者于2014年8月5日出差回京后感乏力，精神差，尿黄。8月8日在海军总医院查肝功能示：总胆红素74.9μmol/L，直接胆红素52.8μmol/L，谷丙转氨酶1417U/L，谷草转氨酶1319U/L，γ-谷胺酰转移酶1319U/L。腹部超声：轻度脂肪肝，余未见明显异常。患者未予重视，自服多烯磷脂酰胆碱胶囊治疗。8月11日，复查总胆红素130μmol/L，直接胆红素74.6μmol/L，谷丙转氨酶1206U/L，谷草转氨酶1014U/L，γ-谷氨酰转移酶1118U/L。8月12日以肝损伤待查急诊收入我院。查体：皮肤巩膜中毒黄染，腹软，无压痛，肝脾肋下未触及。8月13日肝功能：总胆红素239.02μmol/L，直接胆红素202.46μmol/L，谷丙转氨酶678U/L，谷草转氨酶431U/L，γ-谷氨酰转移酶814U/L。肝脏MRI提示：肝实质信号弥漫升高，肝门淋巴结肿大，考虑急性肝损伤。胆管水成像未见异常。西医给予保肝、降酶、退黄治疗（包括熊去氧胆酸胶囊口服；异甘草酸镁、丁二磺酸腺苷蛋氨酸、还原型谷胱甘肽、门冬氨酸钾、人血白蛋白静脉滴注）。每隔1~2天复查肝功能，酶学指标逐渐下降，而胆红素持续升高，以直接胆红素为主，呈明显胆酶分离趋势，考虑急性肝损伤、肝内淤胆。8月19复查肝功能酶学指标仍在下降，但胆红素居高不下，呈轻度升高趋势。遂于当日请中医科协助治疗。

🌿 诊疗经过

初诊（2014年8月19日）：患者形体中等，精神欠振，身目黄染，黄色鲜明，纳呆，寐差，溲黄，大便通而不畅，便质、便色正常。舌质暗红，苔白腻，脉弦滑。中医辨证：黄疸（阳黄，湿热并重）。治则：清肝泄热。方以大柴胡汤合茵陈蒿汤加减。

柴胡9g	黄芩15g	枳实12g	大黄6g
半夏9g	栀子10g	茵陈15g	金钱草15g
双花15g	蒲公英15g	郁金10g	赤芍15g
车前子15g	焦三仙^各10g	生甘草9g	

用法：水煎服，每日1剂，分两次服，7付。

二诊（2014年8月22日）：患者精神较前明显好转，身目黄染减轻，饮食、睡眠正常，二便调。舌质淡暗，苔薄白稍腻，脉细弦滑。8月23日查戊肝抗体阳性，请解放军302医院会诊，西医治疗方案不变。肝功能指标明显好转。治法不变，前方加白蔻仁8g，改赤芍30g，再服10剂。

三诊（2014年9月1日）：身目黄染渐退，精神、饮食、睡眠均正常，无不适主诉。舌质淡暗，苔薄白，脉细弦。复查肝功能主要指标继续好转，带原方14剂出院。2周后随访，肝功能复查正常。

住院期间肝功能主要指标变化情况

日期	总胆红素（μmol/L）	直接总胆红素（μmol/L）	谷丙转氨酶（U/L）	谷草转氨酶（U/L）	γ-谷氨酰转肽酶（U/L）
8月13日	239.02	202.46	678	431	814
8月14日	267.81	226.56	526	307	710
8月15日	275.19	238.99	442	259	612
8月16日	274.3	238.05	386	234	571
8月18日	276.45	242.84	327	259	437
8月19日	283.01	251.44	338	332	383
8月21日	263.58	232.09	357	359	301
8月23日	210.19	187.83	275	218	263
8月27日	119.1	108.9	159	119	247
8月31日	73.4	66.57	98	71	182
9月3日	61.14	54.59	65	45	154

讨 论

　　淤胆型肝炎又称胆汁淤积型肝炎或胆小管型肝炎，占黄疸型肝炎的 2%~8%，包括病毒性淤胆型肝炎、药物性淤胆型肝炎、自身免疫性淤胆型肝炎，其中肝炎病毒引起的居多。急性淤胆型肝炎虽然较重，病程较长，但一般能治愈，预后较好。目前，临床西医主要以消炎、利胆、控制内毒素血症及对症治疗为主。

　　中医属"黄疸"范畴，病因多由湿热或疫毒壅塞络道，内阻胆道而致胆汁不循常道，外溢血脉，熏蒸肌肤而发黄疸。薛生白《湿热病篇》："热得湿而愈炽，湿得热则愈横，湿热两分，其病轻而缓，湿热两合，其病重而速。"中医古籍中记载了许多流传至今并在临床中验证行之有效的方剂，如针对阳黄《伤寒论》中的"茵陈蒿汤""栀子柏皮汤""麻黄连翘赤小豆汤"，针对阴黄出自《医学心悟》的"茵陈术附汤"和《张氏医通》中的"茵陈四逆散"。目前活血、清热、解毒、通下是治疗淤胆型肝炎的常用大法，组方应用时有侧重。

　　该病案患者为急性戊型肝炎，肝内淤胆诊断明确。经西医保肝、降酶、退黄治疗 1 周效果有限，故转求中医。中医辨证属黄疸（阳黄，湿热并重），治疗以清肝泄热，利湿解毒为法，沿用古籍经典的大柴胡汤合茵陈蒿汤加减，方中黄芩、栀子、大黄、茵陈、金钱草、双花、蒲公英、生甘草热利湿解毒，郁金、赤芍凉血散瘀利胆，柴胡引药入肝胆经，车前子利水，半夏、焦三仙和胃安中。服药 7 天黄疸各项指标呈明显下降趋势。再诊患者舌质从暗红转淡暗，加强白蔻仁利湿。《药品化义》云："赤芍，味苦能泄，带酸入肝，专泻肝火。盖肝藏血，用此清热凉血……"在淤胆型肝炎中用赤芍凉血散瘀，既可退血中之热，又可散瘀滞之血，故方中赤芍加量至 30g 以凉血化瘀，使湿热瘀毒胶结得解。该病案提示中药在淤胆型肝炎的治疗中起着非常积极的作用，可协助西药缩短治疗周期。

（钱 妍）

51 放射性直肠炎

病例介绍

患者，男，78 岁，主因前列腺癌放疗后 1 年余，便血半年余求诊中医。

患者于 2012 年 7 月 31 日门诊查 fPSA 0.626ng/ml，tPSA 5.74ng/ml，前列腺超声及 MRI 均提示前列腺占位，前列腺癌不除外。2012 年 8 月 29 日住院行前列腺穿刺活检术，术后病理示：（左尖内、右尖内）前列腺癌。确诊后即给予比卡鲁胺片 + 醋酸戈舍瑞林缓释植入剂雄激素阻断治疗，并于 2012 年 11 月 26 日行前列腺局部外照射，共 28 次。治疗结束复查 fPSA<0.01ng/ml，tPSA 0.016ng/ml。2013 年 9 月起患者间断出现便血，门诊肠镜检查提示：直肠糜烂、溃疡、渗血，血管纹理模糊，结合临床考虑放射性直肠炎。2013 年 11 月 8 日入消化科治疗，给予硫糖铝、云南白药、锡类散保留灌肠，便血情况逐渐减轻，次数减少。12 月 26 日复查肠镜：直肠距肛门口 8cm 以下血管纹理迂曲，片状充血，新鲜渗血，未见糜烂、溃疡。患者出院后每日坚持灌肠，仍偶有间断出血。2014 年 2 月，大便出血再次增多，患者在原灌肠药物基础上增加康复新液 20ml，效果欠佳。遂于 3 月 6 日求诊中医。

既往有冠心病、高血压、糖尿病、前列腺癌、慢性萎缩性胃炎、结肠息肉等疾病史。

诊疗经过

初诊（2014 年 3 月 6 日）：患者面色萎黄，贫血面容，乏力，纳可，大便间断出血，需每日灌肠治疗。舌淡，苔薄白稍腻，脉沉细。证属：气血两虚，湿热瘀毒留滞大肠。治则：补气养血，健脾化湿，凉血解毒。方以补中益气汤加味。

炙黄芪 15g	党参 15g	焦白术 15g	炙甘草 6g
陈皮 10g	升麻 8g	柴胡 8g	山药 15g
白及粉 10g	仙鹤草 30g	薏苡仁 15g	葛根 15g
炒黄芩 10g	黄连 6g	大黄炭 6g	三七 3g

用法：水煎服，每日1剂，分两次服，14剂。

之后每半月来中医诊治，治则不变，处方微调。患者大便出血次数和量均逐渐减少。2014年7月起减少灌肠次数，停康复新液。8月停硫糖铝。10月、11月灌肠次数减少到9次，大便出血情况继续改善，基本不见肉眼大便表面沾血。

复诊（2014年12月4日）：患者面色红润，精神好，纳可，大便调，基本无不适主诉。舌质淡红，苔薄白，脉沉细。治疗重在补气健脾，佐以化湿解毒。

炙黄芪 30g	党参 15g	焦白术 15g	炙甘草 6g
陈皮 10g	升麻 8g	柴胡 8g	山药 15g
白及粉 10	仙鹤草 30g	马齿苋 30g	地榆 15g

用法：水煎服，每日1剂，分两次服，14剂。

讨 论

大剂量放射治疗盆腔、腹腔、腹膜后恶性肿瘤等常引起放射性直肠炎发生率6%~17%，可分别累及小肠、结肠和直肠。放疗后，在直肠前壁，齿线5~9cm范围内可出现放射性烧伤，而致直肠黏膜充血、水肿、溃疡、糜烂，伴有分泌物或出血。目前对本病临床治疗西医主要采用药物对症处理及营养支持疗法，还有高压氧治疗及手术等方式，但疗效并不理想。

中医根据症状将放射性肠炎归属于"泄泻""肠澼"等范畴。

多数恶性肿瘤患者身染恶疾，正气已虚，再进行放射治疗，使正气愈虚。因此，通常认为本病属本虚标实之证。放射属"热毒"，一方面耗气伤阴，另一方面灼伤肠络，使热毒瘀结聚，腐肉败血，临床上患者则出现不同程度的腹痛、里急后重、脓血便或血便。有报道健脾祛湿法、清热利湿法、调气活血法、固脾益肠法等对放射性直肠炎有较好的疗效。中药局部保留灌肠可以提高局部药物浓度，对放射性直肠损伤具有良好的治疗效果。锡类散、云南白药、康复新液对保护黏膜、缩小创面、减少出血以及促进黏膜愈合有作用，常用于局部保留灌肠。

　　本案患者放疗后9个多月出现便血症状，属于迟发性放射性直肠炎。中医辨证放射线杀伤肿瘤同时熏灼肠道受损，则便下出血；患者本就年老体虚，加之放疗耗气伤阴，更伤正气，故面色萎黄，乏力神疲，证属正气不足，脾胃虚弱，热毒瘀留滞大肠。故以补气养血，健脾化湿，凉血解毒为治。选方补中益气汤顾护中气，临证加减黄连、大黄炭、地榆、三七等解毒清热止血。口服中药同时配合康复新液、云南白药保留灌肠，患者便血、便次渐少，后逐渐停止灌肠。继续中药汤剂健脾扶正、守方固效，便血痊愈。

（钱　妍）

放射性直肠炎

52 结核性腹膜炎

病例介绍

病患，男，68岁，退休干部。主因持续性腹痛1年半于2001年2月16日求治。

缘于1999年8月无诱因出现腹胀，以下腹为主，无腹痛，腹泻，食欲下降，无恶心，呕吐，经本院住院检查未见异常。出院后腹胀进行性加重，于1999年10月5日出现发热，体温波动在37~38℃之间，无寒战，无头痛，咽痛，腹部B超提示腹水。发病以来体重下降2kg，每日进食较前减少1/2，不厌油腻，大便稀，未见脓血黏液。1984年发现乙型肝炎，肝功正常，未予治疗。1999年10月11日再次入院，查体所见，全身皮肤无黄染，前胸可见一蜘蛛痣，无肝掌。心肺未闻异常。腹平软，右下腹、中下腹可见长约10cm手术瘢痕，全腹无压痛，肝脾肋下未触及，腹部移动性浊音阳性，肠鸣音正常。化验：GPT 5.1U/L，GOT 44.2U/L，ALB 37.0g/L，TB 16.9μmol/L，AKP 33.5U/L，GGT 37.6U/L。1999年10月12日腹穿见黄色浑浊液体流出，化验比重1.039，利凡他试验阳性，白细胞总数$224×10^6$/L，糖5.58mmol/L，蛋白质67.1g/L，氯化物106mmol/L，LDH 204U/L，CRP 5.3mg/d，ESR 45mm/第1小时末。行抗炎治疗无效。再次腹穿，腹水结明试验、TB快速卡试验阳性，腹水ADA比值>1.5。1999年10月28日开始诊断为结核性腹膜炎，行抗痨治疗：乙胺丁醇0.25g，异烟肼0.3g，利福平0.45g。治疗第2天体温有下降趋势，最高体温37.2℃，但诉腹痛，活动时较静卧时加重，腹胀减轻，食欲改善。1999年11月

10 日出院，体温正常，无乏力，盗汗，主诉下腹坠痛，饮食较好，ESR、CRP 均较入院时下降。1999 年 11 月 29 日因再次发热 14 天入院，诊断无变更。给予口服乙胺丁醇、利福平、异烟肼、吡嗪酰胺四联治疗，后加泼尼松 30mg/d，体温降至正常。经抗痨治疗 1 年，结核活动停止，停用抗痨药物。

诊疗经过

2000 年 2 月因腹痛持续不减，求治于院外中医。时诉：腹部钝痛，按之痛甚，腹壁有柔韧感，食欲不振，大便尚调，舌有瘀斑，苔白，脉涩。辨为气血瘀滞证，给予行气活血化瘀之法，方用膈下逐瘀汤加减。用药 20 余剂，腹痛无改善而停用。

初诊（2001 年 2 月 16 日）：腹痛一年半，隐痛为主，食欲不振，大便尚调，舌苔白，质淡红，脉沉弦。辨证属于脾胃虚弱，气滞血瘀，治宜健脾和胃，理气活血为法。

党参 15g	白术 10g	茯苓 15g	木香 6g
砂仁^{后下} 6g	半夏 10g	陈皮 10g	元胡 10g
川楝子 10g	炙甘草 10g		

6 剂，每日 1 剂，水煎，分两次服。

二诊（2001 年 2 月 23 日）：腹痛好转，腹痛即泻，大便 1 日 2 次，舌脉同上，加强健脾止泻之力，上方加山药 15g，6 剂。

三诊（2001 年 3 月 2 日）：腹痛好转，可闻肠鸣，夜间口干而苦，舌略红，苔白，脉弦细。恐过于温燥，将上方党参易为太子参，加熟地 15g，以护津液，6 剂。

四诊（2001 年 3 月 9 日）：诸症均减，上方去熟地，加黄连 3g，6 剂。

五诊（2001 年 3 月 16 日）：腹痛全消，困扰患者一年之久的腹痛终获治愈。随访 2 个月，病情无反复，患者再三表示感谢。

讨 论

结核性腹膜炎多发于青壮年女性。按病理改变可分为渗出型、粘连型、干酪型3种。主要临床表现有发热，盗汗，腹痛，腹水，脐周肿物，腹部柔韧感和腹泻。腹水检查多为草黄色渗出液，粘蛋白的定性试验阳性，蛋白定量均在2.5%以上，细胞增多，以淋巴细胞为主。腹水浓缩直接涂片有时可找到结核杆菌。腹水培养或动物接种检查结核菌常为阳性。X线检查可发现肺部结核灶，腹膜增厚，腹水，腹部钙化的结核灶、肠结核、肠梗阻等。

本病应与肝硬化腹水鉴别：肝硬化腹水患者多有慢性肝炎病史，腹水量多，有明显的腹水征，腹水为漏出液，有肝掌、蜘蛛痣，肝脾肿大，结核菌素试验阴性。本案开始曾一度诊为肝硬化腹水。

本病属于中医"腹痛""臌胀"等病范畴。其病因为正虚、气郁、水湿、血瘀。其病机为正虚而诸邪结于腹部，阻碍气机所致。辨证分为3型：脾虚湿郁证，腹部胀满不适，腹诊有水，纳谷不佳，神疲乏力，便溏尿少，舌苔白腻，脉濡。多见于渗出型。治宜健脾利湿，主用胃苓汤加减。气血瘀滞证：腹部钝痛，脐周可能及块物，压之疼痛，或腹壁有柔韧感，胸脘满闷，夜间发热，舌有瘀斑，苔薄，脉涩。多见于粘连型。治宜行气活血化瘀，方用膈下逐瘀汤加减。热毒内盛证：壮热汗出，腹部剧痛，压之痛甚，大便次数增多，臭秽不堪，或有便秘，口苦咽燥，口渴引饮，舌质红，苔黄燥，脉滑数。多见于干酪型。治宜化瘀清热解毒，方用四妙勇安汤合大黄牡丹汤加减。

目前西医以抗结核药物、激素治疗为主，死亡率仍为6.9%。本病应予早期抗结核治疗，合理用药，足够疗程，避免复发。中药作为辅助治疗。从本案说明，正确诊断是治疗的前提。针对结核性腹膜炎，抗结核治疗收效迅速，治疗第二天体温就下降。但是从本案也说明，抗结核并不能解决全部问题，腹痛困扰患者达一年之久，经中医辨证论治而告痊愈。

辨证论治是中医学的基础，本案治疗没有拘泥于结核性腹膜炎本身，而是运用辨证论治，健脾和胃、理气活血而奏效。

本案所用基本方香砂六君子汤，源自清代《医方集解》，具有健脾益气，理气畅中的功能。主治脾胃气虚，寒湿滞于中焦，脘腹胀满、疼痛，纳呆，嗳气，呕吐，泄泻，舌苔白腻。方用四君子汤健脾补气，合半夏、陈皮、香附、砂仁行滞化湿；健中有消，行中有补，为其配伍特点。现代临床常用于治疗胃脘痛，胃溃疡，十二指肠球部溃疡，慢性胃炎，慢性结肠炎，肠功能紊乱，胃扭转；也有用于治疗慢性肾炎氮质血症、垂体前叶功能减退症以及腹部手术后康复等。该患者病史近 2 年，应用抗结核药物 1 年，又有脾胃气虚的临床表现，应用该方比较恰当。

（仝战旗）

结核性腹膜炎

53 食管上段癌

病例介绍

患者，女，72岁，农民。主因吞咽困难，进食作梗2月余，加重1周来院门诊就诊。

患者于1997年5月因家中烦琐之事，忧思，愤怒，而后则进食作噎，曾服中药治疗未见好转，至1997年8月来门诊检查，X线检查示：食管钡剂受阻，上段管腔明显狭窄，4~5cm，管壁显示僵硬，并可见部分黏膜破坏，未见明显软组织肿块影，为"食管上段癌"。胃镜检查活检病理报告为食管上段低分化鳞癌。胸外科会诊后认为患者年龄大，体弱，病灶位置偏高，不宜外科手术治疗，建议行放射治疗。放疗科考虑患者年龄大体弱，不宜承受大剂量根治放疗，故采用姑息放疗，患者转中医门诊予以扶正治疗以减轻放疗反应。

患者既往有慢性气管炎，肺气肿30余年，慢性胃炎20余年。

诊疗经过

初诊（1997年8月5日）：患者诊断为食管上段低分化鳞癌，年龄大体弱，病灶位置偏高，不适宜外科手术治疗，行姑息放疗，进食噎感，可进流食，伴胸前及背部灼热感，并有隐痛，咳吐白痰，咯出不爽，口干口苦，咽部不适，形体消瘦，大便干燥，舌质暗红，苔薄黄欠津，脉细弦数。患者忧思恼怒则肝郁气滞，气郁化火，血瘀痰浊，热毒互结，病程久延，气阴两伤则发噎膈。在放疗期间，热毒损阴耗气，故拟益气养阴，清热降火，凉血活血，和胃降逆法。

生黄芪 20g	北沙参 15g	麦冬 15g	女贞子 15g
玄参 15g	丹参 15g	赤白芍各 15g	枸杞子 10g
柴胡 10g	黄芩 15g	枳壳 10g	竹茹 10g
甘草 6g	蒲公英 15g	夏枯草 15g	

每日 1 剂，水煎分 3 次服。

二诊（1997 年 9 月 12 日）：上方连服 4 周至放疗结束，副反应不明显。舌质暗，苔薄欠津，脉弦细。改用益气养阴，活血软结，清热解毒，化瘀散结，佐以扶正祛邪。

生黄芪 30g	元参 15g	北沙参 15g	天冬 15g
枸杞子 10g	女贞子 12g	急性子 12g	白芍 15g
莪术 12g	威灵仙 15g	夏枯草 15g	蒲公英 15g
半枝莲 15g	甘草 9g	全虫 6g	地龙 9g
白花蛇舌草 15g			

每日 1 剂，水煎分 3 次服。

三诊（1997 年 12 月 10 日）：上方连服 6 月后，症状逐渐减轻，半年后症状消失，进食恢复正常，舌苔薄白，脉弦细。经食管钡餐检查，食管上段管腔仍有轻度狭窄，但无破坏缺损。治仍宗前法，原方不变，加保元抗癌口服液，3 次 / 日，2 支 / 次，交替服用。

四诊（1998 年 11 月 16 日）：一年来中药汤剂和口服液交替服用，病情一直稳定，进食正常，舌苔薄白，脉细。食道钡餐检查，未发现明显肿瘤征象，故治疗方法不变，以巩固疗效。

五诊（1999 年 10 月 5 日）：临床无明显症状，体重增加，精神、体力恢复尚好，食管钡餐检查，食管上段钡剂通过顺利，无明显狭窄及弯曲，边缘光滑整齐。

食管上段癌

讨 论

　　食管癌在中医文献中多属"噎膈"范畴。早在《素问·阴阳别论》中即有"三阳结，谓之膈"。《素问·至真要大论》曰："饮食不下，膈噎不通，食则呕"。《灵枢·邪气脏腑病形篇》有"膈中食饮入胃而后还出，后沃沫"。上面论述与目前临床所见食管癌症状很相似。如明代赵献可《医贯》说："噎膈者，饥欲得食，但噎塞迎逆于咽喉胸膈之间，在胃口之上，未曾入胃即带涎而出"。具体阐明了本病部位和典型的临床表现。

　　中医学认为食管癌的病因以内伤饮食、情志不遂、脏腑功能失调为主，且三者之间相互影响，互为因果，共同致病，气滞、痰阻、血瘀三种邪气阻滞食管，使食管狭窄，也造成津伤血耗，失于濡润，食道干涩，食欲难下。

　　食管癌早期病机在于气，往往由于情志不遂，抑郁伤肝，肝失调达气结不行，食管梗阻一般用疏肝理气解郁散结之法。中期主要是由肝气抑郁不达久则气郁化火、炼津炼液成痰，以致痰气搏结，阻塞气机，血行不畅证型以气滞痰瘀为最多见，治以理气化痰祛瘀为主。晚期往往是正气衰败，形体消瘦，或为阴液大伤而转化为阴虚阳结证，或命门火衰，火不暖土转化为脾肾阳衰证，治法当以甘寒濡润。本案患者高龄女性，病位在上段，位置偏高，低分化鳞癌，恶性程度高，不适宜外科手术治疗，只能采用姑息性放疗，病属晚期。脉证合参，辨证为正虚邪实，本虚标实，虚为气虚、阴虚为主，实为血瘀痰浊，毒邪互结。治法扶正以益气养阴治其虚，选用生黄芪、枸杞子、北沙参、麦冬、女贞子、元参等，祛邪清热解毒活血化瘀，软坚散结选用夏枯草、半枝莲、白花蛇舌草、蒲公英、急性子、莪术、地龙、全虫等，佐以抑肝扶木的柴胡、黄芩，和胃降逆的枳壳、竹茹、甘草等，连续服药2年余，病情稳定，临床症状消失，体重增加，病灶逐渐缩小至消失，获临床佳效。

此外，需值得提出的是情绪乐观、饮食有节乃是噎膈治疗中必不可缺少的；全虫虽是抗癌治癌的有效的药物，但有一定毒性，不宜量大久服，中病则止。

　　　　　　　　　　　　　　　　　　　　（吴整军）

食管上段癌

54 胃非霍奇金淋巴瘤

病例介绍

患者，男性，58岁，干部。因上腹疼痛伴恶心呕吐1年余，于1995年8月10日初诊。

患者缘于1994年11月8日起自觉上腹隐痛，饱胀，伴恶心呕吐，嗳气频作，纳差，在当地医院行胃镜检查报告为"胃溃疡"，病理可疑癌细胞，于1994年12月6日在当地铁路医院行胃根治术，术中发现胃窦部5cm×6cm肿块，胃小弯处亦有多个2cm大小肿块，与后腹膜浸润固定胃及胰腺，腹主动脉旁淋巴结肿大，并融合成团，病灶无法切除，故行姑息结肠前胃、空肠吻合术，术后输出端梗阻。而后于1995年1月入北京某大医院再次行剖腹探查，术后见病灶肿块位于胃后壁小弯侧浸润及胰腺，腹主动脉旁、胃小弯后及肝门处淋巴结肿大融合成团块，再次行姑息性输出、输入端伴空肠后吻合术。术后病理报告为胃低分化腺癌，不排除淋巴瘤。术后口服化疗药及支持疗法，腹痛逐渐加重，伴发热呕吐，于1995年8月5日收入院。

体检：体温38.7℃，呼吸20次/分，心率100次/分，血压13.5/7.0kPa，Hb 135g/L。WBC 21.5×10^9/L，中性粒细胞0.97，淋巴细胞0.02，PLA 60×10^9/L，患者腹痛加剧，伴发热，体温39℃，应邀中医急会诊。

诊疗经过

初诊（1995年8月10日）：诊见患者体瘦如柴，腹痛难忍，恶心呕吐频作，头晕乏力，五心烦热，自汗盗汗，纳少腹胀，大便干燥，颈腋下、腹股沟处痰核累累，舌质暗红苔薄黄欠津，脉沉细而弱，综观脉证，热毒内蕴、病积久延、伤阴耗气，法以补气滋阴，清热解毒，化瘀散结为治。

黄芪 30g	西洋参 9g	元参 15g	麦冬 15g
当归 15g	白芍 15g	枳实 15g	广木香 9g
川朴 9g	酒军 6g	苏子 15g	夏枯草 15g
三七粉 3g（冲）	王不留行 20g		

6 剂，每日 1 剂，水煎分 2 次服。

二诊（1995 年 8 月 16 日）：初方 6 剂尚合机宜，体温 37.2℃，大便已行，腹胀腹痛趋缓，B 超示有少量腹水，舌苔薄白质暗，脉细弦，治宗前法增活血利水之剂，并嘱家属将原当地病理切片带来请病理科会诊。

黄芪 30g	太子参 15g	西洋参 9g	白术 30g
猪茯苓^各20g	水红花子 15g	半枝莲 15g	广木香 9g
槟榔 12g	苏子 15g	大腹皮 30g	枳实 15g
酒军 5g	元胡 9g	土鳖虫 6g	甘草 6g
王不留行 15g	白花蛇舌草 15g		

每日 1 剂，水煎分 2 次服。

三诊（1995 年 8 月 28 日）：上方连服 12 剂症情趋缓，大便已畅行，腹胀腹痛十去七八，腹水减少，体力有增，纳谷已香，舌苔薄白，脉细弦。病理切片我院病理科会诊报告为胃非霍奇金淋巴瘤，急请血液科行骨穿刺检查，并拟 CHDP 方案化疗，中药更健脾和胃、养血补气之剂以配合化疗，减轻毒副反应。

太子参 15g	白术 15g	茯苓 15g	甘草 9g
黄芪 20g	白芍 15g	当归 15g	陈皮 10g
半夏 10g	茜草 15g	何首乌 10g	枸杞子 10g
枳壳 10g	生三仙^各10g	内金 9g	西洋参 9g
三七粉 3g（冲）			

胃非霍奇金淋巴瘤

每日 1 剂，水煎分 2 次服。

四诊（1995 年 9 月 20 日）：中药配合化疗 1 疗程结束后，体温已恢复正常，出汗消失，腹痛已不明显，大便畅行，颈、腋下、腹股沟淋巴结已触不到，腹部肿块亦不复存在，舌苔薄白质淡不鲜，脉细。化疗间歇休息 3 周，中药治法更补气阴、化瘀毒、散痰结以扶正祛邪。

黄芪 20g	白术 15g	茯苓 15g	生苡仁 20g
夏枯草 15g	山慈菇 15g	苏子 15g	半枝莲 15g
白芍 15g	土鳖虫 6g	莪术 15g	土贝母 9g
土茯苓 15g	枳实 15g	陈皮 10g	半夏 10g
甘草 6g	白花蛇舌草 15g		

每日 1 剂，水煎分 2 次服。

五诊（1995 年 12 月 20 日）：遵照以上治法，化疗加中药治疗三个疗程后复诊，患者精神、食纳正常，体重复原，浅表淋巴结不肿大。B 超示肝脾正常，腹部未探及包块，血象正常已出院。中药由汤剂改丸剂，汤丸剂交替服用，以资巩固。

六诊（1996 年 3 月 1 日）：来院复查，一般情况良好，体温正常，浅表淋巴结未触及，B 超及 CT 腹部检查未见包块，腹部平软，血象、肝肾功能均正常，肿瘤标记物正常范围，出院后并能坚持上班工作。随访 5 年余，中药坚持服用，病情一直平稳，多次复查未见复发及转移。目前仍在最追踪随访中。

讨 论

起源于淋巴网状系统的恶性肿瘤，多发生于淋巴结和结外部位的淋巴组织。按病理和临床特点可将恶生淋巴瘤分为两大类：霍奇金淋巴瘤和非霍奇金淋巴瘤。

恶性淋巴瘤在我国的发病率虽不是很高，但由于它属于可"临床治愈"的恶性肿瘤之一，病程往往迁延较长，经及时合理的放化疗和手术、中医等综合治疗，大多数病例能获得较满意的完全缓解或部分缓解。

恶性淋巴瘤属于中医学的"石疽""恶核""失荣""痰核"等范畴。中医学认为恶性淋巴瘤与外邪侵袭、七情内伤、正气内虚有密切关系。恶性淋巴瘤的病因以正气内虚、脏腑功能失调为本，外感四时不正之气六淫之邪为诱因。《阴疽治法篇》指出："夫色之不明而散漫者，乃气血两虚也，患之不痛而平塌者，毒痰凝结也"。说明此病的发生与脏腑亏损、气血虚弱、阳气衰耗、痰毒凝结、气滞血瘀有关系。其演变规律为肺脾气化失调或先天禀赋不足，以致风寒邪毒乘虚而入，由表入里或饮食不节，日久损伤脾胃，以致寒凝气滞，水液失于输布，聚湿为痰，寒痰之气凝结，外阻肌肤脉络，内伤脏腑；或因忧思恼怒，日久不解肝郁血结化火灼津生痰；痰火热毒，痹阻于少阳，阳明之脉络。

本病初期多见颈侧、腋下等浅处淋巴结进行性肿大，无痛质硬，乃为风寒痰毒痹阻，脉络之证候，或逐渐见淋巴结融合粘连等痰毒化火之证候；或邪毒深入脏腑则见咳喘气逆，腹痛腹块等痰凝热毒入里，损及肺、脾、肝、肾之证候。晚期多为痰火邪毒侵淫脏腑或湿毒伤伐脾胃，气血亏损或肝肾不足，气阴两亏，并常为虚实夹实、寒热并见。

本案例确诊为胃非霍奇金淋巴瘤，病位在表，有颈、腋下、腹股沟淋巴结肿大，在内有淋巴结肿大融合成团块和腹部包块。病属晚期。痰火邪毒侵淫胃腑，而致腑气不通则大便干燥，腹胀而疼痛难忍，发热伴腹部包块，系邪实之候，由于病程日久，加上多次剖腹手术，正气内耗，气阴亏损则乏力、自汗等邪实正虚之危象。中药急投大补气阴、清热解毒、破瘀散结之重剂，方中黄芪重在大补元气；元参、麦冬、当归、白芍滋阴养血；莪术、苏子、夏枯草、王不留行行气活血，化痰散结；广木香、枳实、厚朴、酒军通腑导滞，并及时采用西医 CHDP 化疗方案，中西结合，优势互补，使病情转危为安，大便畅行，纳谷有增，精神体力渐复，体重增加，浅表淋巴结不大，B超及CT复查，未发现包块，临床治愈，出院上班。随访5年中，多次来院复查，均未见异常复发和转移之征象。

由于本病的临床表现错综复杂，历代对其本病的辨证要点认识说法不一，依据文献资料，结合临床，笔者认为恶性淋巴瘤的辨证要点应从"虚""痰""瘀"病机入手，对于早期恶性淋巴瘤，由于正气尚未虚以邪实为主，辨证论治应以祛邪为主。对于中期患者，往往表现虚实夹杂，中医药治疗多以攻补兼施。对于晚期病人，由于多属正虚，阴阳气血不足邪气虽盛，但正气多难耐攻伐，故治疗应以扶正为主。

恶性淋巴瘤的中医治疗应注重辨证与辨病相结合，在具体辨证时要根据中医的四诊所得的资料，按照中医理论进行辨证，制定相应的治则，但在具体处方遣药应根据恶性淋巴瘤的性质和部位选择一定的抗肿瘤中药，如猫爪草、白花蛇舌草、昆布、僵蚕、夏枯草、山慈菇、莪术、草河车、土鳖虫、半枝莲、山豆根、水蛭、天花粉等。供临证参考。

（吴整军）

55 胰腺癌

病例介绍

患者男，75岁，退休干部。主因发现慢性胃炎10多年，上腹胀满4个月于2000年2月16日入院。

患者10多年间多次胃镜检查均报"慢性胃炎"。1998年4月始因急性下壁心肌梗死而长期服用肠溶阿司匹林100mg，1次/日。近4个月出现上腹胀满，以饭后及夜间平卧为著，坐位及前倾时症状减轻。偶有上腹烧灼感，但无腹痛、腹泻，无反酸嗳气，无饥饿痛及夜间痛，不伴呕血黑便。发病以来精神睡眠可，食欲好，大便规律成形，体重无减轻。患者于1938年患伤寒，1940年患疟疾，1968年患慢性肝炎，均已治愈。查体所见，一般情况可，心肺未闻及异常，肝脾肋下未触及，下腹部压之不适。

西医诊断：慢性胃炎。给予西沙必利片10mg，3~4次/日，腹胀有所减轻。因自觉腹中气向上冲，要求中医会诊。

诊疗经过

初诊（2000年2月29日）：主诉上腹胀满，腹中气向上冲，后背及头胀痛，灼热，纳呆，不寐，便难，舌红紫苔白，脉弦。治拟疏肝理气和胃之法。

柴胡 6g	枳壳 6g	白芍 10g	川芎 10g
香附 10g	陈皮 10g	山药 10g	乌药 10g
焦槟榔 6g	甘草 6g		

每日1剂，水煎分2次服。

二诊（2000年3月14日）：6剂药后，症状略有减轻。续方8剂，收效甚微。症状如前，CT平扫及增强提示胰尾占位，CA-199高达228IU/ml，诊断为胰腺癌，拟请肝胆外科会诊，确定治疗方案。从其主诉似奔豚汤证，舌红紫苔薄黄，证属肝热上冲。调方如下：

当归10g	川芎10g	半夏15g	黄芩10g
白芍10g	葛根30g	甘草10g	干姜10g
黄连8g	丹皮15g		

每日1剂，水煎分2次服。

三诊（2000年3月21日）：药后排气顺畅，食欲增加，舌红苔薄白，脉弦。自述小便不利，下肢冷，配以行气利水，上方加猪茯苓各15g。桂枝10g，6剂。

四诊（2000年3月27日）：3月21日经院内会诊，诊断胰腺癌晚期，认为不宜手术；放疗亦不适宜；单一化疗效果差，联合化疗又不耐受。复经院外专家会诊，认为可以小剂量化疗，3月24日开始口服去氧氟尿苷（氟铁龙），200mg，3次/日。自诉化疗后，病情反而加重，饮食药物难以下咽。已停用化疗药物，续用上方6剂。

2000年4月3日因病情严重，外请中医肿瘤专家会诊。主诉恶心呕吐，腹胀，大便少，舌暗红苔黄，脉弦滑。拟和胃止呕，扶正抗癌法。

小叶金钱草20g	姜黄12g	旋覆花10g	代赭石20g
半夏10g	茯苓10g	陈皮10g	枳壳10g
厚朴10g	砂仁10g	元胡12g	白英20g
蝉衣30g	草河车15g	鸡内金10g	生黄芪30g
太子参30g	土茯苓15g	白术10g	

每日1剂。浓煎120ml，分2次服。

4月21日院外中医专家复诊，上方共服10余剂，病情未见好转。自诉恶心呕吐，腹胀，便秘，触诊右下腹有压痛，舌苔根腻，质暗红，脉弦滑。考虑胰腺癌晚期，病情仍在进展。口服进药困难。治拟化湿和胃，活血解毒，分利二便为法。

旋覆花 10g	代赭石 30g	半夏 10g	枳实 10g
厚朴 10g	猪苓 20g	龙葵 30g	半枝莲 30g
姜黄 12g	生薏米 20g	白术 15g	茯苓皮 20g
泽泻 15g	生黄芪 40g	车前草 20g	大腹皮 10g
生军[后下] 10g			

6 剂。浓煎至 100ml 分 3 次鼻饲。

4 月 25 日开始黄疸、腹水逐渐加重，进食十分困难，中药更难下咽，主要靠大静脉营养，5 月 6 日停用中药，5 月 22 日死亡。

讨 论

胰腺癌占恶性肿瘤发病率的 1%~2%，男女之比为 1.8：1。依据国内外资料统计，近年来具有明显的增长趋势。这可能与环境中的致癌物质、污染的增加及慢性胰腺疾病率的增加有关。胰腺癌只是在生长较大时才能引起胰腺管或总管的阻塞而产生症状，故多数胰腺癌患者在确诊时已属晚期。根据生长部位可分为两大类型：长于胰腺头颈部的简称头部癌，以黄疸和发热发生率较高；长于体尾部则称为体尾部癌，常可扪及腹部肿块，黄疸不多见。腹痛是胰腺癌最常见的症状，约占半数左右。腹痛常呈上腹钝痛，或上腹阵发性剧痛；若上腹痛伴有腰背酸痛，需考虑是胰腺癌晚期表现。胰腺癌还可有食欲不振，腹部胀闷，厌油腻，恶心呕吐，消化道出血，消瘦，乏力，发热等症状。主要体征有恶液质，巩膜及皮肤黄染，腹内肿块，肝脾肿大，腹水等。糖抗原决定簇（CA19-9）对胰腺癌诊断和动态观察病情变化有较大帮助。虽然癌胚抗原（CEA）对胰腺癌缺乏特异性，但其动态变化也有一定的参考价值。超声波、CT 及 MRI 检查，对本病诊断、病情发展和预后的估计具有效大的帮助。西医治疗主要采用手术配合化疗或放疗的方法。胰腺癌预后较差，一般出现症状后6~9个月死亡。

胰腺癌相当于中医学"黄疸""胁痛""腹痛""伏梁"等范畴，本案则属"奔豚气"。胰腺癌辨证：湿热蕴结型，治宜利湿化浊、清热解毒，方用茵陈五苓散加减。气滞火郁型，治宜温凉并用、清热导滞。方用半夏泻心汤加减。正虚症积型：治宜平补气血、化瘀散结法。方用八珍汤合木香槟榔丸加减。

本案例的特点：①老年，男性。②主诉上腹胀满，以饭后及夜间平卧时加重。③曾患伤寒，疟疾，慢性肝炎，均获得治愈。④慢性胃炎病史10年以上。⑤CT扫描发现胰尾占位。⑥CA-199明显升高。⑦胃动力药西沙必利，一般舒肝和胃中药效果不明显。综上所述，胰尾癌晚期明确，从病情急剧恶化亦可证明。

从中医来看，本案一个显著特点是腹胀、气向上冲，类似《金匮要略》描述的"奔豚气"。"师曰：奔豚病，从少腹起，上冲咽喉，发作欲死，复还止，皆从惊恐得之"。"奔豚气上冲胸，腹痛，往来寒热，奔豚汤主之。奔豚汤方：甘草、川芎、当归各2两，半夏4两，黄芩2两，生葛5两，芍药2两，生姜4两，甘李根白皮一升。右九味，以水二斗，煮取五升，温服一升，日三服，夜一服。"后人认为本证候是由肝气郁结，化热上冲所致，因而治疗用奔豚汤养血平肝、和胃降逆。本案针对主证气向上冲，舌质红，苔薄黄，病机亦相吻合，虽然不具备腹痛，往来寒热等表现，亦效如桴鼓，为始料所不及。关于后来病情急转直下，一种可能是晚期癌症进展迅速，一种可能是化疗药败伤脾胃。本案取得短时成功的事实说明，中医辨证论治在改善癌症晚期生活质量方面大有可为，不要简单地认为癌症的治疗就是辨证加抗癌中药，更应强调中医辨证的应用价值。

下面从中医理论加以粗略分析。癌症是外感还是内伤，这是至关重要的原则问题。因为外感是人身所本无，治疗大法就要驱除之；内伤为脏腑功能失调，治疗大法就要"以平为期"。目前还难以简单地把癌症归为二者之一。但从癌症发展过程来看，肯定不是单纯的外感。西医采用的方法如手术、放疗、化疗都可归为驱邪之类，与擅长调理内环境的中医结合就成了大势所趋。中西医结合治疗肿瘤将是今后研究的重要课题。

（仝战旗）

胰腺癌

56 乳腺癌骨转移肝转移

📖 病例介绍

患者，女，60岁，主因化疗后乏力、心烦失眠2年余求诊于中医。

患者2006年6月体检发现乳房肿物，于外院行"左乳腺癌根治术"，术后病理检查示：乳腺浸润性导管癌，免疫组化示：ER（+）、PR（+）、C-erbB-2（+）。术后行6周期化疗（多西他赛+盐酸表柔比星），化疗后行局部放疗。2006年12月起服用三苯氧胺，后因无月经更改为来曲唑治疗直至肝转移手术前。2010年4月骨扫描前检查提示：左前第6肋骨血运丰富，代谢旺盛，考虑为骨转移。2014年7月全身PET/CT检查示：肝左外叶低密度影伴异常高代谢，右侧盆腔髂腰肌内侧结节状软组织密度影伴高代谢，均考虑转移所致。遂于外科行腹腔镜下左肝肿瘤切除术。术后病理：（左肝）低分化癌，周围见多个卫星灶，结合免疫组化及病史考虑为乳腺癌肝转移。并于2014年9月开始进行靶向治疗，曲妥珠单抗静滴，同时行6周期化疗，多西他赛静滴。化疗后出现消化道反应Ⅱ度，骨髓抑制Ⅲ度。2015年2月改为XH方案，曲妥珠单抗静脉滴注，卡培他滨片口服，用药期间由于手足综合征无法耐受，于2015年6月更换为替吉奥胶囊口服，因Ⅲ度消化道反应无法耐受自行终止。2015年7月全面复查评价SD，更换为曲妥珠单抗静脉滴注，氟维司群肌内注射，同时静脉滴注唑来膦酸降低骨相关事件发生。2016年10月复查腹部MRI平扫+增强，与2016年7月26日等片对比，肝左叶外下段表面病灶增大版血供较丰富，考虑：新转移瘤。评价病情PD。患者符合MO28231临床试验的入排标准，于 2016 年 12 月 16 日起至 2017 年 4 月 6 日静脉输注 TDM1 治疗 6 周期。2017 年 4 月 26 日复查血常规、生化。

既往无其他病史。

诊疗经过

初诊（2016 年 10 月 26 日）：症见神疲懒言、气短乏力、心烦易怒、郁闷难舒、中上腹部感不适，时有心悸失眠，纳少，二便可。舌暗，苔薄白，脉弦细。证属：肝气郁结、心神失养。治则：疏肝解郁散结，养心镇定安神。方以柴胡舒肝散、小柴胡汤加元胡、预知子、牡蛎、鳖甲疏肝解郁、消胁下肿块，生脉饮养阴生津，甘麦大枣汤加枣仁、百合、夜交藤、珍珠母、合欢皮健脾和中，养心镇定安神，解郁除烦。佐以僵蚕、蝉衣加强祛风散结化痰之效。

柴胡 10g	生黄芩 10g	枳壳 10g	生白芍 15g
生当归 12g	元胡 10g	生牡蛎 20g	炙鳖甲 15g
炒枣仁 15g	炙甘草 9g	淮小麦 30g	红大枣 15g
百合 15g	鸡内金 9g	太子参 15g	麦冬 10g
五味子 9g	夜交藤 20g	丹参 15g	合欢皮 15g
预知子 10g	僵蚕 9g	蝉衣 10g	珍珠母 20g

14 剂，水煎服，每日 1 剂，分 2 次服用。

二诊（2017 年 3 月 31 日）：服用上药后，心中郁闷易怒感明显缓解，情绪好转，心悸失眠缓解，仍然乏力气短，时有潮热汗出，手心热，纳差，二便可。舌暗，苔薄白，脉沉弦细。治疗加强滋阴补肾，加入六味地黄丸，去元胡、生牡蛎、炙鳖甲、预知子、僵蚕、蝉衣、珍珠母，加入生黄芪、石斛补益气阴，加生三仙开胃。

生地 15g	山萸肉 12g	生山药 12g	丹皮 10g
炙甘草 9g	生神曲 10g	生山楂 10g	生麦芽 10g

泽泻 10g	茯苓 15g	麦冬 10g	五味子 9g
淮小麦 30g	太子参 15g	炒枣仁 15g	柴胡 10g
生黄芩 10g	枳壳 10g	石斛 12g	生黄芪 20g
生当归 12g	生白芍 15g	鸡内金 10g	生姜 3 片

14 剂，水煎服，每日 1 剂，分 2 次服用。

三诊（2017 年 4 月 27 日）：服上药后潮热汗出明显缓解，仍神疲乏力，气短懒言，时有心悸，入睡困难，胃脘部胀满不舒，纳差，二便可。舌暗，苔薄白，脉沉弦细。治疗去六味地黄丸，遵循原法疏肝健脾，补气养血，宁心安神，加预知子、陈皮、木香、砂仁，加强疏肝理气功效。

合欢皮 15g	太子参 15g	麦冬 12g	五味子 9g
生黄芪 20g	生当归 12g	丹参 15g	炒枣仁 15g
柴胡 10g	生黄芩 10g	夜交藤 20g	预知子 12g
陈皮 10g	百合 15g	枳壳 10g	生白芍 15g
炙甘草 9g	半夏 10g	淮小麦 30g	红大枣 15g
珍珠母 20g	元胡 10g	木香 9g	砂仁 6g
羚羊粉 0.6g			

14 剂，水煎服，每日 1 剂，分 2 次服用。

讨 论

乳腺癌位居我国女性恶性肿瘤发病率首位，癌症死因第 6 位，研究显示 4%~6% 乳腺癌诊断时即为转移性乳腺癌，接受辅助治疗的早期患者中 30%~40% 可发展为转移性乳腺癌，肝是乳腺癌继肺、骨之后第三常见的远处转移部位，转移性乳腺癌通常不可治愈，因此本病治疗非常棘手。目前主要抗癌药物包括紫杉类药物、曲妥珠单抗、第三代芳香化酶抑制剂等，以及一些新型抗肿瘤药物如帕妥珠单抗、T-DM1 等在临床中的使用，显著改善了转移性乳腺癌患者的生存和生活质量。但是这些化疗、靶向和内分泌治疗等药物带来的心脏毒性、肺毒性、消化道反应、骨髓抑制、手足综合征等不良反应，降低了患者的生存和生活质量，严重时可导致死亡。因此，在转移性乳腺癌治疗中，中医药的使用能够改善患者术后状况，减轻放化疗、内分泌治疗等产生的不良反应，对防治疾病复发转移、提高生活质量有一定疗效。

乳腺癌属于中医"乳岩""石奶"等疾病范畴，明朝陈实功《外科正宗》中详细描述其疾病发展过程："经络痞涩，聚积成核，初如豆大，渐成棋子，……疼痛达心，出血则臭，其时五脏俱衰，四大不救，名曰乳岩。"

朱丹溪认为："乳房为足阳明胃经所司，乳头为足厥阴肝经所属"。又"脾之大络，名曰大包，出渊腋下三寸，布胸胁。足太阴脾脉，络胃，上膈。足厥阴肝脉，上贯膈，布胁肋。"《格致余论》曰："忧怒抑郁，脾气消阻，肝气横逆，遂成隐核。"《外科正宗》云："忧虑伤肝，思虑伤脾，积想在心，所愿不得志者，致经络痞涩，聚结成核。"因此，医家多认为本病发病与肝脾（胃）二脏关系密切，主要是由于肝气郁结，横逆克伐脾土，脾失健运不能运化土湿而津液聚集为痰，又气滞不能行血，血停而为瘀，故痰凝血瘀互结于乳络则发为肿块。肿瘤的转移当属中医"传舍"范畴，《灵枢·百病始生》曰："是故虚邪之中人也，……留而不去，则传舍于络脉，在络之时，痛于肌肉，……上连于缓筋，邪气淫泆，不可胜论。"因此，转移性乳腺癌患者手术后气血耗伤，脏腑功能失调，且放化疗、内分泌治疗也损伤正气，肾藏精主骨生髓，精血同源，多出现肾精耗损，故患者多出现肝肾亏虚。因此，转移性乳腺癌为本虚标实之证，病位在肝、脾、肾，气滞、痰凝、血瘀、癌毒为主要病理产物，忧思郁怒是发病的重要因素。

本病的治疗应当调节脏腑功能，疏肝健脾益肾，补益气血，同时散结解毒化瘀。在围手术期益气养血补虚，在放化疗和内分泌治疗期间着重于缓解药物的毒副作用，同时疏肝健脾益肾，在放化疗的间期则着重于散结解毒化瘀，同时疏肝理气、健脾益肾。

本例转移性乳腺癌患者多脏器转移，已经更换多种化疗、内分泌治疗方案，出现严重的不良反应，以至于无法耐受，身体虚衰，考虑到患者仍接受靶向治疗，故治疗着重于调节脏腑功能，缓解治疗的不良反应，提高生存质量。治法不离疏肝健脾，解郁散结；患者化疗有心脏毒性，耗伤心血，血不养心出现心悸心烦失眠等，则用生脉饮养阴生津，甘麦大枣汤加枣仁、百合、夜交藤、珍珠母、合欢皮健脾和中，养心安神，解郁除烦；患者更年期，由于内分泌治疗加重其更年期综合征，故出现潮热汗出，手心热，故加用六味地黄丸加强滋阴补肾之功；患者因消化道反应纳差食少，加用预知子、陈皮、木香、砂仁，疏肝理气，生三仙、鸡内金以开胃消食。中药治疗为患者减轻抗癌治疗中的不良反应起到重要的作用。

（吴整军　高路）

57 老年女性反复尿路感染

病例介绍

患者，女，71 岁。退休职工。主诉反复尿路感染数年余。

患者反复发作尿路感染，早期应用抗生素效果明显，逐渐失去疗效。近两年应用抗生素，症状反而加重。泌尿外科就诊，尿流率检查明显异常，残余尿达 400ml 以上，行膀胱扩张术后亦未见改善。2014 年发作 5 次，每次持续半月余，2015 年 1 月、2 月各发作一次。

诊疗经过

初诊（2015 年 3 月 30 日）：来我院中医科门诊就诊，尿常规：WBC（++++）RBC（++++），尿不利，尿不净，恶心，腰腹胀痛，大便调，舌淡红苔白，脉弦。治法：益气补肾，清热通淋。

生黄芪 30g	生当归 15g	生山药 15g	乌药 10g
生川断 15g	桑寄生 15g	车前子草^各15g	茯苓 15g
双花 15g	连翘 15g	败酱草 30g	仙灵脾 10g

14 剂，每日 1 剂，水煎分 2 次服用。

二诊（2015 年 4 月 13 日）：服上药后自觉排尿轻松，舌脉同前。上方加黑附片 10g、五味子 6g，14 剂，继续益气补肾，清热通淋之法。

三诊（2015 年 5 月 4 日）：服药后症状明显减轻，寐差，舌脉同前。上方加夜交藤 15g、远志 12g。

生黄芪 30g	生当归 15g	生山药 15g	乌药 10g
生川断 15g	桑寄生 15g	车前子草^各15g	茯苓 15g

| 双花 15g | 连翘 15g | 败酱草 30g | 仙灵脾 10g |
| 黑附片 10g | 五味子 6g | 夜交藤 15g | 炙远志 12g |

14 剂，每日 1 剂，水煎分 2 次服用。

四诊（2015 年 5 月 18 日）：排尿较前有力，尿不利症状缓解，腰痛小腹痛减轻，腿肿，寐差，大便调。舌红苔白，脉弦。上方加肉桂 10g、泽泻 10g，14 剂。

五诊（2015 年 6 月 1 日）：服上药睡眠时间延长，腰腹部疼痛明显减轻，腿仍肿。查尿镜检：WBC（－），RBC（－）。舌脉同前。加金匮肾气丸增强温肾助阳作用。续服前方 14 剂，每日 1 剂，水煎服。

六诊（2015 年 6 月 15 日）：自 2015 年 3 月服药至今，尿路感染未再发作，排尿困难及腰腹部疼痛症状明显减轻，纳可，大便调，寐可。舌淡红苔白，脉沉。治法同前，续服前方 14 剂。

七诊（2015 年 6 月 29 日）：服药后腰腹痛及小便不利症状明显改善，寐可，要求继续服药巩固治疗。舌淡红苔薄白，脉沉。上方去夜交藤，加菟丝子 15g。

生黄芪 30g	生当归 15g	生山药 15g	乌药 10g
生川断 15g	桑寄生 15g	车前子草^各15g	茯苓 15g
双花 15g	连翘 15g	败酱草 30g	仙灵脾 10g
黑附片 10g	五味子 6g	菟丝子 15g	炙远志 12g
肉桂 10g	泽泻 10g		

14 剂，每日 1 剂，水煎分 2 次服用。

停药观察 3 个月后，病情稳定。专门送来锦旗表示感谢。随访半年，未再就诊。

讨 论

老年人反复尿路感染的发生机制

尿路感染是老年人的常见病，在老年感染性疾病中仅次于呼吸道感染，严重危害老年人的身心健康。文献报道其发病机制主要包括以下四类：①老年人雌激素水平变化刺激细胞表面细菌受体的密度降低和活性减弱；②老年人易发的前列腺增生、膀胱颈梗阻、尿路结石及肿瘤等因素导致尿路不全或完全梗阻致使细菌在尿路中大量生存及繁殖；③随着年龄的增长，人体的全身及局部免疫反应能力下降，对感染及应激反应能力减弱，使细菌易于在尿路大量繁殖；④老年人生理性渴感减退，饮水减少，另外肾小管尿浓缩稀释功能降低，增加了患尿路感染的概率。老年人尿路感染多发主要源于多脏器功能减退的生理特点。现代医学主要应用抗菌药控制感染，尿路感染常表现为反复发作迁延不愈，且长期大量使用抗菌药不仅易发生细菌耐药，使感染控制效果不佳，而且会导致人体菌群失调，甚至损伤肝肾功能。

中医对反复尿路感染的治疗优势

早在 1624 年《景岳全书·淋浊》中记载："淋之初病，则无不由乎热剧，无容辨矣。但有久服寒凉而不愈者……此惟中气下陷及命门不固之证也"，不仅指出了淋证的病因及其初发多为实证，反复发作由实变虚的病变过程，还提出"肾虚"为本，"膀胱热"为标的病机观点，指出淋证迁延不愈不可一味用寒凉药，要考虑其中气不足命门不固的病变特点，清热解毒与益气补肾固本相结合，攻补兼施，为其根本治疗大法。在本病例中笔者选用双花、连翘、败酱草清热解毒，车前子、茯苓、泽泻、生山药健脾利湿通淋治其标，生黄芪、当归益气养血，川断、寄生、菟丝子补肾固本，同时防止寒凉药过用之弊加黑附片、乌药、仙灵脾补命门之火，标本兼治，最终达到满意疗效。

针灸对反复尿路感染的治疗经验

单纯针刺治疗尿路感染有消炎功能，还可避免因药物引起的副作用。治疗中急性以清热利湿，疏导气化；慢性以清热利湿，益肾助化为法。以提插、捻转补泻手法行针，取中极、阴陵泉、三阴交。发热加曲池，急性加地机，慢性加太溪。有人认为针刺肾俞、次髎、膀胱俞、三阴交、百会，阳虚明显艾灸腹部任脉关元、中极，每周2次，收效显著。

（仝战旗　王　欢）

58 顽固性尿痛

病例介绍

患者，女，71 岁。退休干部。主诉尿频，尿痛 10 年余。

患者自 2001 年秋季起无明显诱因出现尿频症状，白天排尿次数达每小时 3~4 次，平均 15~20 分钟 1 次，夜间最多达 18 次，极度影响睡眠。随即出现尿痛及分娩侧切部位痛，于单位医务室静脉注射消炎药（具体药物不详），无明显效果。数月后就诊于北京某医院泌尿外科，尿道检查有息肉，予激光切除。同时经数疗程理疗，症状仍未改善。于 2002 年 11 月行分娩时会阴侧切伤口手术打开，检查为伤口部位肌肉组织炎症。术后予消炎药（具体药物不详），1 个月后复查伤口愈合良好，但患者自觉疼痛加重，坐立难安，影响生活。随即就诊于疼痛科，予止痛西药（具体药物不详），疼痛仍无缓解，遂四处求医，甚至寻求偏方、"神方"。2011 年 9 月 30 日，患者就诊于北京某医院泌尿外科，行尿常规检查：镜检白细胞满视野。治疗 3~4 个月效果不明显。后经膀胱镜检查，诊断为慢性膀胱炎。后仍服消炎西药及中成药（具体药物不详），无明显效果。2011 年 12 月 7 日，来我院中医科求诊。西医诊断：尿路感染。

诊疗经过

初诊（2011 年 12 月 7 日）：刻下症见尿道口灼痛，下腹疼痛，时有腰痛。尿常规检查：镜检白细胞满视野。舌质淡红，苔白厚，脉弦。中医诊断：淋证（肾气亏虚，邪热内郁）。治法：益气补肾，清热解毒。

生黄芪 30g	黑附片 10g	乌药 10g	生山药 15g
生川断 15g	怀牛膝 15g	双花 15g	连翘 15g
败酱草 30g	红藤 30g	淡竹叶 10g	生甘草 6g

7剂，每日1剂，1日两次，水煎服。

二诊（2011年12月21日）：服药后病症减轻，仍诉尿道口疼痛，排尿不畅，小便频，大便尚可，行尿常规检查未见明显异常。舌淡红苔黄，脉弦。辨证、治则同前，原方基础上加行气止痛药，元胡15g，7剂。

三诊（2012年2月8日）：药后症减，诉外阴疼痛，尿常规检验无异常。舌质暗，苔黄厚，脉缓。辨证、治则同前，原方续服。

四诊（2012年3月21日）：药后症减，仍诉尿道口疼痛，小便频，夜间加重，偶见胃脘胀满，呃逆，纳可，大便调，舌淡苔薄白，脉沉细。辨证、治则同前，原方基础上加用行气消积药，厚朴10g，7剂。

五诊（2012年6月20日）：药后症轻，白日小便可，夜尿3~5次，双目干涩，嗳气少，胃偶胀不甚，纳可，大便调，精神佳，心情好，舌淡胖，苔白腻，脉缓。辨证胃中虚寒，肝肾阴虚，原方基础上加用温中降逆，滋肝明目药，如丁香10g，枸杞子15g，菊花15g。

六诊（2012年11月7日）：患者已连续服汤药11个月，现尿频、尿痛消失，病情平稳，仅消化欠佳，辨证饮食停滞，消化不良，食欲不振，治则健脾和胃，消食化积，原方加用炒神曲15g、鸡内金15g，7剂。

随访情况：嘱患者注意饮食，起居规律，避免焦虑，后期随访至2016年7月，诸症平息，无反复。

讨 论

尿路感染的基本认识

尿路感染以尿急、尿频、尿痛及排尿不适为主要临床表现，目前西医治疗以抗生素为主，但据临床观察，单纯的抗生素治疗往往不能取得满意疗效，且随着抗生素、免疫抑制剂、激素等的广泛应用，尿路感染病原菌细菌谱逐渐发生变化，其耐药性也相应增加。同时，老年期女性雌激素水平下降，阴道上皮糖含量降低，使阴道菌群由糖原依赖的乳酸菌占优势向大肠埃希菌占优势转化，使造成尿路感染的潜在危险增加；膀胱顺应性降低，逼尿肌收缩力下降，膀胱残余尿 >10ml，有利于细菌的滋长和繁殖。这些生理变化导致老年期女性随着年龄增加尿路感染发病率呈上升趋势。

中医对尿路感染的认识及治疗经验

中医将尿路感染归属淋证。淋证之名，首见于《黄帝内经》。《素问·六元正纪大论》云："阳明司天之政……初之气……小便黄赤，甚则淋。"汉代张仲景《金匮要略·消渴小便不利淋病》曰："淋之为病，小便如粟状，小腹弦急，痛引脐中""热下焦者，则尿血，亦令淋秘不通"。说明淋证是以小便不爽，尿道刺痛为主证。隋代巢元方在《诸病源候论》中对淋证的发病机制作了精辟的概括，将淋证分为石、劳、气、血、膏、寒、热七种，而以"诸淋"统之。明代张景岳在《景岳全书·淋浊》中提出淋证初起，虽多因于热，但由于治疗及病情变化各异，又可转为寒、热、虚等不同证型，从而倡导"凡热者宜清，涩者宜利，下陷者宜升提，虚者宜补，阳气不固者宜温补命门"的治疗原则。急性期多属湿热蕴结下焦，膀胱气化不利；慢性期多属湿热伤肾，肾虚邪留，虚实夹杂，病位在肾与膀胱。

顽固性尿痛

本病例治疗经验总结

患者发病十余年，四处求诊，皆无改善，迁延日久，已进入此病慢性期。且患者年事已高，肾气亏虚，封藏失职，固摄津液无力，故小便频数；膀胱气化失常，余热未清，故小便涩痛。所用之药可分为四类：一是黄芪、山药、川断、怀牛膝等，补肾益气，使津液固摄而治本；二是附子、乌药等，温补肾阳，行气止痛；三是双花、连翘等，清热解毒，以清膀胱余热；四是红藤、败酱、淡竹叶等，利尿通淋，以除尿灼热痛。如此标本兼治，温清并用，攻补兼施，随证加减，可收奇效。后期随访过程中，患者病情平稳，为加强预防调护作用，更嘱患者饮食清淡，少食辛辣温燥之品，起居规律，注意调整情绪，避免焦虑。同时本病治愈与患者的高度配合密不可分。患者来我科门诊治疗之前求医数年，皆未取得满意效果，其缘由一为疗效甚微，患者自身心理上缺乏治愈信心；二为某些检查、治疗手段本身于患者而言就是二次伤害，导致患者难以坚持，配合度差。在诊治过程中以人为本，给予患者细致的诊断及治疗，帮助患者树立信心，取得患者的信任，患者配合度高，此时施以良药，事半功倍。

针灸及中西医结合治疗尿路感染引发顽固性尿痛经验

针灸治疗尿痛应避开局部刺激，避免膀胱激惹，取穴以背俞穴为主，根据证候配合百会、次髎、阴陵泉、三阴交等腧穴，手法宜浅刺，得气即可。如果伴有小便淋沥，可同时对关元、神阙等腧穴行灸法。

老年女性的慢性尿路感染多与雌激素水平的下降有关，故临床应用中药多考虑补肾壮阳类，同时老年女性多伴有阴道干涩，可外用雌激素乳膏减轻症状辅助治疗。

（仝战旗　张　晨）

59 膀胱肿瘤尿血

病例介绍

患者，男，100岁。主因间断无痛肉眼血尿2月余求诊。

患者于2015年2月20日无明显诱因突发肉眼血尿，为鲜红色，无发热，2015年2月曾行B超检查：发现膀胱内明确占位病变。患者于2015年7月因午后小便时又出现血块，无明确腰、腹痛，入我院南楼综合外科治疗。入院后继续予膀胱冲洗、对症治疗，期间复查腹部MRI提示膀胱右后下壁增厚，并局灶向腔内突出。综合外科建议行膀胱镜检查，首长及家属考虑到风险及可能存在的并发症，拒绝膀胱镜检。

患者既往有高血压、糖尿病病史，现控制稳定。2009年发现主动脉弓夹层。2009年11月诊断为左顶叶脑梗，现右手精细活动受限。2012年10月发现白细胞减少，诊断"白细胞减少，继发性"。

诊疗经过

初诊（2016年4月17日）： 症见肉眼血尿，为鲜红色，无发热，自觉疲乏无力，胃纳较差，大便秘结，睡眠尚可，舌淡暗苔薄白，脉沉细。证属：脾肾气虚气不摄血。治则：健脾补肾、益气摄血、扶正祛邪。

生黄芪 30g	炒白术 15g	茯苓 15g	陈皮 10g
炒山楂 10g	炒麦芽 10g	炒神曲 10g	肉苁蓉 15g
枸杞子 10g	炙甘草 6g	莱菔子 10g	决明子 30g

熟大黄 6g　　　仙鹤草 15g

14 剂，水煎服，每日 1 剂，分 2 次服用。

二诊（2016 年 5 月 4 日）患者服药后症状有改善，血尿症状基本得到控制。继续益气摄血、健脾补肾、扶正祛邪之法续上方治疗。

生黄芪 30g　　　太子参 15g　　　炒白术 15g　　　茯苓 15g
苏梗 10g　　　　怀牛膝 10g　　　炒山楂 10g　　　炒麦芽 10g
炒神曲 10g　　　全瓜蒌 30g　　　枸杞子 10g　　　熟大黄 6g
炙甘草 6g　　　　红大枣 15g　　　决明子 30g　　　三七粉 3g（冲服）

每日 1 剂，分 2 次服用。以后随证加减，病情平稳。

三诊（2017 年 2 月 7 日）：患者一般情况可，神志清，精神可，近期尿血症状基本控制，患者以往有疝气，近日较明显，少腹常感不适，睡眠尚可，舌淡暗苔薄白，脉沉细。继续健脾补肾、益气摄血、润肠通便、扶正祛邪之法治疗。

生黄芪 30g　　　生晒参 15g　　　炒白术 15g　　　炒山楂 10g
炒麦芽 10g　　　炒神曲 10g　　　熟大黄 6g　　　　决明子 后下 30g
炙甘草 6g　　　　红大枣 15g　　　五味子 6g　　　　怀牛膝 15g
益智仁 15g　　　乌药 10g　　　　白屈菜 10g　　　炒山药 30g

14 剂，水煎服，每日 1 剂，分 2 次服用。

讨　论

中医内科学将血尿归类为血证之尿血病。关于血尿早在《黄帝内经》中就有"溲血""溺血"的记载；《金匮要略》中有"热在下焦，则尿血"的论述；《先醒斋医学广笔记》中有关于血尿的治疗原则："宜行血不宜止血"。

在病机上，中医认为血证可归为火热熏灼、迫血妄行及气虚不摄、血溢脉外两类。在尿血病中，火热熏灼可分为下焦湿热型和肾虚火旺型，气虚不摄可分脾不统血及肾气不固两型。

本例为高龄患者，素体脾肾两亏，膀胱气化失司，加之肿瘤瘀积体内，阻滞气机，壅塞血道，故见尿血。以健脾补肾、益气摄血为主要治则，随症加减，取得较好的疗效。

　　　　　　　　　　　　　　　　　　（郝爱真　陈明骏）

膀胱肿瘤尿血

60 遗尿

病例介绍

    患者，男，87岁，因夜间遗尿半个月求诊针灸。

    患者于2015年1月4日无明显诱因出现全程无痛肉眼血尿，1月14日凌晨出现排尿困难，去某医院就诊，急诊留置导尿管失败，来我院急诊再次留置导尿管失败，遂以急性尿潴留急诊收入我院。入院后给予膀胱穿刺造瘘，持续膀胱冲洗，尿色逐渐见清，但仍有反复间断血尿，于2015年1月30日和2015年3月13日两次行膀胱镜检，出血部位均位于膀胱颈部前列腺7点位，给予局部电切并电凝止血，术后持续行膀胱冲洗，尿色清亮后逐渐停止膀胱冲洗，但血尿间断出现并偶有加重，膀胱冲洗始终不能停。后经多方讨论，考虑患者可能排便时用力导致前列腺手术部位的伤口点撕裂出血，遂进行软化大便的治疗，5月27日医嘱"通便灵胶囊"。鉴于患者长时间间断性血尿，5月29日曾考虑，若出血严重，必要时行前列腺介入栓塞治疗，给予通便药物后，6月1日发现患者膀胱冲洗液为暗红色，认为出血为陈旧性，故暂无特殊处理。6月7日，患者膀胱冲洗液淡红，6月10日膀胱冲洗液清亮，间断血尿逐渐停止（2015年1月5日至2015年6月10日）。6月17日拔除尿管。

    尿管拔除3天后患者出现夜间遗尿，最初考虑与琥珀酸索利那辛抑制膀胱排空有关，遂停用琥珀酸索利那辛，加用盐酸坦索罗辛舒缓三角区平滑肌，但夜间仍有不自主遗尿，超声测残余尿仅57ml，排除充盈性尿失禁。患者白天控尿较好，夜间睡眠时有严重遗尿现象，起夜7~8次，每晚基本用3个尿垫，于7月1日求诊针灸治疗。

患者既往有高血压、糖尿病、冠心病、前列腺增生症等病史。

诊疗经过

针刺+艾灸

首诊：2015 年 7 月 1 日

针刺取穴：百会、关元、气海、中极、大赫、阴陵泉、足三里、三阴交。

艾灸取穴：关元、气海、中极、足三里。

7 月 2 日，第 1 次治疗后，漏尿减少，症状缓解。

7 月 3 日，第 2 次治疗后，漏尿明显减少，且患者夜间可醒来自主排尿。

7 月 6 日，第 4 次治疗开始前，患者述已经连续 3 天夜间都没有遗尿，短裤、床铺均是干的，仅 7 月 5 日晚有极少量漏尿，短裤湿了一点点儿。

7 月 7 日，昼夜 24 小时无漏尿。

7 月 8 日，夜间仅有一点点儿漏尿。

7 月 9 日，24 小时正常，起夜 3 次。

7 月 10 日，24 小时正常，因脚肿前日给予利尿剂，夜间憋醒 3 次，自主排尿。

7 月 13 日，周末仅有一晚上漏尿一点点儿。

7 月 17 日，已经连续 3 天正常。

7 月 20 日，近几日仅有一晚漏尿一点点儿，要求继续治疗。

7 月 27 日，连续一周正常，无任何漏尿。

7 月 31 日，这一周仅有一次内急时漏尿一点点儿。

8 月 7 日，连续 7 天正常，无漏尿。患者一般情况良好，生命体征平稳，无不适主诉，血尿症状未再出现反复，已经持续 7

遗尿

天未再出现漏尿现象，当日出院。

讨　论

　　患者长期插尿管，大脑高级排尿中枢被抑制，膀胱功能失调。治疗中取百会、关元、气海、中极、大赫、阴陵泉、三阴交诸穴。《内经》曰：督脉为病，瘛、痔、遗溺。百会属督脉穴，又是三阳五会，其脉上达于脑，下连足太阳膀胱经，能达到升举收摄之效。从解剖学上看，其下为大脑皮层的旁中央小叶，可以调节大脑高级排尿中枢的功能。关元为足三阴、任脉之会，三焦元气所发处，为阴中之阳穴，是丹田命火聚结之地，补益全身元气的要穴，有补摄下焦元气，扶助机体元阴元阳的功效，又为小肠之募穴，与气海合用可补肾气，振奋膀胱气化功能。

　　中极穴为任脉、足三阴经之会，是膀胱的募穴；大赫为冲脉、足少阴之会。取中极、大赫、关元、气海和腧穴的近治作用。阴陵泉有清利湿热、利水道的作用。三阴交可通调三阴经气以运行下焦，有疏肝益肾之效。肝主筋，主疏泄，与肾同源，肾主骨生髓通于脑，老年夜间遗尿既是大脑高级排尿中枢被抑制，也是膀胱之经筋松弛。足三里具有理上中下三焦，调节机体免疫功力、增强抗病能力、调理脾胃、补中益气的作用。

　　中医学认为膀胱实则闭塞，虚则遗溺，《灵枢·本腧》曰："遗溺则补之"，故本病例除针刺治疗外，配合艾灸关元、气海、中极、足三里诸穴。艾草可培固人体阳气，《神农本草经》记载：艾草有温阳、暖宫、除湿、通筋活血的功效。针刺和艾灸不仅激活了下位排尿中枢，同时也将神经冲动传向上排尿中枢，使效应器膀胱功能恢复。

（姜　斌）

61 老年糖尿病

病例介绍

患者，男，99 岁。主因血糖升高 40 余年求诊。

患者于 1977 年春发现血糖升高，此后开始注意饮食控制。1990 年查空腹血糖 7.1mmol/L，餐后血糖 12.3mmol/L，诊断为"2 型糖尿病"，开始严格饮食控制，加强运动并服用降糖药。患者 2010 年始感双下肢乏力、麻木及发凉感，于我院诊断为"糖尿病大血管病变、糖尿病自主神经病变、糖尿病周围神经病变"。2012 年 12 月因血糖控制不佳改为注射胰岛素。

患者既往有"冠心病、稳定型心绞痛"病史，目前口服单硝酸异山梨酯缓释片 40mg，2 次 / 日。1999 年诊断为高血压病，血压最高 150/90mmHg。2011 年 11 月行骨密度检查示低骨量，目前应用阿仑膦酸钠治疗。另有血脂紊乱、双侧颈内动脉狭窄、腹主动脉粥样硬化性狭窄、双侧股动脉粥样硬化、腔隙性脑梗死、颈椎病、胃底间质瘤、肾上腺增生、白内障、干眼症、慢性浅表性胃炎、结肠多发性息肉、脂肪肝、左肾囊肿、前列腺肥大等病史。

诊疗经过

初诊（2016 年 5 月 3 日）：气短乏力，大便 2~3 日 1 行，纳眠尚可。舌暗红苔薄白，脉沉弦细。证属：脾肾亏虚、气血不足。治则：益气养血，健脾补肾，活血化瘀。

生黄芪 30g	生晒参片 10g	麦冬 15g	五味子 6g
北沙参 15g	丹参 15g	赤芍 15g	元参 15g
生知母 10g	鬼箭羽 15g	全瓜蒌 30g	决明子 30g

7剂,水煎服,每日1剂,分2次服用。

药后乏力气短有改善,大便亦随之好转,血糖平稳。从此守法,随症加减中药基本未断。

再诊(2016年12月27日):患者高龄,体力较前不足,精神尚可,近期血糖控制平稳,大便略溏,舌脉同前。改生晒参片为15g,加炒山药、炒白术、炒苡仁,续用益气养血、健脾补肾之法。

生黄芪 30g	生晒参片 15g	麦冬 15g	五味子 6g
丹参 15g	赤芍 15g	生知母 10g	鬼箭羽 15g
全瓜蒌 30g	决明子 30g	炒山药 30g	炒白术 15g
炒苡仁 30g	元参 15g	石斛 10g	

7剂,水煎服,每日1剂,分2次服用。

讨 论

糖尿病属中医"消渴"的范畴,前人治消之方多以肺、脾(胃)、肾三脏论治。一般取滋阴清热之法,但2型糖尿病患者多以老年人为多,往往病程较长,并发症较多。大多有精神疲惫,头晕健忘,双目干涩,视物易疲劳,腰痛肢麻,口干口渴,多饮多尿,或伴有心悸胸闷,肢体不遂,舌质淡暗、紫暗,或有瘀斑,舌下静脉曲张,舌干少苔或干而无苔,脉多弦细或细涩,大多符合气阴两伤,脾肾亏虚,血脉瘀阻之病机。因此,益气养阴、健脾补肾、活血化瘀是治疗老年糖尿病的主要治则。

本例为高龄老人,糖尿病数十年,又伴有血脂紊乱、双侧颈内动脉狭窄、腹主动脉粥样硬化性狭窄、胃底间质瘤、慢性浅表性胃炎、结肠多发性息肉、前列腺肥大等多种病史,证属脾肾亏虚、气血不足，加之糖尿病引起血凝脉涩，致经络不通，从而出现下肢麻木；脾气亏则气血生化乏源，患者觉乏力气短。故采用了益气养血，健脾补肾，活血化瘀之法，方用生脉饮加减，收到了较好的疗效。

（郝爱真　陈明骏）

62 糖尿病肾病伴低钠血症

病例介绍

　　患者，男性，95 岁。主因"发现血钠偏低 10 天，语言混乱 3
天"于 2014 年 3 月 13 日入肾内科。

　　患者确诊糖尿病 12 年，2009 年 11 月发现尿蛋白阳性伴夜
尿增多，24 小时尿蛋白定量 0.74~1.3g。2011 年诊断糖尿病视
网膜病变，糖尿病肾病 4 期。2014 年 3 月 2 日于心血管科住院期
间，检查发现血钠 128mmol/L，口服氯化钠片 0.9g，2 次 / 日，补
钠。近 4 日未服用氯化钠片后，出现言语混乱，行为异常，反
复寻找东西，睡眠明显增加。未诉头晕头痛，遂来我院就诊，
急诊生化检查：钠 129mmol/L，氯化物 91mmol/L，脑利钠肽前体
292.4pg/ml；头部 CT 检查未见明确出血及大面积梗死病灶。神
经内科会诊后以"谵妄原因待查：低钠血症？"于 3 月 13 日收入
肾内科。

　　既往高尿酸血症、慢性支气管炎、肺间质纤维化、青光眼等
病史。

诊疗经过

　　初诊（2014 年 4 月 10 日）：老年患者，精神尚可，面色㿠
白，体形偏胖。右侧上下肢水肿，偶有气短、咳嗽、胸闷。咳逆
气短，为阳虚水饮停驻所致。脾为三焦水液疏布之枢纽，脾阳虚
衰，不能运化水液；肾主水，受五脏六腑之精而藏之，肾气虚，
不能固摄，精微自小便外泻，而致蛋白尿，血清白蛋白低。舌黯

红，苔少欠津，为津液不足，不能上承、失于濡润之证。证属：脾肾阳虚。治则：益气健脾，补肾固摄。方以补中益气汤和六味地黄丸加减。

党参 15g	白术 20g	茯苓 15g	炙甘草 6g
生黄芪 30g	当归 12g	覆盆子 20g	升麻 6g
陈皮 12g	木瓜 12g	生熟地^各10g	山萸肉 10g
山药 12g	赤白芍^各12g		

7 剂，水煎服，每日 1 剂。

二诊（2014 年 4 月 18 日）：右侧上肢及下肢水肿明显减轻，精神体力有所恢复。低钠血症经积极补钠后有所纠正，血钠 133mg/L。仍有大量蛋白尿，血压波动，晨起最高血压 180/100mmHg，纳呆，大便调。前方加钩藤 15g，益母草 12g，生三仙^各9g。

讨　论

糖尿病肾病属"消渴病""水肿"的范畴。本病例以水肿、气短、胸闷为主症，面色㿠白、乏力倦怠为阳虚证候。故治疗以益气健脾、补肾固摄为原则。然肾虚不能固摄精气，日久精气耗伤，阴伤于内，故舌红而少津，故补肾阳健脾气之外，亦加以养阴宜精之品。虽气易补而精难填，但徐徐之力，日久必亦效哉。温习经典，《素问·汤液醪醴论篇》提出水肿治疗当以"去菀陈莝""开鬼门""洁净府"三条基本原则。张仲景宗《黄帝内经》之意，在《金匮要略·水气病脉证并治》中提出："诸有水者，腰以下肿，当利小便；腰以上肿，当发汗乃愈。"辨证地运用了发汗、利小便的两大治法，对后世产生了深远的影响，一直沿用至今。综上，笔者认为水肿的治疗原则应分阴阳而治，阳水主要治以发汗、利小便、宣肺健脾，水势壅盛则可酌情暂行攻逐，总以祛邪为主；阴水则主要治以温阳益气、健脾、益肾、养心，兼利小便；酌情化瘀，总以扶正助气化为治。虚实并见者，则攻补兼施。

（臧 倩）

63 慢性肾功能不全

病例介绍

患者，男，82岁，退休干部。主因双下肢浮肿6年，镜下血尿，蛋白尿半个月于1999年9月2日入院。

缘于1993年6月，无诱因出现双下肢轻度浮肿，当时在我院门诊查尿常规：蛋白+，红细胞0~5/HP，尿素氮、肌酐、血脂均正常，为明确诊断于1993年9月住院，发现血压高21.5/14.5kPa（160/105mmHg），B超提示双肾动脉血流量偏低（右肾血流速27cm/s，左肾血流速32cm/s）同位素肾图检查：双肾15min清除率低于正常。尿素氮10.6mmol/L，肌酐139μmol/L，肌酐清除率47.1ml/min，24h尿蛋白的定量微量。给予卡托普利（开搏通）、六味地黄丸、复方丹参片、维生素E等治疗40天，病情好转，尿常规正常，血压平稳在130/70mmHg左右。出院诊断：肾动脉硬化症，高血压病Ⅱ期。出院后长期服用上述药物，多次复查尿常规、肾功能正常，血压不稳，偶有偏高（160/100mmHg），间断服用复方降压片。1999年8月5日患者自己发现双下肢浮肿，查尿常规：蛋白+，红细胞0~2个/HP，连续复查3周，尿蛋白均为+，红细胞持续0~5个/HP，为进一步诊断治疗收入院。病程中无尿频、尿急、尿痛、少尿及夜尿增多，无头晕、乏力、恶心呕吐等不适，食欲好，精神可，大便每日一次，偶2日1次。查体所见，血压16.5/10.5 kPa（120/80mmHg），心界不大，心率70次/分，律齐，各瓣膜听诊区无杂音，$A_2 > P_2$。双下肢浮肿。化验：尿常规：蛋白75mg/dl，红细胞0~5/HP。出院诊断：①肾动脉硬化，慢性肾功能不全代偿期；②冠心病，心房纤颤；③高血压Ⅱ期。2000

年4月16日，肌酐134.6μmol/L。

2000年10月因冠心病住院，期间检查肌酐156.3μmol/L，诊断为慢性肾功能不全（氮质血症期）。西医给予低盐低蛋白饮食，降压、扩冠等治疗，对肾功能不全无特异性治疗，要求中医会诊协助治疗。

诊疗经过

初诊（2000年11月21日）：主诉乏力，纳可，大便每日1~2次，舌红紫，苔黄，脉沉。症状以乏力最为突出，属"虚劳"范畴。治则：拟益气活血，温阳化浊。

生芪20g	当归10g	熟附子6g	桂枝6g
茯苓15g	泽泻10g	酒军6g	黄芩10g

每日1剂，水煎，分二次服。

二诊（2000年11月28日）：11月22日复查肌酐153.3μmol/L，续方。

三诊（2000年12月21日）：12月5日肌酐为138.4μmol/L，已于12月13日出院。效不更方。

四诊（2001年1月4日）：上方酒军改为生军6g。后因大便次数增多，复改为酒军6g。坚持用药4个月，于2001年4月3日停药。期间2001年2月1日复查生化指标：肌酐131.2μmol/L，尿素氮13.12mmol/L。2001年3月27日结果：肌酐105.9mmol/L，尿素氮10.98mmol/L。随访至2002年初，病情稳定，未见反复。

讨论

慢性肾衰竭是慢性肾脏疾病或累及肾的系统性疾病引起的慢性肾功能减退，以及由此而产生的各种临床症状和代谢紊乱所组成的综合征。慢性肾疾病如肾小球肾炎、肾盂肾炎等。全身系统性疾病如糖尿病、系统性红斑狼疮、过敏性紫癜、痛风、高血压、肾动脉硬化、原发或继发性淀粉样变性、多发性骨髓瘤等。还有先天性多囊肾及一些少见病如结节性多动脉炎、巨 γ - 球蛋白血症、肝硬化、肾结核，镇痛药及重金属中毒以及可引起下尿路梗阻的疾病如前列腺增生症等。

慢性肾衰竭一般分为 4 期：第 1 期（肾功能不全代偿期），肾小球滤过率（GFR）50~80ml/min，血清肌酐（Scr）133~177μmol/L；第 2 期（肾功能不全失代偿期），GFR 20~50ml/min，Scr 186~442μmol/L；第 3 期（肾衰竭期），GFR 10~20ml/min，Scr 451~707μmol/L；第 4 期（尿毒症期或肾衰终末期），GFR<10ml/min，Scr 707μmol/L 以上。BUN 受多种因素影响，不能作为慢性肾衰分期的诊断依据。

中医学对本病的描述，散见于"癃闭""关格""肾风""虚损"等病中。慢性肾衰的病机错综复杂，其病机关键在于肾的分清泌浊功能失调，而肾的分清泌浊功能有赖于机体的气化作用。肾气亏虚可引起肾的气化障碍，脾、肺、肝等脏腑功能失调也可影响肾的气化。气化不足、升清降浊功能障碍不能及时疏导、转输、运化水液及毒物，因而形成湿浊、湿热、溺毒、瘀血。湿浊、湿热、溺毒、瘀血虽属于下实，反过来又阻碍正气的生成，因实而致虚，成为本病的重要病理因素。湿毒波及五脏六腑而产生众多症状，如湿浊中阻，脾胃失降失常，可见恶心，呕吐，湿浊困脾，脾失健运，运化无力，气血生化不足，出现精神不振，面色无华，少气乏力；若湿浊阻遏心阳，心气不足，运血无力，则可出现心悸，气短等症。根据患者是否出现关格症状，可将本病分为关格期和虚损期。关格期患者具有明显的恶心呕吐及二便不通等邪实症状，虚损期则以正虚为主。

目前对慢性肾衰的脾肾亏虚的阴阳属性有两种意见：一种认为以阳虚为主，间或有脾肾阴阳俱虚者，亦有阳损及阴所致，而纯属肝肾阴虚者颇为鲜见。有人发现肾阳气虚的证候与肾功能减损存在密切相关性。动物实验也证实，温肾益气能提高实验性肾炎的肾小球功能，改善肾的病理变化，延长动物的存活时间。故辨证时应抓住肾阳气虚这一关键，治疗时宜注意温补肾中阳气。另一种看法认为，慢性肾衰竭以气阴两虚为多见，认为从慢性肾炎到肾功能损害的基本病理变化和过程是：湿热是贯穿始终的病邪；气阴俱虚，后期营血亦亏，是本病的主要病理变化；而脾肾两脏则是损害的主要病位。个别病例和病程的某个阶段可"阴损及阳"，主张治疗不投肉桂、附子等温热药物，以防伤阴助火。本案似乎更支持前一种观点。

本案为高血压病所致慢性肾功能不全，西医除了治疗原发病以外无特异性治疗，中医也没有成熟的治疗方法。冠心病多气虚血瘀，应用益气活血多能取效。慢性肾功能不全以阳虚不能泌浊，故温阳泄浊为常用治法。本案为高龄患者，五脏俱损，且长时间蛋白尿，导致身体虚弱，因而治疗应以补为主。而血肌酐升高，尿毒潴留，必须辅以泻法，使邪有出路。因此，在吸收了中医治疗冠心病、高血压及慢性肾功能不全经验基础上，拟定了益气活血、温阳化浊的治法，生黄芪、当归组成当归补血汤以益气养血为主，附子、肉桂温阳益气为辅，茯苓、泽泻利水渗湿，酒军清热解毒、通腑泄浊，使邪有出路。不仅解决了肾功能不全，而且稳定了冠心病病情。用药简而剂量轻，疗效卓且见效快，值得临床借鉴使用。

临床和实验都证明，大黄在慢性肾衰的治疗中有举足轻重的作用。在大黄的具体运用上宜切合慢性肾衰的病机，辨证使用。如阳虚、气虚明显，宜配温阳益气之品，常用大黄附子汤、温降汤等；凡阴血亏虚者，宜配养阴增液之药，方如增液承气汤，麻子仁丸等。应当切记，大黄导泻中病即止，大便宜每日2~3次，最多不超过5~6次，不可至腹泻无度，更伤脾胃之气，反使病情恶化。为达此目的，一要掌握好大黄用量，由于个体差异，每人达到治疗作用的剂量不同，少则 3g，多则 15g；二要掌握大黄的功效，生用、后下作用峻猛，制用、同煎作用缓和持久。

（仝战旗）

64 前列腺增生

病例介绍

    患者，男，69 岁，主因夜尿频二年余，查体发现 PSA 升高求诊中医。

    患者因夜尿频，于 2012 年 3 月 21 日查体，行前列腺超声：形态饱满，大小约 5.2cm×5.0cm×5.1cm，实质回声欠均匀，可见钙化灶。并发现 PSA 升高，PSA-t 5.83ng/ml，PSA-f 1.02ng/ml。

诊疗经过

    初诊（2012 年 3 月 29 日）：于我科就诊，诉夜尿频，偶有腰酸腰痛，无畏寒肢冷。时有下肢皮肤红疹瘙痒，舌质红多纹裂，苔少，脉沉弦。患者服药谨慎，加之素有慢性萎缩性胃炎，不愿服汤药，给予知柏地黄丸，每日 2 次，每次 1 丸，饭后口服。服用四个月后，于 2012 年 8 月 9 日复查 PSA-t（前列腺特异性抗原）下降至 3.17ng/ml，PSA-f 下降至 0.691ng/ml。疗效满意，停药。2013 年 3 月 14 日，复查 PSA-t 再度升高至 5.3ng/ml，PSA-f 0.967，建议患者于门诊部取同仁堂浓缩知柏地黄丸加量至每次 8 粒，口服，每日 3 次。服用 5 个月，2013 年 8 月复查 PSA-t 降至 4.33ng/ml，PSA-f 0.723ng/ml。此后患者坚持服用浓缩知柏地黄丸，多次复查 PSA-t 波动在 5.1~4.3 之间，PSA-f 波动在 0.72~0.76 之间。2015 年 7 月，患者感夜尿频，排尿不畅，7 月 23 日复查 PSA-t 再度升高至 6.32 ng/ml，PSA-f 1.11 ng/ml，f/T 0.175。于门诊就诊，诉偶有小腹胀，夜尿频，排尿不畅，双下肢红色小丘疹瘙痒，无口干口苦，胃脘畏寒喜温，精神体力可，纳可、眠安。舌质红多纹裂，苔少欠津，脉细弦。考虑丸药效弱，患者经考虑后同意服用汤药。证属：肾阴不足，湿热下注。治则：滋阴补肾，疏肝健脾，清热利湿。方选知柏地黄汤加减。

生知母 9g	黄柏 10g	生地 15g	土茯苓 15g
茯苓 15g	山萸肉 12g	炒白术 15g	泽泻 10g
怀牛膝 12g	车前子 10g	白花蛇舌草 15g	赤白芍 12g
炒栀子 9g	柴胡 9g	炒黄芩 10g	女贞子 12g
白茅根 12g	佛手 12g	陈皮 10g	生甘草 6g

二诊（2015 年 8 月 13 日）：诉仍有夜尿频，皮肤瘙痒减轻，舌脉同前。加覆盆子 15g，僵蚕 9g。

三诊（2015 年 8 月 27 日）：诉胃纳尚可，症状缓解，尿频改善。前方继服。

服药两个月后，9 月 23 日复查 PSA-t 3.87 ng/ml、PSA-f 0.669 ng/ml、F/T 0.172。

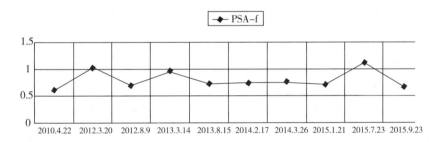

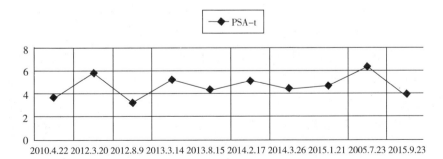

🔖 讨 论

前列腺增生是一种老年常见病。前列腺癌和前列腺增生患者血清总前列腺特异性抗原（T-PSA）、游离前列腺特异性抗原（F-PSA）含量都比健康人群高。前列腺癌的 F-PSA、T-PSA 含量高于前列腺增生患者，而 F/T 比值却比前列腺增生组低许多。故文献研究报道 T-PSA 界值取 4ng/ml，F/T 取 0.16 能有效地筛检前列腺癌，在鉴别前列腺癌与前列腺增生中有重要的临床应用价值。但由于受前列腺体积的影响，只有在前列腺体积小于 $40cm^3$ 时，F/T 比值才有鉴别诊断意义。临床还需结合前列腺核磁，外科医生直肠指诊等综合评估。

知柏地黄丸出自《医宗金鉴》，原方由熟地八两，山萸肉、干山药各四两，泽泻、茯苓、丹皮各三两，知母、黄柏各二两组成。主要治疗肾阴不足、阴虚火旺而致的骨蒸劳热、虚烦盗汗、腰脊酸痛等症。全方共奏滋阴清热的功效。方中重用熟地黄甘柔补血、滋肾填精，山萸肉滋养肝肾、固肾气，山药健脾益胃以助运化；泽泻淡泻肾浊、茯苓渗利脾湿。知母、黄柏两药为苦寒清热之品，善清下焦相火。《医宗金鉴·虚劳》云"阳虚外寒损肺经、阴虚内热从肾损……"。腰为肾之外府，肾主骨生髓，齿为骨之余，肾虚髓减，故腰膝酸软无力，肾阴虚相火偏旺，阴虚阳亢，故以六味补水，黄柏、知母苦寒坚阴，清泻下焦相火。临床上知柏地黄丸治疗男性前列腺增生之肾阴虚症，前列腺癌放化疗及去势治疗后阴虚盗汗潮热之症以及妇女更年期综合征等，常获良效。临证应用时，以腰膝酸软，五心烦热，舌红无苔或少苔，脉细数为辨证要点。

（臧倩）

65 疑似前列腺癌

病例介绍

患者，男，82岁，农民。主诉诊断疑似前列腺癌一周就诊。

患者2011、2012、2013、2014年总PSA检查分别为4.2，5.1，9.95，8.01，FPSA/PSA分别为0.30，0.25，0.21，0.19。2014年MRI提示：前列腺增生症；前列腺外周腺T2WI信号弥漫下降，请结合临床，必要时行增强扫描；右侧精囊腺出血。泌尿外科专家直肠触诊后高度怀疑前列腺癌，建议穿刺明确诊断。考虑到患者高龄，体质较差，先不做穿刺，暂时继续中药治疗，一个月后复查PSA。2014年2月13日门诊主诉咳嗽、低热一个月，受凉就不得劲儿，乏力多睡，纳差，大便每日2~3次，舌苔厚腻，脉弦。辨证属于阳气不足，痰湿内盛。治拟益气温阳，化湿祛痰为法。处方：生黄芪30g，炒白术15g，防风10g，熟地30g，生山药15g，茯苓10g，黑附片10g，桂枝10g，苏子10g，白芥子10g，陈皮10g，干姜6g，补骨脂12g，炙甘草10g。7剂，水煎分2次服。前方服十剂后，咳嗽、低热消失。

西医诊断：前列腺癌？

诊疗经过

初诊（2014年3月21日）：主诉长期小便失禁，大便稀溏，纳差，畏寒，舌淡，苔白，脉弦。患者年届八十，肾气虚衰，故大便稀溏、小便失禁；肾阳不足，身体不能温煦，则全身畏寒；水饮内停，饮邪犯肺可以出现咳嗽；肾气不足、脾气亦虚，失于运化,则纳差食少;脾肾俱虚,周身乏力。舌淡,苔白腻为脾失运化之象。中医诊断:脾肾两虚证。治法:益气补肾,温中健脾。

熟地 30g	山药 15g	山黄肉 15g	茯苓 10g
陈皮 10g	干姜 6g	黑附片 10g	桂枝 10g
菟丝子 15g	炒白术 10g	补骨脂 12g	炒三仙^各10g
炙甘草 10g			

7剂,每日1剂,水煎分2次服用。

二诊(2014年3月28日):症状减轻,继续上方,每日一剂,水煎分2次服用。

上方服药1月,复查肿瘤标志物:总PSA3.42,游离0.73,正常范围。FPSA/PSA 0.21。尿失禁减少,纳可,每天步行5公里,大便自幼不成形,较前改善。继宗前法。处方:

熟地 30g	山药 15g	山黄肉 15g	陈皮 10g
茯苓 10g	吴茱萸 6g	黑附片 10g	桂枝 10g
菟丝子 15g	炒白术 10g	补骨脂 12g	焦三仙^各10g
五味子 6g			

14剂,每日1剂,水煎分2次服用。

三诊(2014年4月9日):代诉服汤药不接受,改配丸药。予金匮肾气丸、四神丸、五子衍宗丸之方义。

熟地 30g	山药 15g	山黄肉 15g	肉豆蔻 10g
茯苓 10g	吴茱萸 6g	黑附片 10g	桂枝 10g
菟丝子 15g	炒白术 10g	补骨脂 12g	焦三仙^各10g
五味子 6g	金樱子 15g	枸杞子 15g	

10剂,共研细末,炼蜜为丸。每丸9g。每次1丸,每日3次,口服。

随访观察至2016年11月,未见病情反复,远期疗效肯定。

讨 论

肿瘤标志物 PSA 异常的处理

肿瘤标志物可以为肿瘤早期诊断、疗效判定提供一定帮助。PSA 在 PC 的诊断、判断预后和疗效监测方面具有重要意义，被认为是目前最重要的前列腺肿瘤标志物，但 PSA 仅呈前列腺特异性，而无肿瘤特异性，其测值在 PC 和非 PC 组之间有相当一部分重叠。当 PSA 在 4~10μg/L 时，PSA 值并不能作为 PC 与 BPH 的鉴别诊断依据。FPSA/PSA 和 PSA 年变化率有助于 PSA 在 4~10μg/L 范围的患者前列腺癌的诊断。应用以上 2 项指标，可使 PSA 在 4~10μg/L 的患者减少临床穿刺或病理活检。当临床患者的 PSA 在 4~10μg/L 时，可根据 FPSA/PSA 的值作相应的选择，如 <0.21，则明确提示对该患者须作进一步确诊；而 >0.21，可不再检查而进行随访，如果随访过程中发现 PSA 年变化率 >0.85μg/（L·年），则选择穿刺等检查，以进一步明确诊断。依照上述标准，本案高度怀疑前列腺癌，应行穿刺以明确诊断。经中药治疗后，从 PSA 的变化，似可否定前列腺癌的诊断。

中医在肿瘤标志物异常治疗中的地位和作用

通过本案得到以下启示：肿瘤标志物异常时，即使影像学亦支持也不要轻易诊断为肿瘤。可以给予中药治疗，观察标志物的变化，如果下降就不必要做穿刺以至手术；如果上升则应进一步采取措施，明确诊断，以免贻误病情。

试想如果没有中医介入，本案就可能去做穿刺检查，明显增加患者痛苦。通过中药干预，使本案排除了前列腺癌的诊断，避免了穿刺、手术等，从而显著改变了患者预后。

从本案可以反映出，中医辨证论治可以纠治肿瘤标志物 PSA 的异常，不一定非要加入清热解毒（抗肿瘤）药物。

（仝战旗）

66 膀胱癌

病例介绍

患者，男，70岁，退休干部。因反复出现尿血加重1个月，于1998年6月2日就诊。

患者缘于5年前行膀胱乳头状癌局部切除术，术后未做其他治疗。近1个月来反复出现血尿，由终血尿变成全程血尿，于1998年6月8日入院诊治。

体检：体温36.8℃，脉搏65次/分，血压正常，发、容营养一般，巩膜无黄染，浅表淋巴结不大，心肺无异常，肝脾未触及。实验室检查：Hb 95g/L，WBC 8×10^9/L，中性粒细胞0.61，PLT 110×10^9/L，CEA 58ng/ml。请泌尿外科会诊，行膀胱镜检查示术后复发，可再次手术治疗，患者因惧怕手术请求中医诊治。

诊疗经过

初诊（1998年6月22日）：诊见患者1个月来全程血尿，小便滴沥难解，少有血块，但不甚疼痛，伴气短口干，头晕甚，精神萎靡，语言低微难续，步履艰难，纳谷不香，口淡乏味，大便尚可，形体消瘦，舌质红苔薄白，脉细数。脉证互参，辨证为毒热蕴结膀胱，病延日久，气阴亏虚。治法：当以益气养阴扶正治本以祛其邪，凉血止血解毒清热祛邪治标以扶其正。

生黄芪 30g	北沙参 15g	天冬 15g	当归 10g
生地 15g	侧柏叶 12g	茜草根 15g	仙鹤草 15g
藕节 10g	龙葵 15g	炙甘草 9g	陈皮 9g

三七粉 2g（冲）白花蛇舌草 15g

6剂，每日1剂，水煎分2次服。

二诊（1998年6月28日）：服药后头晕有所好转，小便中血块减少，舌脉同前，原方去当归、陈皮、藕节，加败酱草15g、猪苓15g、生蒲黄15g、砂仁6g，继服。

三诊（1998年7月5日）：服前方2周后，尿血明显减少，气短口干消失，体力渐复，纳谷有增，舌质淡红，苔薄白，脉细。治法：更清热解毒、凉血止血为主，益气健脾和胃为辅。

生地 15g	丹皮 10g	龙葵 15g	半枝莲 15g
蛇莓 12g	生苡仁 20g	猪苓 15g	生甘草 9g
生黄芪 20g	太子参 15g	白术 12g	仙鹤草 15g
败酱草 20g	茯苓 15g	三七粉 2g（冲）	白花蛇舌草 15g

每日1剂，水煎分2次服。

四诊（1998年7月19日）：上方连服30余剂，尿血已止，精神、体力食纳大增，体重增加，余证已消，恢复如常，查膀胱镜复发病灶已消失，未发现癌细胞，为巩固疗效，后将汤剂改制丸剂，缓以治之。随访2年余，未见复发。

讨 论

膀胱癌是指原发于膀胱上皮细胞的恶性肿瘤，是泌尿系统中最常见的一种，临床见反复出现的无痛性血尿，或有尿路刺激症状，晚期可见排尿困难及转移症状。膀胱癌多见于中年人，以男性多见，早期症状不明显，易被误诊。如能早期发现并行积极治疗后，生存期相对较长。

膀胱癌属于中医学中"尿血""溺血""血淋""癃闭"等范畴，中医学对"尿血""溺血"的认识与具体治法早有详细记载。如《素问·至真要大论》："岁少阳在泉，火淫所胜，民病溺赤。甚则血便"；《金匮要略·五脏风寒积聚病》："热在下焦者，则尿血"；

《景岳全书·溺血证论》："凡溺血证，其所出之由有三；盖从溺孔出者二；从精孔出者一也。溺孔之血，其来近者，出自膀胱，其证溺时必孔道涩痛，小水红赤不利，此多以酒色欲念，致动下焦之火而然，……溺孔之血，其来远者，出自小肠，其证则溺孔不痛，而血随溺出，或痛隐于脐腹，或遂见于脏腑，盖小肠与心为表里，此丙火气化之源，清浊所由此分也。故无论焦心劳力，或厚味酒浆，而上中二焦，……凡从清道以降者，必皆由小肠以述膀胱也"。

中医学认为以尿血为主症的膀胱癌，其病机有实证和虚证之分，实证为心火下行移热于小肠，或湿热湿毒下注于膀胱；虚证为肾气不足，不能摄血或气血两亏，血无所摄，实证者可致尿血，虚证者亦可尿血，前者多伴疼痛，后者多无疼痛。以癃闭为主表现的膀胱癌，其病因可有多种，如"气虚""血瘀""风闭""实热"。总之，无论膀胱癌病因如何，都要侵犯膀胱与肾才能发生尿血或癃闭。

膀胱癌的辨证是根据临床上膀胱癌的主证尿血而采用不同的治法，因为不同时期的膀胱癌症状有较大差别，中医认为有实证虚证，多为虚实夹杂，正虚而邪实。实证以湿邪或湿热下注，瘀毒内结为主；虚证以脾肾两虚，气血双亏为主，在治疗上总的治则为"补虚泻实"早期以祛邪为主，中期以攻补兼施，晚期以补虚为主。

本案患者脉证合参，辨证为毒热蕴结膀胱之证，由于病程迁延日久，气阴两伤，乃为虚实夹杂之证，故治法既考虑到凉血止血、清热解毒祛邪的一面，也要考虑益气养阴佐以和胃健脾扶正的一面。本案患者年高体弱，又有头晕气短、神疲语低，乃虚证也。故首次方中选用生黄芪、北沙参、当归、麦冬、炙甘草等扶正之品，以取留人治病之意。癌因毒成，方中白花蛇舌草、半枝莲、龙葵、败酱草、蛇莓等清热解毒之剂，一用3年不衰。败酱草对膀胱、肠道肿瘤效果较好，故用量尤重，再与生苡仁、白术、猪苓、茯苓、太子参相配使毒解而不伤正，相得益彰。生地、丹皮、生蒲黄、三七、侧柏叶、茜草根、仙鹤草、藕节凉血止血、清利湿热之毒，宗法守方连服 3 年有余，则症状缓解，复发病灶消失。

笔者治疗数十例膀胱癌患者，大多数有效。从治疗有效病例来看，有以下三点体会：一是膀胱癌症型复杂，湿热毒邪蕴结，挟杂其中，故在临床辨证时要准确。二是膀胱癌多因湿热或表邪入于血分，蕴结膀胱致热迫血行，故治疗中首要的是凉血止血，既要做到临证时不忘止血之大法，又要根据情况灵活施用凉血止血、清热止血、养血止血、活血止血、化瘀止血等治则。三是坚持中西医结合的整体治则。西医手术、放疗、化疗治疗膀胱癌，中医认为均是攻邪之法，将西医的各种疗法与中医辨证施治有机结合起来。中医与手术结合主要采用益气养血、调理脏腑功能之法，中药与化疗结合主要采用和胃健脾、滋阴补肾、益气养血之法；中药与放疗结合则以清热解毒、养阴益气、养血润燥、健脾益肾之法。中药在配合西医治疗时可起到增效、增敏、解毒、减毒之功效，能提高综合治疗效果。

笔者认为中药对膀胱癌细胞也有杀伤和抑制作用，可以使肿瘤缩小，最终控制病灶，以防止复发和转移。

（吴整军）

67 高龄下肢水肿

病例介绍

患者，男，96岁，主因双下肢重度水肿求助中医。

患者于1980年5月确诊2型糖尿病，2001年因血糖控制不佳，开始口服降糖药物治疗。2008年11月由于口服药物血糖控制欠佳开始皮下注射胰岛素治疗，曾应用门冬30、甘精胰岛素等药物。2016年1月10日，患者无明显诱因出现纳差，吞咽困难，自行服用肠内营养乳剂瑞代，每日500ml，未规律应用胰岛素。1月25日凌晨及晚上17:00点于家中摔倒两次，急诊入院。入院血糖45.7mmol/L。入院后经小剂量胰岛素持续泵入及补液治疗，血糖降至12~13mmol/L。入院后逐渐出现双足重度可凹性水肿。口服利尿剂呋塞米20mg，1次/日；螺内酯20mg，1次/日。效果不佳，双足浮肿较重且双足不对称。行下肢静脉超声排除静脉血栓形成，并给予人血白蛋白及呋塞米静滴加强利尿作用，改善浮肿。至2月16日疗效欠佳，遂请中医会诊。

诊疗经过

初诊(2016年2月16日)：患者精神尚可，语言流畅，端坐位，双足肿胀如球，右足较重。足部因肿胀皮肤薄而透明，色黑。纳可，眠可，口干舌燥，便调。舌红少苔，脉细沉。证属：气阴不足，脾气不运，气血不畅，水湿内停。治则：健脾益气，养阴生津，活血利水。方以黄精五苓散加味。

黄精20g　　　茯苓15g　　　猪苓15g　　　泽泻10g

白术 15g	车前草 15g	怀牛膝 15g	益母草 10g
水红花子 15g	生地 15g	麦冬 15g	仙鹤草 15g
石斛 10g	白芍 12g	佛手 9g	

7 剂，水煎服，每日 1 剂。

二诊（2016 年 2 月 23 日）：患者双足水肿明显缓解，足部皮肤出现皱褶。继续服用前方 7 剂。

讨 论

下肢水肿属于中医水肿范畴，因肺脾肾三脏失司，或因肺气不宣，或因脾失健运，或因肾阳虚衰，导致水液内停，水湿不运，停驻于下焦，而为水肿，治疗当以健脾补肾、温阳化气利水为原则。方中以黄精健脾补气为君，以五苓散淡渗利水消肿，又以生地、麦冬、石斛、白芍养阴填精防利水伤阴。全方共奏健脾益气、养阴生津、活血利水之功，疗效显著。

（臧 倩）

68 长期不明原因下肢水肿

病例介绍

患者，男，89岁。离休军干。主诉双下肢水肿10余年要求中医治疗。

患者因下肢关节疼痛、水肿10余年于2014年7月24日门诊就诊。曾在骨科就诊，诊断为痛风、骨性关节炎，服药之后疼痛减轻，水肿、乏力变化不明显。曾用中药泡足（处方不详），效果亦不明显。曾停用络活喜，水肿减轻，一直未再使用同类降压药物。查体：体温36.9℃，脉搏80次/分，呼吸18次/分，血压160/60mmHg。身高177cm，体重90kg，BMI28.73。无黄染，心肺听诊无异常，肝脾未触及，腹部无压痛，未扪及明显肿块。双下肢水肿。血常规：Hb 119g/L，WBC 6.76×10^9/L，PLT 95×10^9/L。血生化：ALT 14U/L，AST 14U/L，肌酐121μmol/L，尿素氮9.2μmol/L，尿酸472μmol/L，TP 55g/L，ALB 36.9g/L，CRP 6.51mg/dl。肿瘤标志物：AFP、CEA、CA19-9、CA125、CA724正常范围。

心电图有窦性心动过缓、心电图不正常、一度房室传导阻滞、ST-T改变。动态心电图结果：窦性心律，一度房室传导阻滞，房性早搏、个别未下传、有成双型，短阵房性心动过速，加速的房性逸搏及房性逸搏性心律，室性早搏，加速的室性逸搏，ST-T改变。超声心动图结果：左室壁略厚，主动脉瓣呈退行性改变，主动脉瓣、肺动脉瓣轻度反流，二、三尖瓣轻度反流，升主动脉及主肺动脉略增宽，升主动脉管壁回声增强，左室整体收缩功能正常，左室整体舒张功能受损。头颅核磁提示：脑动脉粥样硬化改变；脑内多发缺血灶及软化灶，未见急性病灶、老年性脑改变伴脑萎缩，与 2013 年 4 月 10 日片变化不大。血管超声结果显示：双侧颈动脉粥样硬化伴左侧颈内动脉狭窄，椎动脉未见明显异常。腹部超声：轻度脂肪肝，前列腺轻度增生伴钙化。甲状腺超声：甲状腺左侧叶结节，考虑良性，甲状腺右叶低回声改变，建议参考甲功检查。骨密度正常。

既往史：急性痛风性关节炎；高血压病 3 级极高危，冠心病稳定型心绞痛；双侧颈动脉粥样硬化左侧颈内动脉轻度狭窄；老年性脑改变脑萎缩；陈旧性小脑梗死；骨性关节炎；腰椎管狭窄症；腰 4 椎体滑脱；骨质疏松症；胆囊切除术后；胃食管反流病；慢性咽炎；老年性感音神经性耳聋；前列腺增生；中度睡眠呼吸暂停综合征。西医诊断：下肢水肿原因待查。

诊疗经过

初诊（2014 年 7 月 24 日）：患者下肢水肿，压之凹陷，沉重无力，纳可，便秘。舌淡红，苔白，脉沉。中医诊断：肾阳虚衰证。治法：温肾助阳，化气行水。

生地 30g	山药 15g	山萸肉 15g	丹皮 10g
茯苓 10g	泽泻 10g	黑附片 10g	桂枝 10g
生川断 15g	怀牛膝 15g	车前子 15g	生白术 15g

7 剂，每日 1 剂，水煎分 2 次服用。

二诊（2014 年 7 月 31 日）：药后一周自觉下肢松快，水肿逐渐消失。继宗前法，加穿山龙 30g，杜仲 15g。14 剂，每日 1 剂，水煎分 2 次服用。

三诊（2014 年 8 月 14 日）：意想不到十多年水肿问题解决。继服 14 剂，巩固疗效。2014 年 8 月 18 日水肿全消，足部肿痛减轻，腿痛变化不大。

随访情况：截至 2014 年 11 月 24 日，停药观察 2 月，下肢水肿时轻时重。但总体来说，较中医治疗前减轻，患者比较满意。

🏮 讨 论

下肢水肿病因分析

老年人下肢水肿常见原因：心源性水肿有心脏病基础，伴有心衰其他表现；肾源性水肿有慢性肾脏病史，尿检异常等；肝源性水肿有慢性肝脏病史，血清白蛋白降低；血管性水肿，如下肢静脉回流障碍等。本案可能与后者有关，需要进一步做下肢血管超声明确诊断。

肾气丸临床应用经验分享

有关金匮肾气丸的出处，原文依次为：《金匮要略·中风历节病脉证并治》曰："崔氏八味丸，治脚气上入，少腹不仁。干地黄八两，山茱萸、薯蓣各四两，泽泻、茯苓、丹皮各三两，桂枝、附子各一两。右八味，末之，炼蜜和丸梧子大。酒下十五丸，日再服。"《金匮要略·血痹虚劳病脉证并治》曰："虚劳腰痛，少腹拘急，小便不利者，八味肾气丸主之。"《金匮要略·痰饮咳嗽病脉证并治》曰："夫短气有微饮，当从小便去之，苓桂术甘汤主之；肾气丸亦主之。"《金匮要略·消渴小便不利淋病脉证并治》曰："男子消渴，小便反多，以饮一斗，小便一斗，肾气丸主之。"《金匮要略·妇人杂病脉证并治》"问曰：妇人病饮食如故，烦热不得卧，而反倚息者，何也？师曰：此名转胞不得溺也，以胞系了戾，故致此病，但利小便则愈，宜肾气丸主之。"

有学者认为，上述主治虽有虚劳、痰饮、消渴、脚气及妇人转胞之别，然各证中小便不利是其主要见症，以示肾气虚损，气化不行之病机，故创制肾气丸温补肾气，助气化以利小便，在诸多利小便的方剂中独树一帜。金匮肾气丸是补肾气、利小便的代表方剂，适用于各种小便不利。正如在《医宗金鉴·删补名医方论》中柯琴所云："此肾气丸纳桂、附于滋阴剂中十倍之一，意不在补火，而在微微生火，即生肾气也"。笔者曾将其用于老年人高血压病、糖尿病、慢性前列腺炎、慢性支气管炎等，均获得满意疗效。目前该方广泛应用于泌尿系统、生殖系统、内分泌系统、消化系统、免疫系统、骨科、五官科等疾病。有学者对肾气丸1980~2001年国内公开发行的257篇文章进行了分析，发现舌淡苔薄白、脉沉细为最常见，认为临床见有小便量的改变，再结合腰膝酸软、神疲乏力等肾气亏虚之象，则可以使用肾气丸。笔者认为，老年人出现下肢水肿，不论小便是否通利、大便稀溏还是秘结，同时舌淡苔白，脉沉细，辨证当属肾气不足，应用金匮肾气丸多可取得良好疗效。伴有畏寒肢冷者，则属于肾阳不足，应用金匮肾气丸则需加重附子、桂枝用量才能取得较好效果。而且金匮肾气丸不同于西药各种利尿剂，对部分西药利尿剂无效的病人，仍然可以达到利尿效果。

（仝战旗）

69 反复肺部感染伴全身重度水肿

病例介绍 ....

　　患者，男，87岁，主因反复肺部感染2年余，四肢、阴囊水肿1月余求诊中医。

　　患者于2015年4月起，因反复肺部感染，长期住院治疗。2016年12月4日再次出现肺部感染，11日出现Ⅱ型呼吸衰竭，行床旁气管插管，报病危。后经积极抗感染治疗（美罗培南、奥硝唑、环丙沙星、替考拉宁、头孢他啶他唑巴坦钠等），病情逐渐稳定，2017年2月25日拔除气管插管。此后，患者仍反复发作肺部感染，经抗生素治疗后可好转。2017年8月5日患者再次出现发热，痰培养为铜绿假单胞菌，给予美罗培南（美平）+替考拉宁抗菌治疗。8月10日患者出现憋喘、呼吸困难，急诊动脉血气提示Ⅱ型呼吸衰竭。遂行急诊床旁经鼻气管插管术及呼吸机辅助通气，呼吸困难症状好转。根据药敏结果给予美罗培南（美平）+环丙沙星抗感染治疗。但肾功能恶化，双下肢水肿，给予间断利尿。8月22日查血常规：红细胞 2.42×10^{12}/L，白细胞 12.9×10^9/L，中性粒细胞0.851。生化：肌酐270μmol/L，尿酸677μmol/L。8月23日将抗生素更换为头孢哌酮钠舒巴坦钠（舒普深）+奥硝唑，后又加用左氧氟沙星。9月4日查血常规：白细胞 14.17×10^9/L，中性粒细胞0.79。痰培养为铜绿假单胞菌。更换抗生素为利奈唑胺+头孢哌酮钠舒巴坦钠（舒普深）。9月18日复查血常规红细胞 2.9×10^{12}/L，白细胞 12.43×10^9/L，中性粒细胞0.863，血红蛋白95g/L。生化：总胆红素24.7μmol/L，直接胆红素16.25μmol/L，γ-谷氨酰基转移酶124U/L，淀粉酶155U/L，脂肪酶 211U/L，肌酐 133μmol/L。患者尿少，四肢及阴囊处重度水肿，考虑与感染后全身炎症反应综合征导致肾功能受损相关，给予补充白蛋白、血浆、红细胞，加强利尿治疗，但效果不明显，每日尿量 1000ml 左右。遂于 9 月 20 日请中医科会诊。

患者既往有胆总管结石 ERCP+EST 及网篮取石后；胆系感染；高血压；阵发性房颤；心包积液；慢性肾功能不全；椎 – 基底动脉供血不足等病史。

诊疗经过

初诊（2017 年 9 月 20 日）：患者卧床，呼吸机辅助呼吸，面部浮肿，四肢及阴囊重度水肿，局部可见少量破溃渗液。体温近日波动在 37.5~38℃之间，痰量中等，色黄白相间，大便溏薄，每日 6~7 次。腹部饱满，触之软。舌淡嫩，苔薄白，脉沉细。证属：脾肾两虚，水湿内停。治则：补气健脾，温阳利水。方以五苓散加减。

生黄芪 30g	炒白术 10g	猪茯苓^各15g	泽泻 10g
白芍 12g	桂枝 6g	车前子^{包煎}15g	冬瓜皮 15g
山药 15g	炒谷麦芽^各15g	紫苏 10g	

7 剂，水煎服，每日 1 剂，分 2 次服用。

二诊（2017 年 9 月 29 日）：药后 1 周，患者水肿明显减轻，尿量增加，每日 2000~3000ml，体温 37.5℃左右。舌未见，脉沉细。原方基础上加鱼腥草 30g，再服 14 剂。

三诊（2017 年 10 月 13 日）：患者四肢及阴囊水肿基本消退，每日尿量 2000ml 左右，每日仅呋塞米 20mg 利尿，体温波动在 37.4℃以下。复查血常规、肝肾功能指标均有所改善，适当给予鼻饲少量大米汤。按降阶梯治疗原则，改抗生素为头孢他啶他唑巴坦钠。刻诊：面部略肿胀，四肢瘦削，肌肉萎缩，阴囊水肿完全消退，腹膨隆，触之软，大便仍溏，每日 5~6 次。舌未见，脉

沉细。前方调整如下:

生黄芪 30g	党参 12g	炒白术 12g	泽泻 10g
猪茯苓^{包煎}15g	炒山药 15g	桂枝 6g	车前子^{包煎}15g
鱼腥草 30g	黄连 6g	干姜 6g	炒谷麦芽^各15g

10剂,水煎服,每日1剂,分2次服用。

四诊(2017年10月23日):患者病情相对稳定,体温37℃左右,汗出稍多,进少量大米汤,尿量平均每日1500ml,复查白细胞 8.44×10^9/L,中性粒细胞0.7733;肝肾功能及酶类基本正常。大便仍溏,每日2~3次。治则不变,原方加山萸肉12g续服10剂。

讨 论

水肿是指体内水液潴留,是临床的常见病。阴囊水肿则是老年男性常见的生殖系统疾病症状之一,引发病因有多种,其中包括长期卧床,合并心脑血管疾病,全身营养代谢失调、低蛋白血症等。水肿病机比较复杂,西医治疗以利尿、支持、对症治疗为主。

中医将本病归为"水气病"范畴,古典医籍对其病因、病机、治则有详细的论述。《景岳全书·肿胀篇》指出:"凡水肿等证,乃肺脾肾三脏相干之病,盖水为至阴,故其本在肾;水化于气,故其标在肺;水唯畏土,故其制在脾。今肺虚则气不化精而化水,脾虚则土不制水而反克,肾虚则水无所主而妄行。"水肿一证,是全身气化功能障碍的一种表现,涉及脏腑亦多,但其根本在肾,与肺、脾密切相关,三脏相互联系,同时又相互制约。治疗则以阴阳为纲,辨证论治。

本案患者长期卧床,年老体衰,肺脾肾俱虚,加之反复感染,正气日衰,气化不能,故面部、四肢及阴囊重度水肿,西药利尿难见其效。水肿、大便溏薄、舌淡嫩、脉沉细无力,均属脾肾虚衰,阳不化气之证。故以补气健脾,温阳利水立法,选方五苓散加减。五苓散出自《伤寒论》，由猪苓、泽泻、白术、茯苓、桂枝五味组成。方中猪苓、茯苓、泽泻淡渗利湿，白术健脾燥湿，桂枝解表化气。五药相配，使水行气化，表解脾健，则蓄水、痰饮所致诸证自除。该方用药精巧，既可温阳利水，又可健脾化湿，一味桂枝外解太阳之表，内助膀胱气化。作者在此方基础上加车前子、冬瓜皮加强利水之功、山药平补肺脾肾、一味紫苏开宣肺气，起提壶揭盖之效，使得水肿得消，肺炎诸症渐见好转。该病案提示常年卧床老年患者往往多脏共病，虚实错杂，临床在辨证的基础上，需根据患者的不同特点，加以施治，方可获效。

（钱 妍）

70 下肢慢性溃疡

病例介绍

患者，男，64岁。主因双下肢溃疡7月余，双下肢红斑1周求诊中医。

患者于2016年10月无明显原因双下肢胫骨前皮肤出现溃疡，左腿2个，右腿2个，溃疡颜色淡转暗，不易收口，直径0.5~0.8cm，无疼痛等其他不适，未予诊治。1周前，双下肢溃疡周围皮肤出现红斑，面积逐渐增大，皮肤略肿胀绷紧，局部无疼痛，无渗出，无脓疱，全身无发热等不适。2017年4月18日于外院查血常规示：中性粒细胞百分比62.40%（参考范围54.00~62.00%），诊断为下肢溃疡皮炎。患者拒绝西药治疗。遂求诊中医。

既往有高脂血症病史。

诊疗经过

初诊（2017年4月18日）：双下肢胫骨前溃疡，色暗红，周围皮肤可见红斑，皮温略高，皮肤肿胀有绷紧感，皮肤粗糙起屑，无发热等其他不适。精神可，自退休后出现心烦易怒，入睡困难，纳佳，小便可，大便不成形。舌淡红苔薄少，脉弦细。证属：气虚血瘀，热毒蕴结。治则：清热益气活血，化瘀解毒消斑。方以犀角地黄汤、栀子金花汤、四妙勇安汤加减。

水牛角15g	生地黄15g	赤芍药15g	丹皮10g

麦冬 10g	连翘 12g	地丁 15g	生栀子 10g
黄连 10g	黄芩 15g	黄柏 1g	生甘草 10g
生黄芪 20g	生当归 10g	银花 15g	丹参 15g
马齿苋 20g	柴胡 10g	地龙 15g	生薏仁 20g
全蝎 10g	怀牛膝 15g		

3 剂，水煎服，每日 1 剂，分 3 次服用。

二诊（2017 年 4 月 25 日）：双下肢胫骨前溃疡颜色由暗转红，溃疡周围皮肤红斑颜色变浅，范围变小，右下肢皮肤仍肿胀，心烦易怒缓解，入睡困难较前改善，纳佳，小便可，大便不成形。舌淡红苔薄少，脉弦细。治宗前法，前方加猪茯苓各 15g，续服 3 剂。

三诊（2017 年 5 月 2 日）：诸证继续减轻，右下肢皮肤肿胀消除，溃疡周围皮肤红斑颜色继续变浅变淡，范围缩小，心烦易怒改善，情绪变好，夜间睡眠好，纳佳，小便可，大便不成形。舌淡红苔薄少，脉弦细。原方续服 7 剂。

讨 论

慢性下肢溃疡是指发生于小腿下 1/3 胫骨嵴两旁、踝部皮肤与和肌肉之间的慢性溃疡，中医称"臁疮"。多见于老年人及长期从事站立、负重等工作者，常反复发作，不易收口，严重者可烂至胫骨，引起骨膜炎，少数患者多年不愈，可发生癌变，临床治疗棘手。下肢溃疡也可能由多种原发病引起，常见的有烧伤、创伤、毒蛇咬伤后、皮肤感染、术后伤口不愈合、皮肤癌晚期、化疗后、单纯性下肢静脉曲张、原发性下肢深静脉瓣膜功能不全、动脉硬化症、脉管炎、单纯性淋巴水肿等疾病。

下肢溃疡的病因病机比较复杂，多数医家认为本病"始于虚，变于瘀，坏于腐"，认为本病由于禀赋不足、脾胃虚弱，中气下陷，经络阻滞，瘀血凝滞，脉络不通，因此肌肤失养，瘀久化热，热炽肉腐，即因虚致腐。也有医家认为本病因虚感邪，邪气（风、湿、热、毒）致瘀，瘀阻伤正，化腐致损，形成了虚、邪、瘀、腐并见，相互作用，互为因果，胶结凝固，阻滞于络脉，致使邪毒损络，发黑腐溃，组织缺损的基本病理变化，从而出现各种病证。《外科证治全生集》有言："生于小腿……因气滞血瘀，经年累月，臭烂憎人。"《疡科心得集》曰："外臁属三阳经，湿热易治，内臁属三阴经，湿兼血分虚热难治。"

本案属本虚标实之证，治疗当以清热益气活血，化瘀解毒消斑为法。方以犀角地黄汤、栀子金花汤、四妙勇安汤为主，加地龙、全蝎通络活血祛瘀，马齿苋清热解毒加强功效。

（高　路）

71 白细胞减少症

病例介绍

患者，男，70岁，退休干部。主因发现白细胞减少4年于1999年10月12日入院。

患者缘于1995年4月在我院常规查体时发现白细胞为3.3×10^9/L，诊为"白细胞减少症"，当时无任何不适，遂给予氨肽素、鲨肝醇及利血生等药物治疗，同时定期复查血常规，白细胞波动于（3.5~4.0）$\times 10^9$/L之间，无口腔溃疡，唯出汗多，一般情况尚好。曾于1999年2月在我院住院行骨髓检查，未见异常（骨髓增生活跃，G：E=0.96：1，粒、红二系增生，红系晚幼红核固缩明显，巨核细胞大致正常，浆细胞占4%）。自1999年4月起予以叶酸及维生素B_{12}治疗，血常规检查无明显改善。此次因胃癌术后住院检查过程中，发现白细胞2.1×10^9/L，为进一步诊治收入血液科。发病以来，精神食欲好，出汗较多，大小便正常，体重无减轻。既往体健，1973年患胰腺炎，经保守治疗痊愈。1980年发现冠心病，偶发房颤，1998年转为持续房颤，行扩冠治疗，病情平稳。1998年出现血压升高，最高达20.0/12.0kPa，经硝苯地平（心痛定）等药物治疗后病情平稳。1998年11月6日因胃癌行胃大部切除术。患者于20世纪80年代有放射性物质接触史。查体：血压18.0/10.0kPa，一般情况可，神志清，全身皮肤黏膜无黄染，浅表淋巴结无肿大，双肺呼吸音清，未闻及干湿性啰音，心率76次/分，律齐，各瓣膜听诊区无杂音。腹平软，肝脾肋下未触及，肠鸣音正常。四肢轻度肌肉萎缩，双下肢明显，肌力尚可。血常规：Hb 113g/L，PLT 172×10^9/L，WBC 2.3×10^9/L。西医诊断：白细胞减少症。因应用各种西药疗效不明显，请求中医会诊。

诊疗经过

初诊（1999年11月1日）：胃癌术后患者，主诉白细胞低，多汗，眠差，纳可，便调，舌淡苔少，脉弦细。治拟益气养阴，养心安神为法。

黄芪15g	太子参10g	麦冬10g	五味子10g
炒枣仁15g	当归10g	夜交藤15g	茯苓10g
石菖蒲10g	远志6g		

6剂，每日1剂，水煎，分2次服。药后症状改善不明显，出院后未继续服药。

二诊（2000年10月17日）：胃癌术后二年患者，白细胞2.7×10⁹/L，主诉腰酸乏力，多汗，纳可，便调，舌淡紫，苔薄白，脉沉细。治拟补肺益肾、固表止汗为法。

党参10g	麦冬10g	五味子6g	黄芪15g
白术20g	防风15g	补骨脂15g	巴戟天15g
熟地15g	当归10g	丹参15g	鸡血藤15g

6剂，每日1剂，水煎，分2次服。嘱坚持用药，共服56剂。

三诊（2000年12月13日）：白细胞2.6×10⁹/L，汗出减少，增强了战胜疾病的信心。继宗上法。

人参60g	麦冬60g	五味子36g	黄芪90g
白术120g	防风90g	补骨脂90g	巴戟天90g
熟地90g	当归60g	丹参90g	鸡血藤90g

共研细末，炼蜜为丸，每丸9g，每次1丸，每日3次，口服。

2001年1月3日，白细胞3.5×10⁹/L。2001年2月1日，白细胞4.0×10⁹/L，体力增加。

四诊（2001年2月19日）：白细胞4.5×10⁹/L，汗出已止，

复配上述丸药。

2001 年 3 月 14 日，白细胞 $3.5 \times 10^9/L$。2001 年 4 月 18 日，白细胞 $5.2 \times 10^9/L$。停药观察，随诊 2 个月，白细胞维持在 $4.6 \times 10^9/L$ 以上。

讨　论

白细胞减少症是指外周血中白细胞计数持续低于 $4 \times 10^9/L$，中性粒细胞百分数正常或稍减少，中医学根据其主要临床表现归为"虚劳""虚损"等范畴中。

本症是由多种化学因素（如苯及其衍生物、抗生素、磺胺类、利尿剂、抗癌药等化学药品）、物理因素（X 线、γ 线、放射性同位素等）、生物因素（多种感染如伤寒、结核、病毒性肝炎、风疹、疟疾、败血症等）、某些原发疾病如脾功能亢进、系统性红斑狼疮、骨髓纤维化等，以及不明原因导致的骨髓粒细胞生成减少或成熟、释放障碍，通过自身免疫或非免疫机制使粒细胞被大量破坏，以及粒细胞过多消耗、分布异常等，从而引起外周血白细胞减少。本案可能是放射性因素引起的。

本病主要表现为诸虚不足，《素问·通评虚实论》指出："精气夺则虚"，《杂病源流犀烛·虚损痨瘵源流》则说："虚者，气血之虚；损者，脏腑之损。虚久致损，五脏皆有。"可见其发病涉及精、气、血，与心、肝、脾、肺、肾皆有关，但与脾、肾二脏关系更为密切。正如《医宗必读·虚劳》所说："夫人之虚，不属于气即属于血，五脏六腑莫能外焉。而独举脾肾者，水为万物之元，土为万物之母，二脏安和，一身皆治，百疾不生"。脾为后天之本，气血生化之源，饮食水谷需经脾的运化方能化生气血精微，供养周身。《灵枢·营卫生会篇》说："中焦所受气者，泌糟粕，蒸精液，化其精微上注于脉，乃化而为血。"肾藏精，五脏六腑之精气皆受藏于此，而精血互化，故"血之源头在乎肾"，又唐·王冰注："肾之精气生养骨髓"(《增广补黄帝内经素问》)。所以只有肾脏精气旺盛，才能骨髓充实，化生血液。由于禀赋薄弱、体质不强，复被化学毒物或物理因素所伤；或外感病邪，久羁体内；或饮食劳倦、房劳过度；或大病之后失于调理等损及脾、肾，脾虚运化无力，肾亏精气不足，则气血乏源，致成本病。

根据临床表现可将其分为以下几种类型：脾胃气虚型，治宜健脾和胃、补益中气，方用加味四君子汤化裁；心脾两虚型，治宜益气健脾、补血养心，方用归脾汤加减；脾肾阳虚型，治宜益气壮阳、温补脾肾，方用保元汤合右归丸加减；肝肾阴虚型，治宜滋肾填精、养血补肝，方用一贯煎合左归丸加减；气滞血瘀型，治宜行气活血、祛瘀生新。方用逍遥散合桃红四物汤加减。

本案从临床表现来看，有乏力、自汗、精神不振、舌质淡、脉沉细等虚证，应用补法无疑。对此守法守方显得尤为重要，一诊药虽对症，但未坚持。二诊加强了与患者沟通，用药30余付疗效方显，更增强了治疗的信心。三诊方案已定，改换应用丸药，取"丸者缓也"，方便患者，能更好地达到预期目的。本方为生脉散、玉屏风散、当归补血汤等合方。现代药理研究显示，生脉散具有强心、升压和镇静作用。玉屏风散具有提高机体免疫力，抑制变态反应，改善肾功能等作用。当归补血汤具有显著提高小鼠细胞免疫功能，清除免疫复合物，能对抗免疫抑制剂，增强小鼠腹腔巨噬细胞的吞噬力；并有提高机体细胞免疫和非特异性免疫，抑制丙种球蛋白和抗排斥的功能。推测本案可能是通过免疫机制使白细胞恢复正常的。

（仝战旗）

72 淋巴瘤

病例介绍

　　患者，男，82岁，因确诊为非霍奇金淋巴瘤一年半，要求中医治疗。

　　患者 2013 年 10 月底无诱因出现疲乏无力，伴有腹部不适，持续数小时不缓解遂到医院就诊，门诊对症治疗后几天，病情无改善，除疲乏无力，伴有腹部不适外，患者还出现低热，2013 年 11 月 6 日再次到医院就诊，行血生化、肿瘤标志物、结核三项、B 超等检查。腹部 B 超显示：腹壁下、腹膜后有淋巴结肿大、脾脏肿大，当时考虑结核、肿瘤等疾病；经过 2 个多月反复 CT、MRI、B 超、血液学检查等诊断仍不明确，最后行肿大的淋巴结穿刺，于 2014 年 1 月确诊为：非霍奇金淋巴瘤（弥漫性大 B 细胞型淋巴瘤），于 2014 年 2 月收入血液科治疗，从 2014 年 2 月至 6 月期间共行化疗 4 次，化疗方案为 CHOP 方案。患者在第一次化疗后出现一度骨髓抑制，由于不厉害、没有进行处理。第二、三、四次化疗后出现三度骨髓抑制，表现为白细胞、血小板、血色素均下降，第四次化疗后出现三度骨髓抑制、白细胞下降至 2.1×10^9/L，患者身体极度衰弱，疲乏无力、少气懒言、动则气喘、汗出，纳差、贫血，患者要求暂停化疗，希望服用中药辅助治疗。既往有慢性萎缩性胃炎、高血压病、冠心病、前列腺增生、骨关节炎等病史。

诊疗经过

　　初诊（2014 年 6 月 12 日）：患者确诊为非霍奇金淋巴瘤，化疗4次后出现三度骨髓抑制，白细胞、血小板、血色素下降，自觉疲乏无力、少气懒言、动则气喘、汗出。本案化疗后出现的疲乏无力、少气懒言、动则气喘、汗出是属于气虚的症状，脾气亏虚、中气不足。化疗后出现的白细胞低 $2.1 \times 10^9/L$、血色素下降，这属于血虚的范围；纳差、大便稀，舌淡红，苔白，脉沉细，属于脾气虚。患者82岁，年事已高，肿瘤伤及正气、正气不足，加上化疗后，化疗药物伤及正气、波及脾肾，出现气虚、血亏，脾胃失和的情况。中医诊断：石岩、虚劳（气虚、血虚）。治法：益气健脾、补肾养血。

黄芪 30g	白术 20g	当归 10g	茯苓 15g
鸡内金 10g	山药 15g	仙鹤草 30g	地榆 15g
补骨脂 15g	党参 15g	肉苁蓉 15g	黄精 10g
龙眼肉 10g	炒麦芽 12g	鸡血藤 20g	炙甘草 6g

二诊（2014年6月28日）：服药2周，疲乏无力、少气懒言、动则气喘，汗出的症状缓解，纳欠佳，大便稀，舌淡红，苔白，脉沉细，根据病人的基本情况，中医治则不变。

黄芪 30g	白术 20g	当归 10g	茯苓 15g
鸡内金 10g	山药 15g	仙鹤草 30g	地榆 15g
补骨脂 15g	党参 15g	肉苁蓉 15g	黄精 10g
龙眼肉 10g	炒麦芽 12g	鸡血藤 20g	炒神曲 12g
炒山楂 12g	木香 6g		

用法：水煎服，每日1剂，分两次服用，连服14天。

三诊（2014年6月28日）：服药2周，疲乏无力、少气懒言、动则气喘，汗出的症状缓解，纳可，大便也正常，白细胞升到 $2.6 \times 10^9/L$。中医治则不变，之后每半月来中医门诊诊治，根据症状调整处方。

九诊（2014年11月15日）：非霍奇金淋巴瘤化疗四次后，三次出现三度骨髓抑制，目前病情平稳，血液科多次动员淋巴瘤病人最少要做6次化疗，考虑目前病情平稳、白细胞 $6.3 \times 10^9/L$，患者再次住院血液科拟行第五次化疗。目前一般情况可，纳可、眠可、二便调，有痔疮，经过中药坐浴治疗目前平稳，舌淡红，苔白，脉细。治法：益气健脾扶正。

黄芪 30g	灵芝 10g	女贞子 15g	茯苓 15g
陈皮 10g	党参 15g	石斛 10g	山药 15g
补骨脂 15g	鸡血藤 20g	鸡内金 10g	黄精 10g
竹茹 10g	半夏 10g	龙眼肉 10g	炒白术 10g

用法：水煎服，每日 1 剂，分两次服用，连服 14 天。

十诊（2014 年 12 月 6 日）：非霍奇金淋巴瘤行第五次化疗，化疗后再次出现三度骨髓抑制，白细胞、血小板、血色素均下降，自觉疲乏无力、动则气喘汗出、口腔溃疡、白细胞 $2.2 \times 10^9/L$，纳差、舌淡红，苔白，脉沉细。治法：益气健脾、补肾养血和胃。

黄芪 20g	白术 20g	当归 10g	茯苓 15g
鸡内金 10g	山药 15g	仙鹤草 30g	陈皮 10g
补骨脂 15g	生地榆 25g	竹茹 10g	半夏 10g
淡竹叶 6g	炒麦芽 12g	鸡血藤 20g	炒槟榔 6g

用法：水煎服，每日 1 剂，分两次服用，连服 14 天。

化疗后成分输血，造血因子促进造血，服中药 4 周，白细胞 $4.2 \times 10^9/L$，疲乏无力症状缓解，病情稳定。

十九诊（2015 年 5 月 4 日）：非霍奇金淋巴瘤行第五次化疗后半年，复查 PET/CT、B 超显示：腹壁下、腹膜后无肿大淋巴结，白细胞 $5.6 \times 10^9/L$；纳可、眠可、舌淡红，苔白，脉沉细。治法：益气健脾、化痰散结。

黄芪 20g	白术 20g	灵芝 10g	茯苓 15g
鸡内金 10g	山药 15g	枸杞子 10g	元参 15g
夏枯草 15g	僵蚕 10g	陈皮 10g	半夏 10g
山慈菇 15g	紫草 10g	白花蛇舌草 15g	女贞子 15g

用法：水煎服，每日 1 剂，分两次服用，连服 14 天。

目前病情平稳，考虑化疗期间以及化疗间歇期中药的治疗以扶正为主；停用化疗后、可以适当加用化痰散结祛邪的药物，如元参、夏枯草、僵蚕、半夏、山慈菇、白花蛇舌草等药物。每二周一次中医就诊服用中药，根据病情适当调整处方，目前病情稳定。从2015年6月1日开始停用汤药，现在改用贞芪扶正胶囊、复方红豆杉胶囊、八珍颗粒口服治疗，定期复诊，随防。

讨 论

恶性淋巴瘤是淋巴结和淋巴结外部淋巴组织的免疫细胞肿瘤，晚期恶性淋巴瘤是多器官受侵犯的全身性疾病。近年来，淋巴瘤的发病率呈明显上升的态势，已经超越白血病成为最常见的造血系恶性肿瘤。化学治疗在恶性淋巴瘤的治疗中比重增加，成为治疗恶性淋巴瘤的主要方法之一。但对晚期及复发性患者疗效仍然不佳，而且化疗药物的细胞毒作用对机体的正常细胞造成一定的损害。

中医中药对于提高机体免疫功能，减轻化疗、放疗的不良反应，改善病人生活质量，起到了一定作用。中医学治疗恶性肿瘤主要是祛邪扶正、化痰散结法为祛邪方法之一。中医虽无恶性淋巴瘤病名，但对淋巴结肿大的叙述与证治并非少见。"瘰疬"就是指淋巴结肿大而言，"筋瘰""失荣""石疽""恶核"也是描述淋巴结肿大的病证，虽然临床症状各异，但其共同特点与恶性淋巴瘤相近，其主要病机属痰、虚、瘀。根据临床实践将恶性淋巴瘤分为4个基本证型：气郁痰结型、寒痰凝滞型、血燥风热型、肝肾阴虚型，并分别采取疏肝解郁、温化寒凝、养血润燥、滋补肝肾等治则治疗。本病发病由于正虚亏损、情志失调、饮食不节、肝郁脾虚，导致气结痰凝；或六淫邪毒，乘虚而入，稽留不去，阻滞经络，久则渐成瘰疬、恶核，出现局部肿块。气郁痰结，则胸闷胁胀；寒痰凝滞，则形寒怕冷；血燥风热，则皮肤痒、便结；肝肾阴虚，则潮热盗汗、腰酸腿软等。罹病日久，加上化疗会出现气血耗伤，可见气血双亏，或脾胃失和，脾气亏虚、胃气上逆等症。扶正是应用补益药物，以扶助正气，提高机体抗病能力，减轻化疗药物反应，以利于扶正祛邪而达到消除岩肿的目的。临床资料及实验证明：扶正培本与机体免疫功能密切关系，是治疗恶性肿瘤的重要方法，如党参、人参、黄芪、女贞子、灵芝、黄精、阿胶、枸杞子等能提高机体免疫力，提高抗病能力，化痰散结药物如南星、半夏、海藻、昆布、牡蛎、山慈菇、僵蚕、冬凌草等含有抗癌成分，具有抑制肿瘤细胞生长作用。

　　该患者年事已高，肿瘤伤及正气、正气不足，加上化疗后，化疗药物伤及气血，出现气虚、血虚，纵观患者整体情况属于：脾气虚、中气不足，不能生化气血兼有血虚；舌淡红，苔薄白，脉沉细均为气虚之象。治疗采用：益气健脾、补肾养血法则，白细胞升高，疲乏、无力的症状得到缓解，病情稳定。

（陈利平）

淋巴瘤

73 带状疱疹

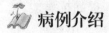 **病例介绍**

患者，男，67岁。主因左胸部疱疹疼痛2天就诊。

患者于2天前无明显诱因左胸胁疼痛，今晨沿疼痛部位出现片状红色丘疹及疱疹，呈簇状分布，皮色微红，内容清澈，灼痛难忍，影响睡眠。我院皮肤科诊断为带状疱疹，曾予以口服维生素 B_1、维生素 E、注射维生素 B_{12} 以及局部外涂炉甘石洗剂等，疱疹未见消退，特求中医治疗。

诊疗经过

初诊（1997年7月9日）：见左胸胁部片状红色丘疹，呈簇状分布，皮色微红，内容清澈，灼痛难忍，不敢触摸，精神、胃纳尚好，大便偏干，舌苔薄白舌质微红，脉弦滑，证属湿热毒邪壅于肌肤，治以清热解毒，疏风透邪法。

野菊花 15g	双花 15g	连翘 15g	板蓝根 15g
生黄芪 15g	地丁 10g	白芷 10g	蝉衣 9g
紫草 9g	白僵蚕 9g	生大黄^{后下}6g	生甘草 6g

水煎服，每日1剂分2次服用。

二诊（1997年7月12日）：服药3剂，局部灼热明显减轻，疱疹全部结痂未见新起，仅感局部轻微不适，大便偏稀，舌质淡红，苔薄白，脉沉弦。继以守原方去大黄，加强凉血活血之品。

野菊花 15g	双花 15g	连翘 15g	板蓝根 15g
生黄芪 15g	地丁 10g	白芷 10g	蝉衣 9g

紫草 9g   白僵蚕 9g   丹皮 10g   赤芍 10g

生甘草 6g

水煎服，每日 1 剂，分 2 次服用。

三诊（1997 年 7 月 16 日）：又进 3 剂，症状全部消除，局部疱疹结痂退净，精神、食纳好。嘱其停服中药，并忌食辛辣，海腥味发物两周后，病告痊愈。

讨 论

带状疱疹是病毒性感染所致的一种常见的急性疱疹性皮肤病。免疫功能低下的中老年人及恶性肿瘤病人尤为多见，且自觉症状较重，持续时间较长，其表现以成簇的水泡，沿一侧周围神经作带状分布，伴刺痛为主要临床特征。

中医古代文献对本病阐述较多，引起好发于胸腰部，故称为"缠腰火丹"、"蛇丹"，发于其他如面部、四肢的称为"蛇窜疮"。其病机多因情志内伤，肝气郁结化火，以致肝胆火盛，或因脾失健运，蕴湿化热，阻遏经络，气血不通，不通则痛，故症见灼热疼痛，毒热蕴于血分则发红斑，湿热凝聚不得疏泄则起水疱。因此，肝胆热盛，脾湿内蕴为本病的病机，皮肤发生水疱，剧烈疼痛为其症状的重要特征，在辨证论治上，多以清热利湿解毒以治其因，化瘀通络理气以治其果。

本案为老年患者，年老之体多虚，复因调摄失宜，忧思郁怒，劳心过度，再伐肝肾之阴，故往往邪实而正虚。因此，在分析时，既权衡邪气中湿、热毒邪之轻重，又注意邪正的关系。所以，采用分期辨证的方法，在初期和中期以祛邪为主，但又根据老年人的体质，往往在大剂量清热利湿解毒之品中，加一味黄芪，以扶正气托邪外出，亦可缩短疗程。在后期则重以扶正，法当益气养血，祛瘀止痛兼清余热毒邪，以杜绝产生后遗症。由此可见，中医临床处方，当以脉证为重，不应为西医病名所拘。

（郝爱真　陈明骏）

74 刺络拔罐治疗带状疱疹

病例介绍

患者，男，66 岁，因右侧肩部、前胸、枕部、耳后带状疱疹 7 天求诊针灸。

患者 10 天前有过度疲劳、天气炎热睡眠差病史。疱疹出现后常规口服药 + 外用药，痛不减，疹不消。经家人建议遂求诊针灸治疗。

就诊时，患者右肩部、前胸、枕部、耳后均有大片红疱样红疹，胸前部分疱疹破溃结软痂，患者描述疼痛为痛剧，VAS 评分 10 分。自患病后因疼痛严重影响日常生活，焦虑烦躁，食欲不振，彻夜难眠。

患者既往体健。

诊疗经过

首诊（2013 年 7 月 25 日）：

治疗：在疱疹及疼痛处用三棱针点刺，再在点刺部位拔罐，约 10 分钟血出尽后取罐。因患者第二天外出有演出任务，且身体状况良好，故右侧肩部、前胸、枕部及耳后疱疹分批次治疗。

患者当天晚上通过手机短信反馈，治疗后当晚疱疹几乎全部下去，且剧痛的症状顿消，患者身心舒服且思想负担消失。

10 天后，右侧肩部、前胸、枕部及耳后疱疹红色消退，破溃的疱疹及点刺针眼结痂，且部分结痂已经开始脱落，未见新出疱疹。

40 天后，右侧肩部、前胸、枕部及耳后疱疹处于愈合状态，疱疹的结痂完全脱落，皮肤光滑，仅留有疱疹消退后的暗红色疹印。

5个月后，右侧肩部、前胸、枕部及耳后疱疹印迹几乎完全消退，仅前胸治疗前破溃的一小片疱疹遗留有印迹，皮肤光滑。患者对针灸治疗带状疱疹的疗效非常满意。

讨 论

带状疱疹是由带状疱疹病毒感染引起的一种病毒性皮肤病，以沿单侧周围神经分布的群集性水疱及神经痛为特征。

带状疱疹病毒可长期潜伏于脊髓后根神经节或脑神经节的神经元内，当宿主的细胞免疫功能减退时，神经节内的病毒被激发活化，沿感觉神经通路到达皮肤，在该神经支配区域内发生特有的节段性疱疹。

带状疱疹的临床症状主要是疼痛，表现为局部皮肤知觉过敏、灼热、麻木、针刺样疼痛。患者常表现为烦躁不安、食欲不振，甚至彻夜难眠，严重影响患者的生活质量。

带状疱疹好发于中老年人群，尤其是免疫力低下的人群。西医治疗以抗病毒、抗炎、止痛、营养神经为原则，已形成规范化方案。

带状疱疹中医学称为"缠腰火丹""蛇串疮""蜘蛛疮""蛇丹"等，认为多由于肝经郁火或脾经湿热内蕴，又复感火热、湿毒之时邪，以至引动肝火，湿热蕴蒸，浸淫肌肤、脉络而发为疱疹；湿热毒邪阻遏经络，不通则痛，遂发为剧烈疼痛。

刺络拔罐治疗带状疱疹是根据"满则泻之，菀陈则除之"的原则，刺络加拔罐施于病灶局部，令血出邪尽，使郁热邪毒随血而去，以达到疏通经络、活血止痛的作用，可明显减轻患者的痛苦和缩短疗程。故刺络拔罐治疗带状疱疹在针灸的优势病谱中居于首位。

（姜 斌）

75 针灸治疗桡神经分布区带状疱疹后遗神经痛

病例介绍

患者，男，85岁，主因右上肢疼痛59天于2014年7月9日请针灸会诊治疗。

患者于2014年5月12日患右上肢疱疹病毒感染，经10余天抗病毒及神经营养药物治疗后疱疹消失，但仍残留右上肢疼痛，时轻时重，疼痛多呈跳痛，有时如刀割或针刺样疼痛，疼痛导致患者夜间睡眠不佳，伴有右上肢麻木不适。查患者一般情况可，右上肢桡神经分布区可见大小不一棕褐色带状疱疹后遗留下的多处皮损和瘢痕，不高出皮肤，无压痛。2014年7月7日患者因发作性心前区闷痛25年，加重1小时以冠心病，不稳定型心绞痛，陈旧性心梗收住心内科病区，入院后诊断：①冠心病 不稳定型心绞痛 陈旧性广泛前壁、高侧壁心肌梗死 心尖部室壁瘤；②心律失常 偶发房性期前收缩 频发多源性室性期前收缩 左前分支传导阻滞；③高血压2级 极高危；④双下肢动脉硬化症；⑤高脂血症；⑥肝囊肿；⑦脂肪肝（轻度）；⑧慢性浅表性胃炎；⑨双眼老年性白内障；⑩前列腺增生；⑪反流性食管炎；⑫右侧髋关节积液；⑬脑缺血；⑭陈旧性腔隙性脑梗死；⑮慢性肾功能不全；⑯左肾囊肿；⑰右肺结节性质待查；⑱带状疱疹后遗神经痛，住院期间因考虑带状疱疹后遗神经痛会进一步加重冠脉事件的风险，故请针灸科会诊。

🏥 诊疗经过 ··

初诊（2014 年 7 月 9 日）：右上肢疱疹病毒感染后 59 天，带状疱疹经治疗 10 余天后消失，现遗留右上肢多处皮损，伴右上肢疼痛，目前服用神经营养药物、止痛药物，疼痛导致患者夜间睡眠不佳，右手肿胀疼痛，以拇食中指掌侧明显，呈跳痛。查：右手肿胀，掌指指间关节无明显压痛，肌肉无压痛。针灸：曲池、外关、合谷、三间、鱼际，八邪。平针刺法，留针 30 分钟。

二诊（7 月 11 日）：疼痛范围在缩小，以右手拇食指及大鱼际处为主，呈持续跳痛。继续针灸治疗。方案同上。

三诊、四诊（7 月 14 日、15 日）：疼痛继续减轻，继续针灸治疗。方案同上。

五诊（7 月 16 日）：针灸 4 次后，右手拇指疼痛部位明显缩小，仅剩鱼际附近，跳痛已消失，呈阵发性疼痛，持续时间仍较长，疼痛剧烈，偶有停止时，最长持续 5 分钟左右，专家会诊认为是右上肢带状疱疹引起的桡神经损伤，正中神经有受累。继续针灸治疗。

六诊（7 月 17 日）：症状好转，范围缩小约 50%，集中在鱼际附近，局部水肿减轻，拇示指处肌肉有轻度萎缩，跳痛消失，疼痛性质无变化，程度约减轻 50%，拇指近端 2/3，示中指麻木。继续针灸治疗：加尺泽、手三里、手五里、阿是穴。

7 月 18 日、21 日、22 日、23 日、24 日、25 日继续按上述方案针灸治疗，疼痛症状逐渐改善。

7 月 28 日共针灸 12 次，随针灸次数增加，右手疼痛症状逐步缩小，现仅拇指桡侧及大鱼际附近疼痛针灸穴位：手五里、手三里、曲池、曲泽、阳池、合谷、鱼际、少商、阿是穴。

带状疱疹残留疼痛经 13 次针灸治疗，疼痛有所缓解，疼痛面积有所减小。

其后病历记录：

7月27日记录：7.25日疼痛科会诊，进行右侧桡神经封闭麻醉治疗，过程顺利。效果不佳，患者仍有右侧大鱼际肌肉疼痛。

7月30日记录：患者右臂仍有疼痛，请皮肤科专家会诊，考虑右臂疼痛与带状疱疹遗留神经痛有关，应用封闭、口服盐酸曲马多缓释片治疗，同时建议局部外用利多卡因凝胶止痛，并口服多塞平片（多虑平）减轻焦虑、促进睡眠。患者拒绝应用抗焦虑药物，因利多卡因凝胶无药，更换为复方利多卡因乳膏，继续观察上肢疼痛变化。

8月2日记录：再次请疼痛科专家会诊，建议继续应用盐酸曲马多缓释片，加用阿米替林，静脉应用神经营养药物，停用甲钴胺，自述夜间睡眠改善，疼痛较前稍减轻。

8月5日记录：患者诉右手大鱼际处疼痛缓解不明显，拟再次请皮肤科会诊，继续抗炎、营养神经等治疗。

8月7日阶段小结：患右上肢疱疹病毒感染，仍残留疼痛，疼痛导致患者夜间睡眠不佳，加重了夜间心脏负荷，应用针灸、理疗及请疼痛科、皮肤科会诊。调整止痛药物改善睡眠状况。患者疼痛明显减轻。

8月8日记录：带状疱疹残留疼痛经多次会诊，疼痛有所缓解，疼痛面积有所减小，继续当前治疗。

8月14日再次入院。

8月18日记录：患者因带状疱疹残留右手桡神经侧疼痛，经神经内科、皮肤科、疼痛科等会诊后，加用目前的止痛药物治疗，近期患者食欲较前差，考虑可能与患者服用的止痛、抗病毒药物的副作用有关（盐酸曲马多缓释片50mg，1次/12小时；阿昔洛韦片0.2g，3次/日；普瑞巴林胶囊150mg，2次/日。盐酸阿米替林片6.25mg，每晚1次。8月27日出院。

治疗体会

针灸治疗带状疱疹急性期疼痛疗效明显，尤其对疱疹引起的疼痛有明显减轻和缓解作用，一般采用针刺、刺络放血、拔罐、围刺、耳穴压豆等方法进行治疗。

带状疱疹后遗神经痛常发生在老年人或患多种慢性病基础上，在急性带状疱疹局部皮损已痊愈后，原受累部位仍感疼痛剧烈、伴有麻木不适感、焦虑、烦躁、抑郁状态等，病情迁延，病程长，有时可持续数月或数年。其疼痛发生机理一般认为与病变局部疼痛敏化有关。针灸治疗，虽然在大多数情况下，能够不同程度的减轻和缓解疼痛症状。但往往疗效持续时间较短，通常只有几个小时；目前从临床上观察到有患者在个别情况下针灸时疼痛不但不见缓解，反而有可能使疼痛加重、时间延长，加重常与手法偏重有关，此时宜调整针刺手法。另外应注意和关切老年人因带状疱疹后遗神经痛的剧烈疼痛引起的抑郁等情绪变化，应积极给予对症处理。

笔者建议在带状疱疹急性期可应用普济消毒饮、血府逐瘀汤治疗，年老体弱患者可适当配合扶正的方法。

（马朱红）

76 三叉神经痛

病例介绍

患者，男，70岁，退休干部。主因左侧面部发作性抽搐样疼痛20年，再次发作15天于1997年6月12日入院。

缘于1977年无明显诱因感左口角、上下唇烧灼样感，约数秒钟症状消失。每月发作1~2次，未曾诊治。1979年8月左口角、左面颊部呈闪电样、抽搐状、撕裂样疼痛，3~5秒，伴有左口角歪斜，面肌抽搐，咬舌，开始3~5天发作1次，多因刷牙、咀嚼食物诱发，以后每日发作2~3次。缓解期感左面颊部烧灼感，遂来门诊求治，诊断为"原发性三叉神经痛"（第3支）。给予卡马西平（进口）或苯妥英钠1片口服，可缓解症状及抑制诱发。1979年9月症状发作频繁，每日达10次以上，影响工作及休息，卡马西平增至3片、苯妥英钠1片，症状方控制2~3小时。后分别在本院及天坛医院行左下齿槽封闭及三叉神经撕脱术，之后有1年症状无复发。1981~1995年，左面颊部、左口角仍出现闪电样、抽搐样症状，疼痛为刀割样，3~5秒可自行消失，先后在宣武医院、南方医院及私人诊所给予射频治疗，局部封闭及药物（中草药）治疗等，收效不大。1996年5月24日晨起床时，感左面颊部疼痛，约1分钟后自行停止，其后相同症状又发生，需服用卡马西平2片（2次/日），5月30日晨起床后感整个左面颊部、左头皮抽搐样疼痛，不能碰左面部，服用卡马西平3片，2次/日，症状仍持续1小时方缓解。缓解期整个左面部皮肤烧灼样异样感。目前患者不敢刷牙、咀嚼食物、张口、大声说话，不能洗左半边脸，唯恐其诱发疼痛，连走路也需小心，碎步行走，生活极受影响，只能进全流食物，门诊服用苯妥英钠无效而收入院。患病期间无头痛，无视物旋转，无视物成双，无饮水呛咳等症状，大小便无明显异常。查体：体温 36.4℃，脉搏 76 次 / 分，呼吸 18 次 / 分，血压 18.0/12.0kPa（135/90mmHg）。一般情况可，心肺、腹部未见异常。患者神志清楚，言语流利，语音低沉，右利手。理解力、定向力、判断力、计算力、记忆力正常。粗测嗅觉正常，视力正常，视野完整。眼底：视乳头边界清楚，色泽正常，生理凹陷正常，动静脉比例为 2∶3，未见出血、渗出。眼睑无下垂，眼裂等大，双侧瞳孔正大等圆 2.5mm，光反应正常，调节辐辏反射正常。眼球各方向运动灵活，双眼同轴。左面部（三叉神经 1.2.3 支）痛觉减退，颞肌、咬肌有力，张口时下颌无偏斜，示齿时口角无歪斜，舌前 2/3 味觉正常。双侧听力正常，Rinne 试验气导 > 首导，Weker 试验居中。软腭活动正常，悬壅垂居中。咽反射存在。声音无嘶哑，转头耸肩有力。伸舌居中，无舌肌纤颤及萎缩。四肢肌容积、肌张力正常，肌力 V 级。步态正常，共济运动正常，深浅感觉正常。四肢腱反射对称存在。双侧 Hoffmann 征、Bsbinski 征、Chaddock 征阴性。颈软，Kering 征阴性。全身皮肤、指甲营养正常。括约肌功能正常。化验：尿常规（1997 年 6 月 4 日门诊）蛋白 25mg/dl，红细胞 4~7 个 /HP，白细胞 0~2 个 /HP。

西医诊断：①三叉神经痛（左侧）。②尿路感染。给予卡马西平 0.1g，2 次 / 日，效差。6 月 14 日改用卡马西平片（诺华制药）200mg，2 次 / 日，口服。后改为卡马西平（得理多）0.3g，1 次 / 日，氯苯氨丁酸 30mg/d，效果仍不显著。应患者要求，请中医协助治疗。

诊疗经过

初诊（1997 年 6 月 17 日）：疼痛剧烈，以太阳穴为中心，言语困难，口唇干裂，口臭，大便难，舌红绛，苔花剥，脉弦。治拟清胃泻火为法。

| 升麻 10g | 黄连 6g | 丹皮 10g | 当归 10g |
| 生地 15g | 栀子 15g | 枳实 10g | 元参 10g |

6 剂，每日 1 剂，水煎分服。

二诊（1997 年 6 月 23 日）：疼痛减轻，大便仍难，上方加生军 6g（后下），6 剂。

三诊（1997 年 7 月 2 日）：左侧面颊疼痛趋缓，言语较前清晰，口干口臭均减，舌红苔薄黄，脉细弦。治宗上法，调整处方。

生石膏 30g	升麻 8g	白芷 3g	丹皮 10g
栀子 8g	生地 15g	玄参 10g	生军^{后下}5g
枳实 10g			

6 剂，每日 1 剂，水煎分服。

四诊（1997 年 7 月 9 日）：加虫类药搜风通络止痛，调整处方。

生石膏^{先下}30g	升麻 8g	白芍 10g	白芷 10g
蔓荆子 10g	元胡 10g	川芎 10g	菊花 15g
赤白芍^{各}12g	全蝎 6g	僵蚕 8g	生草乌 5g

8 剂 ×2，疼痛缓解。

1997 年 8 月 3 日出院，停服中药。随访发现，病情缓解 3 个月后复发。电话随访，患者已于 2000 年 6 月在中日友好医院行手术治疗，手术后一年余，疼痛未发。

讨 论

三叉神经痛为三叉神经分布区的剧烈的、阵发性的放射状、撕裂样疼痛。西医学将三叉神经痛分原发性与继发性两种。

原发性三叉神经痛，是一种原因不明的三叉神经分布区内短暂的反复发作的剧痛。多发生于 10 岁以上患者，女多于男，大多数为单侧。多以三叉神经第 2、3 支分布区疼痛为特点，是短暂的、剧烈的，抽搐样疼痛为特征。疼痛以面颊、上下颌、舌最明显，口角、鼻翼、颊部和舌等处最敏感，轻触即可诱发，故称为"触发点""板机点"。疼痛可引起反射性面肌抽搐，口角牵向患侧，称为"痛性抽搐"。每次发作时间数秒至数分钟不等。病程呈周期性，发作期不变。由于病因不明确，西医常采用镇痛剂、封闭疗法等治疗，严重者施行节后三叉神经根切除术、三叉神经节前切断术或延髓神经束切断术。

本病因以眉骨棱骨、颧骨、下颌及舌、颊部单一或同时疼痛为特点，故属于中医"面痛""齿痛"的范畴。《素问·缪刺论》中有"齿唇寒痛"的记载，说明"寒"是其致病原因之一。但历代医家认识有所不同，如《张氏医通》中就有"风毒侵入经络，气血凝滞不行"的记载，朱丹溪则认为"头痛多主于痰，痛甚者火多"。目前大多认为本病有两方面原因：外因，由于平素摄生不当，外感风邪，或挟热，挟寒，挟痰，互结为患，自表侵袭经脉。风邪易上攻头面，扰乱清阳，闭阻脉络，致使经络之气受阻而致本病。内因，内伤七情，思虑烦劳过度，虚火内生，易耗伤肝阴，肝阴伤则其条达疏泄之功受损，郁而化火，肝火上扰，炼液成痰，痰火相结，闭阻于经脉而致本病。经脉之气受阻则气血运行失畅，瘀而不通，发为面痛。本病的病机关键为清阳被扰，经脉瘀滞，病情大多为实证。但若病久，则易耗伤人体之正气，产生虚实夹杂之证候。

临床上，一般本病的发生都有一定的诱因，或外感风邪，或内伤七情。患者就诊时多见其表情痛苦，面部时有抽搐，头摇不止。发作时沿面颊部放射，呈阵发性、剧烈的电击样疼痛，数发数止。由于造成疼痛的原因不同，患者的临床表现也不尽相同。

辨证准确是治疗本病的重要保证。一般本病的病机特点为邪气盛而正气未虚，多为实证，故治疗时多根据邪气不同而以祛邪为主，分别予以祛风、清热、散寒、行气解郁、活血通络之法。另外，由于风邪为六淫之首，故在遣方用药时应注意祛风通络止痛之品的应用。

本案症状典型，疼痛呈阵发性，烧灼样，遇热加重，得凉稍减，同时伴有面红，身热，口渴，大便秘结，小便黄赤，舌红绛，苔黄燥，脉弦数，病情严重，应用清胃泻火、疏风清热中药疗效显著。辨证求因、审因论治，经中医治疗患者疼痛暂时解除，但病因未去，导致疾病反复发作，最后依靠手术根除。

（仝战旗）

77 湿疹

病例介绍

患者，男，90岁，主因右肘部、颈部皮肤粗糙、变厚、瘙痒不适10余年，加重2月余就诊。

患者2005年4月份起，无明显诱因在右肘部处出现淡红色皮疹、红斑，瘙痒不适，大小约2cm×3cm，无鳞屑、无渗出，自己使用清凉油后症状缓解不明显，到我院皮肤科就诊，诊断为湿疹，给予复方曲安奈德、炉甘石洗剂外用，口服抗过敏药物治疗，病情时好时坏。休息不好、喝酒以及进食辛辣食物后会出现皮肤瘙痒不适，并累及颈部皮肤，曾内服中药、中药泡洗，外用皮炎平、派瑞松、尿素霜等多种药物治疗，时轻时重，一年后皮损扩大、皮肤粗糙、变厚、变硬。曾到广安门医院皮肤科、空军总医院皮肤科就诊，内服抗过敏药物、抗焦虑药物以及中药病情时轻时重。今年2月份进食羊肉较多，瘙痒加重，颈部皮肤粗糙、变厚、瘙痒不适，影响心情、影响睡眠。2016年3月2日到中医科就诊，皮肤检查：患者右手肘部3cm×5cm、颈部有7.5cm×12cm的暗褐色皮损，皮肤肥厚、粗糙，触之坚硬。食欲可、睡眠差、神情萎靡、心烦、大便干，夜尿多；舌淡红，苔薄白，脉细。既往有"慢性萎缩性胃炎、高血压病、脑梗死、冠心病、前列腺增生、骨关节炎"等病史。

诊疗经过

初诊（2016年3月2日）：患者为老年男性，90岁，皮肤瘙痒，局部皮肤肥厚、粗糙，角化过度，触之坚硬。食欲可、睡眠差、神情萎靡、心烦、大便干，夜尿多；舌淡红，苔薄白，脉细，属于血风疮，血虚风燥兼血瘀之象。病程长，反复发作，皮肤瘙痒，属阴血亏虚不能滋养肌肤，血虚风燥作痒，经常搔抓或由于刺激，皮损色暗肥厚，苔藓样变，或脱屑，属于血瘀，心烦、大便干属于阴虚血燥。中医诊断：血风疮（血虚风燥兼血瘀），治宜养血祛风。治法：益气健脾、补肾养血通络。处方：四物汤合消风散加减。

荆芥 6g	防风 10g	薄荷 6g	蝉蜕 6g
当归 10g	黄芪 15g	白蒺藜 15g	熟地 15g
瓜蒌 20g	地肤子 15g	白鲜皮 15g	地骨皮 20g
合欢皮 20g	火麻仁 15g	黄连 6g	茯苓 20g

用法：水煎服，每日 1 剂，分两次服用，连服 14 天。

外用青鹏软膏；避免用力搔抓、热水烫洗以及穿化纤和皮毛制品，以免对皮肤产生刺激，避免暴晒、过热、过度拭洗，避免刺激性食品和饮料，如浓茶、烈酒、辣椒、羊肉。

二诊（2016 年 3 月 20 日）：经过中医治疗及外用青鹏软膏，皮肤瘙痒症状减轻，大便干，舌淡红，苔薄白，脉细。调整上方如下。

荆芥 6g	防风 10g	薄荷 6g	蝉蜕 6g
当归 10g	黄芪 15g	白蒺藜 15g	熟地 15g
瓜蒌 30g	地肤子 15g	白鲜皮 15g	地骨皮 20g
合欢皮 20g	火麻仁 15g	黄连 6g	杏仁 10g
决明子 30g	佛手 10g		

用法：水煎服，每日 1 剂，分两次服用，连服 14 天。

外用青鹏软膏；避免用力搔抓、热水烫洗以及穿化纤和皮毛制品，以免对皮肤产生刺激，避免暴晒、过热、过度拭洗。避免刺激性食品和饮料，如浓茶、烈酒、辣椒、羊肉。

荆芥；理疗，双上肢无力似乎有缓解，目前一般情况可，纳可、眠可、二便调，治宗前法。

三诊（2016年4月10日）：经过中医治疗后，皮肤瘙痒症状减轻，大便通畅，诉近几天因为家务事导致心烦，舌淡红，苔薄白，脉细。调整上方如下。

荆芥 6g	防风 10g	薄荷 6g	蝉蜕 6g
当归 10g	黄芪 15g	乌梢蛇 10g	僵蚕 10g
苦参 15g	地肤子 15g	白鲜皮 15g	地骨皮 20g
合欢皮 20g	生磁石 30g	黄连 6g	茯苓 20g

用法：水煎服，每日1剂，分两次服用，连服14天。

外用青鹏软膏；注意饮食、生活。

四诊（2016年5月16日）、五诊：服上药后皮肤瘙痒明显减轻，心烦症状缓解，现诉头晕、大便干，舌淡红，苔薄白，脉细。调整上方如下。

蝉衣 6g	黄柏 10g	苦参 15g	苍术 15g
合欢皮 30g	白鲜皮 20g	生栀子 10g	僵蚕 10g
焦槟榔 15g	乌蛇 10g	生磁石 30g	三七粉 3g
半枝莲 15g	熟大黄 6g	全瓜蒌 30g	珍珠母 30g
川牛膝 30g	天麻 10g		

水煎服，每日1剂，分两次服用，连服14天。外用青鹏软膏；饮食应注意，避免辛辣刺激食物，调节心情。

服用上药后，皮肤瘙痒明显减轻，皮肤变软、可见皮肤色素沉着；心烦、头晕、大便干症状缓解，目前仍服用中药，继续观察。

讨　论

湿疹，中医学称为湿疮，是一种临床常见病、多发病，病因复杂，且与变态反应有关。本病在急性阶段以丘疱疹为主，在慢性阶段以表皮肥厚和苔藓样变为主，是一种瘙痒性皮肤病。笔者认为，湿疹患者大多由先天禀赋敏感，加之内外因素刺激而发

湿疹

病。内因包括消化功能失调、神经因素、机体存在慢性病灶、内分泌功能失调等；外在刺激因素包括气候条件、生活环境、日常用品、饮食劳作等。湿疹患者大多数找不到确切病因，上述因素作为一种诱因使病状加重或反复。中医根据病因分湿热型，湿阻型，血虚风燥型。急性者，以湿热为主，外感风、湿、热邪，或过食辛辣发物而致湿热阻于肌肤。亚急性者，以湿阻型居多，与脾虚失运，湿邪留恋有关。慢性者，以血虚风燥型为多，因久病伤血，血虚生风、生燥、肌肤失其濡养而成。浸淫疮是心家有风热，发于肌肤，初生甚小，先痒而后痛成疮。汁出浸渍肌肉，浸淫渐阔，遍及全体。慢性湿疹反复发作、缠绵难愈，以常用的散风清热除湿治疗方法往往效果不明显，以扶正祛邪，标本兼治为总治则，以益气养血活血、燥湿祛风止痒，取得满意疗效。

湿疹除对症治疗外，要积极寻找病因，力求加以排除，若能除去诱发因素，将可大大减少复发机会。应避免各种刺激因素，包括用力搔抓、热水烫洗、穿不清洁的衣服、化纤和皮毛制品对皮肤的刺激、暴晒、过热、过度拭洗。对刺激性食品和饮料，如浓茶、烈酒、咖啡，应尽量避免。

（陈利平）

78 天疱疮

病例介绍

患者，男性，90岁，主因四肢水疱性红斑发作1周求诊中医。

患者Ⅱ型呼吸衰竭、气管切开术后、呼吸机辅助呼吸，长期卧床。素有天疱疮病史，长期服用醋酸泼尼松龙片（10mg/d）治疗，天疱疮控制尚可。2015年2月1日双手新发红斑，予卤米松软膏局部外用，效果不佳。次日请皮肤科会诊，考虑天疱疮复发，在原治疗基础上加用呋喃西林液外敷。天疱疮继续加重，双手、双足及下肢大片红斑水疱，遂又将醋酸泼尼松龙片加量至15mg/d，病情仍未改善。2月7日联系中医会诊。

诊疗经过

初诊（2015年2月7日）： 高龄老人，慢性病容，面色萎黄，鼻饲饮食，定时吸痰，痰量中等，双手、双足及下肢散在大小不等水疱性红斑，部分融合，手足明显肿胀，踝不实，小便少，大便不畅。舌质暗，苔薄白腻，脉沉细。证属：脾虚湿阻，湿毒发于皮肤。治则：健脾化湿，凉血解毒。方以四妙丸加味。

苍术 10g	黄柏 10g	生薏仁 15g	牛膝 10g
土茯苓 15g	车前草 15g	黄芩 10g	冬瓜皮 15g
赤芍 15g	白鲜皮 15g	生甘草 9g	夜交藤 15g

用法：水煎服，每日1剂，分两次服，7剂。

二诊（2015年2月13日）： 疱疹明显减轻，部分小红斑水泡未完全消退，手足肿胀消退，小便尚可，大便仍欠畅，痰量变化不大。舌暗，苔薄白稍腻，脉沉细。治宗前法，前方出入：前方加杏仁10g、浙贝母10g、苦参10g，再服10剂。

三诊（2015年2月22日）：疱疹和手足肿胀完全消退，睡眠可，痰量中等，二便调。舌暗，苔薄白，脉沉细。家属要求继续中药调理身体，治法更为补气健脾，祛湿化痰，佐以清热。

苍白术^各10g	黄柏10g	生薏仁15g	茯苓15g
车前草15g	知贝母^各10g	杏仁10g	生黄芪15g
白鲜皮15g	赤芍15g	陈皮10g	炙甘草9g

用法：水煎服，每日1剂，分两次服。14剂。

守方1月余，醋酸泼尼松龙片减量至10mg/d维持剂量，病情平稳，疱疹未再发作。

讨　论

天疱疮是一种慢性反复发作的非遗传性自身免疫性皮肤病，具有泛发性及反复发作性。典型表现为正常皮肤或红斑基础上的紧张性水疱。主要发生于60岁以上老年人，偶见于儿童及婴儿。一般根据免疫病理分为寻常型天疱疮、增殖型天疱疮、落叶型天疱疮、红斑型天疱疮。类天疱疮病理检查为表皮下张力性大疱，现归为第五个类型。西医治疗首选皮质激素，早期使用，足量控制；正确减量，继续最小维持量，维生素作为辅助治疗。严重病例采用免疫抑制剂与激素联合治疗。

本病属中医学"天疱疮""湿疮"范畴。《医学金鉴·外科心法要诀》曰："此证初生如疥，瘙痒无时，蔓延不止，抓津黄水，浸淫成片，由心火、脾湿受风而成。"由此病因病机不外乎心火脾湿，兼感风热湿邪，邪气留恋，熏蒸肌肤而成。现代文献将其证型分为热毒炽盛、心火炽盛、湿热蕴结、脾虚湿蕴、气阴两伤型等。

本案患者长期卧床，鼻饲饮食，脾胃失用而废，脾虚湿蕴，久而化热成毒，故以健脾化湿，凉血解毒为治。处方投以四妙丸加味。四妙丸出自清末张秉成的《成方便读》，是在《丹溪心法》的二妙丸基础上加味而成。用于治疗肝肾不足、湿热下注所致下肢萎软无力，或足膝红肿热痛或湿热带下或下部湿疮，小便短黄等。方中以黄柏清热燥湿为君；苍术燥湿健脾为臣；牛膝补肝肾，活血通经，并可引药下行；薏苡仁渗湿泄浊，与苍术配伍，加强健脾利湿之功，清湿热之源，使湿热从小便而出，为佐使。"治湿不利小便非其治"，故投以车前草、冬瓜皮利水消肿，黄芩清热解毒，赤芍凉血活血，白鲜皮以皮走皮，使湿去、热清、络通而收效。

（钱　妍）

天疱疮

79 落枕

病例介绍

病例一

患者，男，58岁，干部。主因左颈部疼痛并活动受限3小时求治于针灸门诊。

2015年6月23日，晨起因活动不当突发左颈部剧痛，活动受限，自服止痛药后疼痛略减轻，但活动受限仍较明显。病程中无其他不适。

既往有枕大神经痛。

查体：患者颈部强迫体位，左侧弯。各方向活动均受限。左颈部肌肉僵硬，轻触即痛。

辅助检查：颈椎MRI（2014年3月7日），颈椎曲度正常，序列尚可，椎体边缘骨质增生，颈5/6椎间盘膨出，脊膜囊受压，后纵韧带、黄韧带未见增厚，椎旁软组织未见异常。

诊疗经过

诊断：落枕。治疗：针刺。取穴：后溪（左侧）。

消毒穴位皮肤，嘱患者轻轻握拳，直刺进针捻转使产生酸胀感。同时嘱患者轻轻活动颈部，缓慢增加运动幅度，症状逐渐减轻。留针30分钟，期间行针3次。出针时患者已可自如活动，疼痛消失，仅有局部不适感。初诊左颈部肌肉僵硬消失。患者笑逐颜开离开医院。

6月29日患者来院查体，自述左颈部侧弯、后仰时仍感不适，要求针灸治疗。根据症状给予局部针刺治疗。

病例二

患者，男，84 岁，退休干部。主因右颈部疼痛、活动受限 9 小时求治于针灸门诊。

2015 年 7 月 21 日，晨起因活动时发右颈部疼痛，活动受限，在门诊部行按摩治疗后症状反加重，疼痛明显。既往曾因类似症状经按摩治疗后缓解。

既往有心律失常、慢性支气管炎、冠心病史。

查体：患者颈部前屈、后伸、右转受限。颈 2、3、4 右椎旁肌肉压痛。

辅助检查：颈椎 MRI（2015 年 4 月 30 日），颈椎曲度变直，序列尚可，椎体边缘骨质增生，颈 5/6、6/7 椎间盘膨出，脊膜囊受压，下段黄韧带略增厚，椎旁软组织未见异常。

诊疗经过

诊断：落枕。

治疗：针刺。

取穴：后溪（右侧）。

消毒穴位皮肤，嘱患者轻轻握拳，直刺进针捻转使产生酸胀感。同时嘱患者轻轻活动颈部，缓慢增加运动幅度。留针 30 分钟，期间行针 3 次。出针时患者后伸自如，前屈及右转角度增加，但右转仍觉疼痛。再增加颈部阿是穴针刺，留针 20 分钟，出针后活动幅度增加，但仍觉右侧颈部僵硬。7 月 22 日复诊时仍诉右颈部僵硬、疼痛，触诊右颈后、外侧多组肌肉（深层肌肉）僵硬、压痛。常规取穴治疗，7 月 23 日第三次治疗后症状消失，1 月后随访颈部活动自如。

落枕

🎋 讨 论

落枕的病因主要有两个方面：一是肌肉扭伤，如夜间睡眠姿势不良，头颈长时间处于过度偏转的位置；或因睡眠时枕头不合适，过高、过低或过硬，使头颈处于过伸或过屈状态，均可引起一侧肌肉紧张，使颈椎小关节扭错，时间较长即可发生静力性损伤，使伤处肌筋强硬不和，气血运行不畅，局部疼痛不适，动作明显受限等；二是感受风寒，如睡眠时受寒，盛夏贪凉，使颈背部气血凝滞，筋络痹阻，以致僵硬疼痛，动作不利。

结合解剖知识，从颈肩部肌肉解剖功能、临床表现及结合相应的检查，可以将落枕细分为胸锁乳突肌、斜方肌、肩胛提肌、斜角肌损伤等，其中胸锁乳突肌和肩胛提肌损伤较为常见，这与两者的解剖与功能有关。胸锁乳突肌起于胸骨体及锁骨头胸部，止于乳突及枕骨上项线，作用是一侧收缩使头转向对侧，两侧收缩使头后仰。经常扭转颈部、经常突然转头、睡眠姿势不良、颈部扭转斜置，而牵拉损伤胸锁乳突肌，造成局部代谢障碍而水肿，代谢物未及时排出而刺激肌腱造成肌腱部疼痛，进而引起肌肉痉挛，形成恶性循环，最终影响颈部的功能活动。查体时可见：颈部旋转活动受限，颈部僵硬；被动做头部旋转或颈部过伸活动，引起胸锁乳突肌疼痛和痉挛；在胸锁乳突肌起止处压痛明显；X线检查可有颈椎曲度改变、颈椎后缘骨质增生、钩椎关节增生等。

肩胛提肌起于上位4个颈椎横突后结节，止于肩胛骨的内上角及脊柱缘的一部分。其作用是为上提肩胛骨并使其转向内上方。另外，肩胛提肌与菱形肌在肩胛骨的内上角交叉重叠，是损伤的好发部位，当头颈部在非正常位置下工作或睡眠时，一部分肌肉处于持续牵拉和紧张状态，以至肌肉、肌腱拉伤，加上寒冷的侵袭，则容易产生肩胛提肌损伤，从而引起颈部疼痛和功能阻碍。查体时可见：一侧颈肩部疼痛，可放射到同侧头痛；在肩胛骨内侧缘上部及肩胛骨上角有压痛；或在上4个颈椎横突后结节处有压痛；上肢后伸，使肩胛骨上提或内旋，引起疼痛加剧。X线检查，部分患者可见颈椎曲度改变、骨质增生。

针刺治疗落枕的方法多种多样，以针刺多穴、针刺配合按摩、针刺配合拔罐的方法居多。

《灵枢·杂病》曰："项痛不可俯仰，刺足太阳；不可以顾，刺手太阳也。"

本病病位在颈项部经脉，与督脉、手足太阳及手足少阳经密切相关。若项背部疼痛，低头时加重，项背部压痛明显者病变以督脉、太阳经为主，督脉型取水沟，太阳经型取后溪、攒竹。若颈肩部疼痛，颈部向患侧偏斜，且颈侧部压痛明显者病变以少阳经为主，取中渚。若疼痛见于两个部位以上者为混合型，可辨证取穴。

后溪：后溪通督脉，为八脉交会穴之一，又为手太阳小肠经之输穴，"输主体重节痛"，常被用于治疗疼痛性病证。

养老：最早见于《针灸甲乙经》，为手太阳小肠经的郄穴；郄穴是经络气血的空隙、间隙，是经脉在四肢部经气深聚的部位，郄穴对本经循行部位及其所属脏腑的急性病症治疗效果比较好，阴郄治血，阳郄治痛。

落枕穴：落枕穴位于人体的手背当第二、第三掌骨之间，掌指关节后约0.5寸处。所治落枕为患者左右活动受限，或左或右，针刺对侧落枕穴，效果极好。

手法：先在落枕穴处找到痛点，准备好针具，令患者咳嗽一声，随咳进针（一是转移患者注意力，二是振奋气机减少针刺痛感），边行针边嘱患者向患侧活动。

列缺穴：列缺穴在前臂部，桡骨茎突上方，腕横纹上1.5寸处。所治落枕为右上或左上活动受限，手法同上。

手三里穴：手三里穴位于曲池下二寸，按之肉起兑肉之端。取此穴位时应让患者取正坐，侧腕，伸直前臂。曲肘的取穴姿势，手三里穴位于前臂，手肘弯曲处向前3指幅，在阳溪与曲池

落枕

连线上。所治落枕为肩颈部活动受限，手法同上。

悬钟（绝谷）：穴悬钟穴在外踝尖上3寸，腓骨前缘。所治落枕多为经常落枕的颈椎病患者。刺时采用补法。

一般来讲，新病落枕一般6~10秒见效，快则针进即愈，留针20~30分钟。针刺后一定要注意保暖，防止被寒风吹到，否则症状易再次出现，影响疗效。

中药治疗

"诸痉项强皆属于湿"记载于《内经·至真要大论》第七十四病机十九条。因受凉而致颈项僵硬疼病，转侧不利，肩背疼痛，恶寒发热，肢体酸楚，头重，曾用羌活胜湿汤加苍术、葛根，3剂而愈。

芍药甘草汤方出《伤寒论》，功擅化阴舒筋，缓急止痛，能弛缓骨骼肌，消除其挛急以及因挛急引起的疼痛。治疗软组织损伤，往往取得迅速缓解疼痛、恢复功能活动的效果。

（左 芳）

80 颈部僵硬

📖 **病例介绍**

患者，男，61岁。主因颈部僵硬不适感2年余于2014年10月28日来诊。

患者近两年来颈部僵硬不适，活动受限，常牵及后头部胀痛难忍，多于伏案工作后症状加重，休息后稍缓解。曾尝试理疗、按摩、牵引等多种治疗效果不明显，常伴有失眠，颈部怕凉，烦躁不安等症状。无头晕，无肢体麻木。既往体健。

查体：一般情况可，颅神经检查正常。颈部僵硬，前屈、背伸、侧弯活动受限。局部皮肤及软组织触之较硬，有条索，压痛不明显。肩关节运动正常，双上肢肌力、肌张力正常，霍夫曼征（-），心肺、肝胆胰脾、双下肢及关节未见异常，病理反射未引出。磁共振扫描显示：C4-5轻度骨质增生；C5-6椎体骨质增生，椎间隙变窄，椎间盘变性，有轻微突出；C6-7椎体增生，C6椎体Ⅰ°滑脱。

📖 **诊疗经过**

初步诊断：颈椎病，经脉瘀阻、气血不通、筋脉失养所致。

治则：舒筋通络，运气活血。治疗：针灸治疗。

取穴：风池、天柱、风府、新设、C3-8夹脊穴、枕下旁线、肩井、阿是穴。

病程记录

2014年10月28日：针灸时针下感觉沉紧，右侧颈5-6夹脊

颈部僵硬

293

穴针灸针刺入困难，几易其针，方得刺入，针后约15分钟后逐渐缓解（肌肉痉挛），用舒筋法数次调针，留针30分钟后出针，颈肩部肌肉痉挛基本缓解。

10月30日：第三次针灸，颈部僵硬症状逐渐好转，不适感缓解明显，颈椎前屈、背伸、侧弯活动幅度较前增大，继续针灸，方案不变。

11月2日：第五次针灸治疗，颈部僵硬及颈肩部、后头部不适感等症状缓解约30%，后伸时有肩部斜方肌上半部疼痛，不动时不痛，针灸时针下肌肉痉挛较前已有缓解，继续行针灸。方案同上。

针灸5次后，因工作原因停针灸两周，期间嘱患者减少颈部活动，避免长时间保持固定姿势不动，避免牵引及各种按摩手法治疗，可以做理疗。

11月17日：停止针灸期间症状有明显缓解，近两日因会议多等原因致后头部疼痛及颈部不适，予针灸治疗。

11月18日：后头痛及颈部不适感于11月17日针灸后很快缓解，颈部前屈、背伸有明显好转，但左右侧弯活动受限明显，调整针灸穴位（夹脊穴旁开1寸左右针刺）。

11月25日：上次针灸后(11月18日)颈部侧弯症状明显好转，因工作原因停针灸6天，6天来症状已较前明显好转，颈部僵硬、活动受限明显改善，继续针灸以巩固疗效。

该患者至目前共治疗9次，自觉症状缓解约80%以上。

讨 论

颈椎间盘综合征由于累及的部位不同而出现复杂的临床症状，上颈段和下颈段疾患的临床症状截然不同。上颈段（颈1~4）的脊神经组成枕大、枕小神经，颈丛神经和膈神经，而下颈段（颈5~胸1）的脊神经组成臂丛神经。导致颈椎病的病因有颈椎间盘的退行性变；长期伏案工作，颈部长期处于屈曲状态，迫使髓核向椎间盘后方移位，使该处纤维环变薄变性，容易破裂。

颈痛和颈项僵硬是上颈段综合征的临床特征之一，患者常表现为颈项僵硬，不能点头、仰头、转头。如需头的转动，必须头与躯干一起转动，项肌与颈肌痉挛如木棍，常伴有后头痛等症状。本例患者主要表现为颈局部僵硬，当属此证。颈部夹脊穴、风池、天柱、新设等局部取穴通经活络、解除痉挛，则诸症缓解。

颈椎病是临床常见病，应避免长期低头伏案工作，工作1小时左右或感觉不适时应让颈部休息几分钟，防止颈椎病的发生或加重。

针灸是非手术疗法治疗颈椎病的首选方法，应避免用牵引、旋扳等手法治疗，不建议长期按摩治疗。

颈椎病所致颈项僵硬的可选用葛根汤治疗，中成药可试用愈风宁心片、颈复康等。

（马朱红）

81 颈椎病

📖 病例介绍

患者，女，63岁，因左侧颈肩及上肢疼痛2个月求诊针灸。

患者于2016年12月27晨起时出现左侧肩背部酸胀疼痛，不伴肩部活动障碍，先自行贴膏药治疗，1个月后，疼痛逐渐延至手臂，且肩背部疼痛加重，伴肩臂及手指麻木，同时左上臂及左手握持力量减弱。期间到骨科就诊，给予红药膏，美洛昔康、吲哚美辛巴布膏及甲钴胺注射液治疗。核磁扫描示：颈椎退变，颈5/6、6/7椎间盘膨出。患者既往有高血压、椎基底动脉供血不足等病史。就诊时，患者自述左肩、左臂及5个手指均麻木，全天候麻木酸胀，疼痛已经不明显，且麻木情况影响睡眠。

📋 诊疗经过

首诊（2017年2月27日）

针刺取穴：颈椎华佗夹脊穴，肩井、肩髃、臂臑、曲池、手三里、外关、八邪。

第一次治疗后肩背部及上臂感觉舒适，症状明显缓解。3次治疗后，患者述上臂及手指的麻木由持续性麻木变为间断性麻木，且每次仅持续十几秒即可缓解，70%的症状有效缓解。

5次治疗后，症状基本消失，偶尔有一过性麻木，7~8次/日。后续治疗仅取穴颈椎华佗夹脊穴、天柱、肩井。

第8次治疗后，每天偶有1次一过性的上臂麻木。

至3月31日，共治疗9次，患者痊愈，疗效满意。

讨 论

颈椎病是颈椎椎间盘组织退行性改变及其继发性病变后累及颈部神经根、脊髓椎动脉或交感神经并出现相应的临床症状。各年龄段均可发病。

中医认为外邪内袭、慢性劳损是颈椎病的诱发因素。外邪主要指风寒湿三气杂至合而为痹；慢性劳损为经久积累性损伤尤在某些强迫性或被动性体位下导致的气血失和、血脉不通、筋脉不荣。风寒湿外邪多先侵犯太阳经并可影响督脉使项背挛急疼痛加剧，头颈转动受限。另外，随着现代社会生活节奏加快，工作生活方式变化，电脑、手机广泛使用，上班看电脑，下班看手机已经成为常态，低头族的人群不断扩大，长时间的伏案工作或低头看手机，使颈部肌肉长时间处于痉挛收缩状态，颈椎得不到休息，颈椎病发病率不断上升，发病年龄不断下降。

颈部的走行经脉中以循行于项部的足太阳膀胱经、督脉、手少阳三焦经及足少阳胆经对颈椎病的影响最大。针灸治疗颈椎病多采用颈部夹脊穴局部取穴，由于夹脊穴紧靠脊柱和脊神经，刺穴可直达病变部位，以通调督脉之气，从而达到消炎和镇痛的作用。督脉为阳脉之海，针刺后能使全身阳气得以振奋，气血得以流通，气血通畅则脏腑协调，脑髓得以濡养，诸证消失。针刺夹脊穴不仅可治疗脊柱本身的疾病而且对其相应神经节段所支配的病变也有较好的疗效。

（姜 斌）

82 颈椎病引起的左上肢麻木

病例介绍

患者，男，81岁，主诉：颈部不适40余年，左上肢麻木疼痛2年，于2014年10月29日来针灸科就诊。

患者有颈椎病史40余年，因多年从事写作等文案工作及使用电脑等，常感颈部不适，偶有疼痛，时轻时重，多次在本院骨科、理疗科诊治，诊断为颈椎病，并给予药物（药名不详）及多种理疗、体疗等方法治疗，病情基本稳定。近两年来，患者经常出现左上肢麻木、疼痛、不适等症状，牵及左手指麻木，以左上肢上臂后外侧及无名指、小指症状明显，夜间、劳累及使用电脑较多时症状加重。近两周来症状加重，以左上肢麻疼为主，影响生活和工作，夜间严重影响睡眠，心情烦躁。在骨科、神经科及理疗科等诊治，效果不明显而来针灸科诊治。

既往史：有房颤病史多年。查体：颈部前屈、背伸、侧弯运动基本正常，左手指力稍差，病理反射未引出。无明显肌肉萎缩。舌暗红、苔薄白、脉细弦。2014年9月9日核磁扫描显示：颈椎C3-C7椎间盘不同程度突出、椎管狭窄，颈椎退行性变。

诊疗经过

门诊诊断：颈椎病；颈椎间盘突出症；颈椎管狭窄。

治疗：给予针灸治疗，坐位取穴，每周3次。

2014年10月29日：取穴：风池、颈部夹脊穴、阿是穴、天柱、肩井、天宗、臑俞、肩髃、臂臑、合谷。针灸10余分钟后，左上肢麻痛症状逐渐减轻，留针 30 分钟，症状基本缓解。

10 月 31 日，11 月 3 日：继续治疗 2 次。方案同上。

11 月 5 日：针灸治疗第 4 次。颈部不适及左上肢麻痛症状已明显好转，烦躁、失眠等症状改善，但用电脑及看书时间长时偶有症状加重。

11 月 14 日：症状有反复，仍表现在左侧上臂后外侧疼痛、沉重、麻木，但较前减轻，白天症状较轻，夜间症状明显，继续针灸治疗，方案同上。

11 月 15 日再次治疗。

11 月 19 日：症状明显减轻，麻木减轻，下午、夜间左侧三角肌附近仍有疼痛不适感。继续治疗。

11 月 21 日、26 日继续治疗两次。

11 月 28 日：颈部不适及左上肢麻木疼痛感等症状缓解。继续如上治疗 1 次。

讨 论

本例患者 81 岁，长期进行伏案电脑写作，在原颈椎病基础上，出现左上肢麻木疼痛等根性刺激症状，并加重，难以忍受，致心情烦躁、难以入眠。但经过近 1 个月共 10 次的针灸治疗后，症状完全缓解。

针灸治疗颈椎病引起的神经根刺激症状具有良好效果，本例患者首次针灸 10 分钟后，左手麻木疼痛症状即逐渐缓解。大量的临床病例证实，可以将针灸疗法作为颈椎病引起的神经根刺激症状的主要治疗方法。希望加以研究和推广。

针灸治疗神经根型颈椎病，应注意针刺的深度、角度及手法。该类型颈椎病多存在颈部深层肌肉痉挛，临床上因椎间盘直接压迫神经根的情况相对较少，针灸治疗效果也相对较差。但大多数根性刺激症状多因肌肉痉挛引起并加重，痉挛又加重神经的卡压和软组织水肿，从而形成恶性循环。针灸的作用是使这一过程逆转，通过一定的针刺手法解除肌肉的痉挛，从而解除神经卡压症状。根据病情的不同，这一过程需要 1~10 次不等。神经根型颈椎病约占颈椎病的 60%，笔者认为中医药治疗可以配合使用颈舒颗粒，但疗效不如针灸。

（马朱红）

83 输尿管结石

病例介绍

患者，男，69岁，因右侧腰痛12小时求诊针灸。

患者2017年8月24日3时许，无明显诱因突发右侧腰部剧烈锐痛，疼痛无放射，无排尿困难及肉眼血尿，无尿频及尿痛，无恶心及呕吐。自行饮水及翻身变换体位不能缓解。10时左右在单位门诊部予肌内注射消旋山莨菪碱片（654-2）后疼痛明显减轻，随后大量饮水（约4000ml），腰痛症状有所缓解，但出现排尿不畅进而排尿困难。当天下午2∶56来我院急诊　超声检查示：右侧输尿管上段扩张，宽约1.0cm，中下段显示不清。给予盐酸坦索罗辛口服。以"①右肾结石，右肾积水，肾绞痛；②急性尿潴留"收入综合外科。自发病以来，精神、食欲差，大便未见明显异常。

患者入院后一直口服"排石颗粒""左氧氟沙星"治疗。8月25日主管医师查房记录："因患者结石较大，右侧输尿管结石自行排出可能性较小，如下周不能排出，考虑体外碎石治疗。给予停用硫酸氢氯吡格雷片抗凝治疗，配合外科完善术前检查"。但患者担心体外碎石的副作用，不愿接受体外碎石疗法，坚决要求针刺治疗，故于8月28日求诊针灸治疗。

诊疗经过

首诊（2017年8月28日）：给予患者耳针治疗。

耳针取穴：输尿管、膀胱、交感、神门、下焦、神经系统皮质下、肝。

嘱患者重点强刺激相应穴位，配合多饮水及跳跃运动。

患者第二天上午带着排出的结石（长径大约1cm）即来告知，昨日耳针治疗后，频繁按压耳穴，输尿管结石于治疗当日晚10时许顺利排出，当天下午出院。

讨 论

泌尿系结石在中医学里属"石淋""砂淋""血淋"范畴，缘由湿热蕴结日久而砂石排泄失常瘀于膀胱，气机滞塞不通所致。临床主要表现为结石所处的肾盂或输尿管走行部位的腰腹部疼痛，发作时疼痛剧烈，可放射至同侧会阴部，有时伴恶心、呕吐，腹部超声或CT检查可见结石征象，尿中可见较多红细胞。患者的症状及辅助检查结果均支持该诊断。

选取输尿管、膀胱为相应部位的耳穴，输尿管穴性质属阴，专于疏利泄水，故有清热利湿，疏利水道的作用，可清利下焦，排石止痛；交感神经可缓解内脏平滑肌痉挛，解痉止痛，亦可促进输尿管蠕动；神门和下焦具有镇静、解痉止痛的作用；神经系统皮质下调节大脑皮层功能，缓解因绞痛及结石久排不下所致精神紧张状态；肝疏通经脉，调和脏腑气血功能。

耳针治疗时首先要通过痛点选准穴位，其次手法要强，强刺激相应部位，缓解输尿管的痉挛，促进结石顺利排出。肾及输尿管结石，其疗效以输尿管结石为好。耳穴按压间隙，也需患者配合多饮水及跳跃运动。

（姜 斌）

84 肩背痛

病例介绍

患者，男，82岁，退休干部。主诉左肩背疼痛1周来针灸科就诊。

患者无明显诱因出现左肩背疼痛，夜间疼痛明显，影响睡眠。外敷膏药可以略微减轻疼痛。既往针灸治疗效果较好，故求治于针灸以改善症状。患者平素喜欢游泳，游泳频率3~4次/周。既往有高血压病2级；冠心病稳定型心绞痛；阵发性心房纤颤；永久性心脏起搏器植入术后。查体：患者驼背，形体瘦弱，上肢及躯干肌肉菲薄。肩关节各方向活动受限不明显。左肩胛骨内侧、左肩胛冈下压痛明显。

诊疗经过

诊断：肩背痛（气滞血瘀）。患者既往肩背痛针灸效果理想，故采用常规治疗方法。取穴以阿是穴为主，加天宗等肩部穴位，采用电针仪刺激加TDP。连续治疗3次，询问患者效果，疼痛减轻不明显。与以往恢复情况有差别，遂再次查体，发现患者左侧肋间及前胸多处明显压痛。增加上述部位阿是穴针灸治疗，第二日询问患者，诉夜间痛明显减轻，睡眠改善。此后间断治疗3次，肩背痛完全消失。

讨 论

肩关节复合体是由肩胛骨、肱骨、锁骨和胸骨及相关组织共同构成的，包括盂肱关节、肩锁关节、胸锁关节三个解剖学关节以及肩胛胸壁关节、肩峰下关节和喙锁关节三个功能关节。肩关节是人体最灵活、活动范围最大的关节。肩关节也因此稳定性差，不仅由于肱骨头与关节盂的比例及关节囊松弛等特点，更重要的是，作为关节活动支点的肩胛骨本身仅一处通过肩锁关节，悬挂在胸壁后外方，而其稳定性主要依靠四周肌肉的动力作用。所以，肩关节的稳定性及其运动功能的完整性与肩胛胸壁联合及肩锁、胸锁关节的协调运动有关，而肩胛骨有着十分重要的作用。由于关节盂与肩胛骨平面是垂直关系，肩胛骨位置单一发生改变就会造成肱骨头关节面的中心与肩胛盂中心点对合紊乱，盂肱关节中间位置随之发生变化，肩胛骨与肱骨头相互间的运动节律关系必然发生变化，从而影响肩关节运动。稳定肩胛骨的肌肉主要有斜方肌、肩胛提肌、大小菱形肌、前锯肌、胸小肌及上肢带肌。这些肌肉既有运动肩胛骨又有稳定肩胛骨的作用。正常情况下，这些肌肉受神经、体液、内分泌、激素等控制，以协调、维持肩胛骨的稳定和运动。在肩部肌肉受到外伤、长期劳损等各种外来因素的刺激，或更年期体内内分泌系统发生改变，或颈椎发生退变等情况下就会发生异常变化：①支配这些肌肉的神经受到刺激，引起局部肌肉发生痉挛而牵动肩胛骨，使之位置发生改变。②激素、酶等的含量发生变化，引起局部肌肉兴奋性发生改变，彼此间协调性发生紊乱，造成肩胛骨位移，肩关节周围局部肌肉受外界刺激产生无菌性炎症改变，渗出、粘连、纤维化，使肩胛骨发生长期位置改变。③肩关节局部外伤，骨折畸形愈合等。

一般来说，肩胛骨是肩关节及上肢发生运动时的支撑点且起着稳定协调作用。肩胛骨功能大体分为4种：①协调肩关节活动，即指形成旋转中心点，肱骨头、肩胛盂间形成稳定的接触，肩胛骨不停地调节位置移动。为了肱盂关节维持正常生理活动，肩胛骨做正常协调移动，如果超肩胛骨支持活动极限时，就成为肩关节出现病变的原因所在。②随着胸背滑行外前移或内后移。如棒球投手投球动作时肩胛骨先是后引，投球时前移，此时肩胛骨活动起着非常重要的作用。③形成肩峰突，与肱骨大节结冲撞限制作用。肩胛骨与人体直接连接处只有肩锁关节，所以直接调节肩峰突的运动是肩胛骨的活动。④生物力学方面，躯体中心能量传递至肢体的传媒介作用：当上臂在做前屈、外展和后伸动作时，一定出现肩胛骨的旋转，肩胛骨的这种精细协调运动是由个别肌肉的协调收缩和放松来完成的。斜方肌上部、肩胛提肌以及菱形肌为肩胛骨的抬高肌；斜方肌下部、前锯肌及背阔肌能使肩胛骨外角下抑，肩胛骨的前突及向前外运动系由于前锯肌的收缩；肩胛骨的后突及内收则为斜方肌中下部及菱形肌的作用；肩胛骨向下旋转为菱形肌和胸大肌所管制，也为背阔肌外部所协助。

综上所述，当这些肌肉组织局部出现炎症，发生粘连时，就会直接影响肩胛骨的旋转运动，进而使肩部运动发生障碍。正确理解这些肌肉功能，对肩背痛的运动康复会起到重要指导作用。

本案患者驼背，使关节囊上部的紧张丧失，肩胛肌肉必须保持持续的收缩，稳定上臂，这也可能造成疲劳和退化，尤其是前锯肌和中、下斜方肌。患者喜欢游泳，正常情况下，在上臂侧举过顶的过程中肩胛骨会伴随移动，但始终紧贴胸廓，如果肩胛骨的控制肌肉薄弱，特别是疲劳时，肩胛骨会突然离开胸廓，增加肩损伤的危险。其中前锯肌作用较为重要，它位于胸廓侧面，在自由泳的划水动作中较为活跃。研究发现，患肩痛的运动员前锯肌很容易疲劳。患者每周游泳达4次，但是肌肉纤细，极可能在运动中不耐疲劳，损伤前锯肌，从而引起肩痛。常规的针灸治疗未能改善症状，再次查体发现患者无自觉症状的侧胸壁压痛可能是病因，故针刺阿是穴迅速缓解症状。

（左 芳）

肩背痛

305

85 顽固性关节痛

病例介绍

患者，女，64 岁。主因周身关节痛多年求诊。

患者周身多处关节痛（双下肢症状明显），疼痛剧烈影响活动，遂来中医科就诊。

诊疗经过

首诊（2015 年 4 月 20 日）：症见周身关节疼痛，下肢关节明显，影响活动，恶寒无汗，纳眠尚可，大便不爽，舌红苔薄白，脉沉细。证属：风寒湿浊痹阻，营卫失调，阴阳失和。治则：益气通阳，调和营卫，升清降浊。方以玉屏风散、桂枝汤合升降散加减。

生黄芪 30g	炒白术 15g	防风 8g	桂枝 10g
威灵仙 10g	海风藤 15g	川牛膝 15g	生当归 15g
肉苁蓉 15g	姜黄 15g	白僵蚕 10g	赤芍 12g
枸杞子 10g	独活 10g	炒神曲 10g	炙甘草 6g
熟大黄 6g	大枣 15g		

用法：每日 1 剂，水煎服，共 14 剂。

二诊（2015 年 5 月 28 日）：服上方后，感觉身有微汗，恶寒明显见好，关节痛缓解，走路轻快，大便仍不爽，舌淡红苔薄白，脉沉细。续服前方加六味安消胶囊每次 4 粒，每日 3 次。

三诊（2015 年 6 月 5 日）：近期出汗较前增多，下肢发凉症状明显减轻，疼痛缓解（可以小跑），腹胀减轻，大便已调，舌淡红苔薄白，脉沉细。继续益气固表，调和营卫，升清降浊之法。上方去炒神曲加炒三仙各 10g，厚朴 10g。

四诊（2015 年 6 月 26 日）：周身关节痛解除，双下肢疼痛发凉症状基本消失，走路正常，大便畅快，舌淡红苔薄，脉沉细。继续益气养血，升清降浊。服上药巩固 2 周后停药，2 月后随访未见复发。

讨 论

关节痛在中医学中属"痹证""历节风"范畴。本病例中患者表现为多关节疼痛、恶寒无汗且常年大便秘结，中医辨证属风寒湿浊痹阻，营卫失调，阴阳失和，方以玉屏风散合桂枝汤解肌通阳调和营卫，加升降散之僵蚕升阳中之清阳，大黄降阴中之浊阴，一升一降，阴平阳秘，内外通和。

（郝爱真 王 欢）

顽固性关节痛

86 良性关节炎、筋膜炎

病例介绍

患者，男，83岁，因为腰背部疼痛不适、伴有下肢发凉3年，加重一月就诊。

患者3年前因受凉后出现背部、腰部疼痛不适、遇冷后加重，并伴有双下肢发凉、怕凉的感觉，自诉严重时如坐在冰上，穿上毛裤、厚衣裤仍然感觉双下肢怕凉不适。反复到西院门诊骨科、风湿科、中医科就诊，曾行腰椎的CT、X线片以及血清风湿病检查，除外类风湿性关节炎。腰椎CT显示：骨质增生、老年退行性骨关节炎；给予硫酸氨基葡萄糖、止痛药、膏药以及中药右归胶囊、金匮肾气丸、腰痹通胶囊等治疗，症状时好时坏；遇到天气暖和时症状缓解，遇到天冷症状加重。三年来多次在我院就诊，总感觉背部、腰部疼痛不适，并伴有双下肢发凉、怕凉。双下肢动脉B超检查显示：双下肢动脉轻度硬化、无血管狭窄。最近一个月患者没有明显诱因出现背部、下腰部疼痛不适，遇冷后加重，自觉下肢发凉不适、寒从内生，如坐在冰上，穿上毛裤、厚军裤仍然感觉双下肢怕凉，喜热饮。

有慢性萎缩性胃炎、脑梗死后遗症、冠心病、高血压病史；化验血抗核抗体阴性、血沉正常、类风湿因子阴性。

诊疗经过

初诊（2014年7月17日）：患者腰背部疼痛，伴有下肢怕凉不适3年，加重一个月，纳可、眠尚可，大便稀、夜尿多，精神状态尚可；舌质淡红，苔薄白，脉沉细。老年男性，素体阳气不足、痛遇冷加重，阳气不足，无以温经通脉，寒邪客于肌肉筋脉，凝聚不散，不通则痛。喜热饮、夜尿多，舌淡红，苔薄白，脉沉细，属于阳气不足。辨证属于：寒痹。治法：温经通络、散寒止痛。处方：麻黄附子细辛汤与通脉四逆汤加减。

炙麻黄 15g	细辛 3g	黑附片[先煎]10g	桂枝 10g
牛膝 30g	党参 6g	干姜 10g	白芷 10g
黄芪 30g	茯苓 10g	仙灵脾 15g	桑枝 10g
独活 12g	威灵仙 15g	元胡 10g	苍术 15g

用法：水煎服，每日 1 剂，分两次服用，连服 14 天。

二诊（2014 年 12 月 4 日）：下腰部疼痛症状有减轻，下肢发凉不适的症状有缓解，舌质淡红，苔薄白，脉沉细。患者自述服用上述中药后心悸、伴有汗出的情况，笔者考虑心悸、伴有汗出的情况与应用炙麻黄 15g 有关，停用炙麻黄，治法同前，上方调整如下。

肉桂 3g	细辛 3g	黑附片[先煎]15g	桂枝 10g
牛膝 30g	党参 10g	干姜 10g	白芷 12g
黄芪 30g	茯苓 20g	仙灵脾 15g	桑枝 10g
独活 12g	威灵仙 15g	鹿角霜 10g	苍术 15g

用法：水煎服，每日 1 剂，分两次服用，连服 14d。

三诊（2014 年 12 月 21 日）：14 剂口服，继续治疗，患者腰部疼痛，下肢怕凉减轻，停用炙麻黄后没有出现心悸、汗出的症状。

讨 论

痹是闭阻不通的意思，是外邪侵袭于肢体、经络、肌肉、关节，气血不畅，引起疼痛肿胀的一类疾病。《素问·痹论》曰"风寒湿三气杂至，合而为痹也"。如果人体经络遭受风寒湿侵袭，则壅闭经络、气血，以致关节、肌肉、筋骨等处疼痛、酸楚、麻木，甚至关节肿大，屈伸不利。痹症的发生与四时气候变化有关。如《素问·痹论》称："以冬遇此者为骨痹，以春遇此者为筋痹，以夏遇此者为脉痹，以至阴遇此者为肌痹，以秋遇此者为皮痹"。且可因病邪久留于外，各因其合而内连于脏腑，则成为五脏痹。其临床表现复杂，病情缠绵。

风、寒、湿三邪是痹症的病因，首先是由于正气不足，腠理不固，风寒湿热之邪乘虚而入，痹阻于肌肉、骨节、经络之间，正气受阻，气血运行不畅，不通则痛，即成痹症，寒气胜者为寒痹。

麻黄具有发汗散寒、宣肺平喘、利水消肿的功效，多用于外感风寒表实证，风水浮肿、风湿痹痛、阴疽、痰核、咳嗽气喘。但是麻黄与不同的药物配伍应用具有不同的功效，如麻黄汤中麻黄配伍桂枝，可增强发汗解表之功效；温经散寒通络止痛作用的中药乌头配伍具有起到通络止痛作用。麻黄为痹证要药，张仲景之乌头汤、桂枝芍药知母汤、麻黄加术汤等治痹名方都用了麻黄，湿热痹、久痹、顽痹也有用麻黄的，取其开腠理、温经散寒、通畅经络。麻黄辛温，可以温通阳气、调和血脉，对一些骨关节疼痛或增生性疾病如急慢性风湿性关节炎、类风湿关节炎、老年性退行性关节疾病疗效较好。

（陈利平）

87 急性腰扭伤

病例介绍

患者，男，75岁。主因右腰部不适伴弯腰困难7天。于2014年4月21日就诊于我院。

患者曾于7天前坐5个小时火车，之后在打高尔夫球时突然右侧腰部疼痛不适，弯腰及系鞋带等动作困难，躺在床上时翻身困难，疼痛及不适感牵及右侧腹股沟部位，腰部活动受限。7天来除休息外，曾做两次理疗及贴敷膏药等治疗，症状有所减轻。查体：腰部前屈及左侧弯活动受限，背伸及右侧弯运动正常，后髂骨外上缘有压痛，余无明显异常。腰部核磁检查：腰4、5；腰5骶1椎间盘膨出，腰椎退行性变，骨质增生，无椎间隙狭窄。既往史：既往体健，有骨关节炎、腰椎退行性变多年病史，不影响运动。

诊疗经过

初诊：急性腰扭伤。行针灸治疗。取穴：肾俞；L4/5；L5/S1夹脊穴；L1右侧旁阿是穴；L1右侧旁开3寸处阿是穴及L5、S1右侧约3寸处髂骨上缘阿是穴。平针法，留针30分钟。针刺时L4/5；L5/S1及L1旁阿是穴位下紧张感明显，经用一定的提插、捻转手法后，针下紧张感缓解后出针。

二诊（2014年4月23日）：首次针灸后症状缓解50%~60%，继续行针灸治疗，加臀部阿是穴。

三诊（2014年4月25日）：腰痛不适感及弯腰困难等症状缓

解达 90% 以上，弯腰时（如捡球等动作）仍有轻微右髋部及腰不适，活动轻度受限。取穴：L4、L5；L5、S1 夹脊穴；阿是穴。右髋关节诊疗时感觉疼痛，查局部轻度肿胀及压痛，针居髎；髋关节局部阿是穴围刺（5针）。

随访，2~3 天后症状消失。

讨　论

急性腰扭伤是临床常见病，针灸治疗效果好，方法简单，常能在很短的时间内缓解腰痛症状。

针灸治疗可采用以下其中一种方法：

1. 针刺后溪穴，直刺 0.5~1 寸，得气后适度捻转，留针 10 分钟左右，嘱患者在可能情况下活动腰部，逐渐增大活动幅度和范围，其间行针 1~3 次，腰痛即可缓解。治疗多次未愈者，常与腰部扭伤程度及是否及时就诊有关。

2. 针刺腰局部穴位为主：常用腧穴有肾俞、腰眼、阿是穴、腰部夹脊穴，根据患者胖瘦选用 2~3 寸针，直刺，常在阿是穴及腰 4，5 或腰 5 骶 1 夹脊穴周围针到痉挛的肌肉，得气后，进行提插捻转手法，使痉挛的肌肉松解，随着痉挛缓解，腰痛症状常可随之缓解。本例即用此方法治愈。

3. 有用养老穴代替后溪穴针刺治疗急性腰扭伤者，疗效类似。另外，有用水沟、条口穴治疗腰扭伤的，在前述方法不能凑效时，可以试用。

中医治疗方法：①用木鳖子可缓解腰痛。②慢性腰痛可采用温阳、补肾、通络法治疗，常用药物有：炙麻黄、细辛、白芷、胆南星等。③慢性腰痛可用生杜仲、怀牛膝、猪尾炖服。对合并椎管狭窄、压缩性骨折患者效果较差。

急性腰扭伤患者，目前治疗常先到急诊科——→骨科——→体疗科（按摩、正骨）——→理疗科。无效或效果不好时才想起到针灸科进行治疗。笔者认为诊断明确后，针灸治疗是最佳选择。对疼痛较重的患者，可配合应用非甾抗炎药如洛索洛芬钠片（乐松）、双氯芬酸钠缓释片（扶他林）等，也可配合理疗。

针灸治疗腰扭伤一般1~3次即可缓解疼痛，不需要使用腰围。但伴有腰椎间盘突出症、腰椎滑脱、腰椎小关节紊乱的患者，久坐或长时间坐车可以带上腰围，但不建议长时间佩戴。

（马朱红）

急性腰扭伤

88 腰椎间盘突出症

病例介绍

患者，男，74岁。主因腰背部疼痛3年余，加重伴右下肢疼痛半年于2015年3月11日就诊。

患者近三年来经常出现腰酸背痛，症状时轻时重，偶尔牵及两侧臀部，走路及弯腰动作多时症状加重，休息后能缓解。近半年来(约2014年8月开始)腰痛逐渐加重，同时伴有双侧腰骶部、臀后部、大腿后外侧、小腿外侧至跟部或足背部疼痛，偶有夜间抽筋，常左右两侧交替，但以右侧为重，左侧较轻，呈神经根性放射痛。病人诉站位较坐位时疼重。活动受限，不能较长时间行走，但间歇性跛行不明显。随后到空军总医院欲行牵扳治疗，经X线及核磁检查后因骨质疏松及骨刺明显，认为不适合此项治疗，给予药物治疗，效果不明显。建议在2014年11月到309医院骨科行微创治疗，309医院诊治后认为微创难以解决患者腰腿痛问题，建议到301医院骨科行开放性椎间盘手术。患者于2015年3月6日住进本院骨科进一步完善手术前准备，并预备于3月13日行腰椎间盘摘除及椎管狭窄手术。3月11日请笔者会诊，看过相关资料及病人后，考虑到针灸应能大部分缓解相关症状，建议患者暂时不做手术，先行针灸保守治疗，如无效再考虑手术。既往史：1年前因冠心病心绞痛放支架1个，术后病情平稳，长期服用药物治疗。个人史：长期吸烟，偶尔饮酒，无其他不良嗜好。家族史：无特殊。

X线片示：腰椎退行性变，腰2~5骨质增生，骨刺形成。骨质疏松，L4/5；L5/S1椎间隙变窄。脊柱侧弯。MRI显示：L4/5；

L5/S1 椎间盘脱出，椎管狭窄。

诊疗经过

初诊（2015 年 3 月 12 日）：患者病史同上，目前右腿疼痛较腰痛明显，走路困难，不能走远，休息后可轻微减轻症状，翻身困难，查腰 4，腰 5；腰 5 骶 1 椎间隙及棘突压痛明显，无叩击痛。局部软组织轻度压痛，右侧坐骨神经走行压痛，腰椎前屈、背伸、侧弯受限。直腿抬高试验（+），右＞左。未引出病理反射。患者自觉腰骶部怕冷，遇寒后疼痛不适感症状加重，面色㿠白，气短，舌淡红，苔薄白，脉沉缓无力。属年老日久，肾气不足筋骨失养所致。针灸给予舒经通络，补肾益气温阳之法。

取穴：肾俞、腰眼、夹脊穴（L1~S1）、秩边、环跳、居髎。

留针 30 分钟。TDP 腰局部照射。

二诊（2015 年 3 月 13 日）：第二次针灸，患者主诉经首次治疗后，局部胀酸感觉明显，持续约 1 小时，第二日早晨，感腰部及腿部疼痛症状有明显缓解。继续昨日针灸方法治疗。

其后于 15、16、19、23 日共针灸 6 次，腰及腿部症状已有明显减轻，约缓解 70%，第三次针灸时症状有小反复，考虑可能与针灸密度大有关，遂改为每周两次。

讨　论

老年人椎间盘突出导致腰痛属临床常见病，随着年龄增加，腰椎椎体、椎间盘及横突关节等组织发生不同程度的退变，骨质疏松，椎管狭窄及椎体滑脱等均很常见，同时老年人多伴有多系统疾病及脏腑功能减弱。所以手术的选择应慎之又慎。

腰椎间盘突出症绝大部分可经非手术治疗而达到临床症状长期缓解或消失的目的，其治疗原理并非将突出的椎间盘组织恢复原位，而是改变椎间组织与受压神经根的相对位置，减轻对神经根的压迫，松解神经根的粘连，消除神经根的炎症从而解除症状。治疗后卧床休息甚为重要。

针灸治疗各种原因引起的腰痛大多有良好效果，且副作用小，所以可以作为首选的方法进行治疗。常用治疗方案：取穴为肾俞、腰眼、夹脊穴（L1~S1）、次髎、阿是穴。伴有臀部及腿部疼痛者加秩边、环跳。伴髋关节疼痛者加居髎。

留针30分钟。神灯（TDP）腰局部照射。针刺手法应用：与颈椎病引起的根性刺激症状类似，腰椎间盘突出症所致神经根刺激症状，同样应该注意针刺的深度、角度及手法。该类型腰椎间盘突出症多存在腰部深层肌肉痉挛，痉挛又加重神经的卡压和软组织水肿，从而形成恶性循环。针灸的作用也同样是通过针刺手法使这一过程逆转，从而解除肌肉的痉挛和神经卡压症状。从临床看，多数患者经针灸解除局部肌肉痉挛后，腰痛及腿部放射痛也相应缓解。根据病情的不同，这一过程需要3~10次不等。有一点需要注意：症状消失后，并不等于已经痊愈，要注意休息一段时间，约两周，甚至更长时间，其目的是使因痉挛所致局部炎症、水肿等消失，从而达到基本治愈。

本患者经针灸治疗后近两年半，回访病情稳定，腰腿痛症状基本消失，偶尔活动多时腰有不适感，余无不适。

（马朱红）

89 久坐后腰骶部筋膜炎

病例介绍

患者，男，59岁。主因腰骶部疼痛不适1年余，加重1月于2015年11月9日就诊。

患者近1年来常感腰骶部疼痛不适，时轻时重，疼痛重时常导致活动受限，弯腰、坐沙发及卧位时翻身困难，经按摩、理疗等治疗后多能缓解，近1月来因工作原因长时间久坐后出现腰骶部疼痛加重，尤其坐位时疼痛明显，以至于不能正常坐姿，上床及翻身动作受限，站立位时可缓解，但站久及游泳后，有时出现左腿麻木。既往史：体健。个人史：无烟酒及不良嗜好。查体：一般情况良好，头颈、心肺、腹部未见明显异常，腰部前屈、背伸、侧弯轻度受限，腰1~骶1（L1~S1）棘突无压痛，双侧软组织无压痛，骶骨部位软组织广泛压痛，局部肌肉痉挛明显，骶2左侧压痛明显，坐骨结节局部无明显压痛，直腿抬高试验（－），"4"字试验（－）。全身关节无肿胀及压痛。腰椎MRI检查示：L2/3；L5/S1椎间盘轻度脱出；X线检查示：腰椎生理曲度变直，余未见明显异常。

诊疗经过

初步诊断：①骶髂肌筋膜炎。②腰椎间盘突出症。针灸治疗：解痉止痛，温经通络。治疗方案：①毫针刺，肾俞、腰眼、八髎、阿是穴。②治疗仪，中档30分钟。

首诊（2015年11月9日）：患者强迫站立位，坐位时骶部疼痛明显，由坐位站起时及由站位变俯卧位时因疼痛致活动受限，行走正常。针灸以局部取穴为主：L2、3；L5、S1夹脊穴，腰眼、次髎、阿是穴。留针20分钟。和合治疗仪，中档20分钟。

二诊（2015年11月10日）：症状有缓解，骶部穴位换成八髎穴，手法平针得气后，轻度泻法。留针30分。和合治疗仪，中档30分钟。治疗后上下床较前动作好转，疼痛减轻。

三至五诊（2015年11月11日、12日、13日）：连续三天针灸方法同11月10日方案，每日1次，手法微调，除泻法外，加用运气调经法以加强止痛作用，每10分钟调针一次，余方法不变。症状逐日好转，已能正常坐半小时以上，上下床已正常。

六诊（2015年11月16日）：休息2天后自述症状未反复，腰骶部疼痛及压痛明显好转，坐、站及各种运动姿势时基本正常，游泳后偶感左下肢麻木感，以左小腿后外侧及足跟部为主，持续时间很短，考虑是椎间盘突出引起，加用L2/3；L5/S1夹脊穴。

七诊（2015年11月18日）：上述症状基本消失，针腰眼、次髎、下髎、阿是穴，平针法，轻刺激调针。留30分钟。做巩固性治疗。

讨 论

肌筋膜炎是以软组织疼痛和压痛为特征的一类疾病。其发生与免疫机制、血管炎症、受寒和创伤等因素相关，此种创伤多指单纯的软组织劳损或过度使用，日常生活和劳动中，长期维持某种不平衡的体位，使得肌肉、韧带长时间受到牵拉，不能得到足够的营养和充分的休息，造成软组织积累性损伤。这在临床中并不罕见。本例患者因工作原因长期久坐后引起腰骶部疼痛不适，疼痛重时常导致活动受限，弯腰、坐沙发及卧位时翻身困难，近日因工作原因长时间久坐后出现腰骶部疼痛加重，坐位时疼痛明显，以至于不能正常坐姿上床及翻身动作受限，查体以骶骨部位软组织广泛压痛，骶 2 左侧压痛明显，局部肌肉僵硬痉挛为主，从诊断上看，符合长期久坐导致的筋膜炎引起的临床表现。

针灸治疗腰骶部肌筋膜炎，临床效果良好，取穴以局部取穴和阿是穴为主。

本例患者治疗 7 次后症状缓解，回访疗效约维持 5 个月左右。第 6 个月时因工作性质原因长时间久坐后，症状有复发，但较本次症状明显轻很多，于 2016 年 6 月 23 日至 2016 年 7 月 14 再次针灸治疗 9 次后，症状再次缓解。11 个月后症状再次发作，于 2017 年 5 月 15 至 2017 年 6 月 8 日第 3 次治疗 7 次后症状缓解，并嘱其在偏硬的座椅上加上软的坐垫，目前已过去 3 个月，随访未复发。

下腰痛属于临床常见症状，可见于多种疾病，如腰椎间盘突出症、腰椎退行性变、椎体滑脱、强直性脊椎炎和腰骶部肌筋膜炎等，应注意鉴别诊断，针灸治疗此类疾病，止痛效果良好。为了避免病情反复，有效的治疗之后改变不良姿势与生活方式对于治疗、预防都很重要。

（马朱红）

90 腰椎间盘突出症术后腰痛复发

病例介绍

患者，男，85岁，主因腰痛伴右下肢麻木疼痛2月余于2014年2月17日请针灸第一次会诊。

患者近两月来无明显诱因出现腰痛，伴右下肢麻木疼痛，随来本院骨科住院治疗，临床诊断为腰椎退行性变，腰椎间盘突出症，经治疗后症状缓解，未进行针灸治疗。2015年10月29日行电视下椎间盘微创手术，2016年2月初（术后第70天时）腰部再次出现疼痛，于2016年7月15日住院治疗中第二次请针灸科会诊。当时情况：近1个月来腰痛加重，以右侧腰部为甚，牵及右下肢疼痛麻木伴有发凉，出汗症状明显，活动困难，尤其在上床、俯卧、翻身等动作时更加明显。

2016年6月28日核磁扫描示：L4，L5，S1椎间隙变窄，近终板处有刺激性改变，L5椎体轻度楔形变，骨质增生，腰椎间盘突出症术后改变。查体：一般情况可，心肺未见明显异常，剑突下可见一长约3cm的腹腔镜手术切口，右下腹可见一长约5cm的陈旧手术切口，腹软，无压痛反跳痛，L4，L5，S1右侧软组织压痛，因腰部疼痛导致俯卧困难，呈强迫体位。

2016年7月26日全院大会诊记录：（2016年6月29日~2016年9月13日，共住院76天。主诉：腰痛10天）。

（1）患者6月下旬腰痛复发，无确切体征，但症状上走、坐过程中有加重；治疗目前主要以卧床休息为主，目前疼痛已明显缓解。

（2）患者为慢性病程，反复发作，手术局部取核后压迫症状解除，但出现新的问题：如腰椎不稳，椎间盘反复活动出现刺激性炎症以及周围组织有粘连，至于出汗症状考虑为交感神经功能紊乱表现，针灸会有一定效果，理疗也较为有效，肌肉力量较弱，需要适当锻炼增加脊柱稳定性，封闭治疗也可能有一定效果，但患者目前已过急性期，暂不需要。

（3）患者手术治疗后症状复发考虑主要与腰椎小关节支撑点丧失，腰椎不稳有关，目前再次手术无法解决上述问题，此外，患者目前神经症状与周围粘连有关，也非压迫性，治疗还是需要加强肌肉锻炼，增加肌肉稳定性。

（4）患者针灸时 L4，L5，S1 肌肉痉挛较重，需继续给予局部针灸治疗。

（5）进行康复治疗：腰背肌力量给予等长收缩锻炼；神经粘连给予抬高下肢同时背屈，同时给予神经电刺激。

既往史：无。

个人及家族史：无特殊记述。

诊疗经过

初步诊断：腰椎间盘突出症术后，腰椎退行性变。

治疗：针灸治疗。

首诊（2016 年 7 月 15 日）：取穴为肾俞、L3~S1 夹脊穴，腰眼、阿是穴。留针 30 分钟。

二诊（7 月 18 日）：上次针灸后，腰痛及右腿麻痛症状减轻，右侧 L4/5 夹脊穴针下肌肉有痉挛，取上述穴位，留针 30 分钟。

三诊（7 月 20 日）：针灸后症状进一步好转，取右侧 L3/4；L4/5；L5/S1 夹脊穴，阿是穴，局部痉挛仍较明显。

四、五诊（7 月 22 日；25 日）：再针灸 2 次，方法同前，症状每天都有好转。

7 月 26 日：组织骨科、康复理疗科等会诊，腰痛病因考虑椎体不稳造成，骨科、体疗科要求加强肌肉锻炼。笔者持保留意见。

六诊（7月27日）： 方法同前。腰痛及右腿麻痛症状已有明显好转。

七诊（7月29日）： 患者自己评估已好转80%以上，针右侧L4/5，L5/S1夹脊穴；阿是穴（2针），共4针，针后情况良好。

自此，针灸治疗停止，嘱患者注意休息两周，经回访近两周后，腰痛及腿麻症状完全缓解。

讨 论

腰椎间盘突出症临床上常见，目前治疗方法较多，手术疗法包括：微创手术，开放式手术等，非手术疗法有：针灸、理疗、手法整复、拔罐、小针刀等。如何选择治疗椎间盘突出症的方法，不仅医生应该思考和回答的重要临床问题，也是患者应该认真考虑的问题。

休息是腰椎间盘突出症重要的治疗原则之一。治疗过程中，长时间的休息卧床也会造成腰椎及局部肌肉力量减弱，使临床症状加重，所以许多骨科和体疗康复科专家主张做小燕飞等动作进行锻炼以加强肌肉力量，减轻症状，但需注意多数患者椎间盘突出之后，腰椎不稳，锻炼常常加重腰腿痛症状，所以应选择好锻炼的时机。笔者主张腰椎间盘突出症患者，急性期过后应循序渐进恢复和加强功能锻炼。症状基本消失两周后逐渐恢复锻炼较为合适，可根据患者的不同反应随时进行调整。

本案患者高龄，呈慢性病程，反复发作，手术局部取核后压迫症状解除，但出现新的问题：如腰椎不稳，椎间盘反复活动出现刺激性炎症以及周围组织有粘连，患者手术治疗后症状复发，考虑主要与腰椎小关节支撑点丧失使腰椎不稳有关，考虑目前再次手术无法解决上述问题，此外，患者目前神经症状与周围粘连有关，也非压迫性，故针灸是治疗此类疼痛的较好选择，结果证明，不论是术前还是术后，应用针灸治疗腰椎间盘突出症患者的腰腿痛症状，均能取得明显的效果，但如果在术前就尝试用针灸疗法的话，可能会免于手术。

腰椎间盘突出症患者的腰腿痛症状多数是因为突出局部肌肉痉挛、水肿、炎性反应等造成神经卡压，反过来，神经卡压又进一步加重痉挛水肿和炎症，如此出现恶性循环，使症状加重和不易缓解。由突出的髓核直接压迫脊髓或神经根引起的腰腿痛只占很小的一部分。针灸运用得当，能使大部分腰突患者免于手术。这对于老年高龄患者，因本身存在多脏器功能减退，多病缠身，能够不手术解决问题，使风险降到最低，显得尤为重要。希望更多患者能够放下对针灸的恐惧，大胆的尝试，用最小的痛苦解除病痛，尽量能不手术就不手术；当然，手术后症状再发者，仍可用针灸方法治疗。

（马朱红）

91 坐骨神经炎

病例介绍

患者，男，65岁，因左侧臀部、腿部疼痛2月余求诊针灸。

患者于2015年3月底无明显诱因出现腰部酸痛，未治疗。4月初去外地，遇潮湿阴冷天气，4月6日出现左腿酸痛麻胀，尚能坚持正常生活，后逐渐加重无法行走。4月10日入住某医院，给予输液治疗（患者叙述不清具体用药），至4月27日，疼痛症状无缓解。遂于4月28日来我院住院治疗，要求手术治疗，经会诊后认为不合适手术治疗，建议保守治疗。给予注射胸腺法新，口服甲钴胺片、迈之灵片，康复理疗（体疗10次，水床+超短波10余次）20余天，症状未缓解，要求针灸治疗。患者自述因腰腿痛行走不超过10米，无法站立，小便时站不住，左腿痉挛颤抖，左脚不敢着地；因臀部疼痛无法久坐，睡觉时需反复换姿势，仰卧、侧卧均维持时间不长，疼痛致晚上无法入眠。疼痛呈烧灼样，咳嗽及用力时疼痛可加剧，夜间尤甚。就诊时行走困难，呈缓慢痛苦步态。

检查：2015年5月5日腰椎CT示：腰椎退行性改变并小关节病变；腰4/5、腰5/骶1椎间盘突出，并椎管狭窄。

患者既往有高血压、糖尿病、慢性乙肝病史。2011年12月腰骶MRI检查示：腰4/5、腰5/骶1椎间盘突出，并腰椎管狭窄。其后曾出现短暂左下肢痛，休息或保守治疗可缓解。2014年9月再次出现左下肢疼痛，输液治疗后缓解。

查体：腰椎棘突及椎旁无压痛、无叩击痛，双下肢直腿抬高试验（－），双下肢肌张力可，左侧臀部、左下肢后外侧有压痛。

诊断：坐骨神经炎。

诊疗经过

首诊（2015年5月20日）取穴：腰椎华佗夹脊穴、环跳、秩边、阿是穴、承扶、殷门、委中、阳陵泉、承山、绝骨、昆仑。治则：舒筋活络＋活血止痛。

第1次治疗后疼痛症状缓解，患者自述腿部有轻松的感觉。

第2次治疗后臀部及腿部疼痛锐减，左脚敢着地了。

第3次治疗后走路自如很多，腿部开始有劲，能在走廊散步，可以走十几分钟，行走时疼痛明显减轻。

第4次治疗后，走路时间延长，腿有劲，睡眠好转，疼痛明显减轻。

第8次治疗后，患者述能步行20分钟，腿的力量恢复至发病初期，腿部麻胀感消失，坐立和站立均没有任何问题，睡觉时选择任何姿势都可以。

第10次治疗后，臀及腿部疼痛基本完全消失，行走的长度和腿部的力度仍在进步。

后续又进行了6次治疗，疼痛症状基本消失，可正常行走。

针刺治疗16次后，患者于2015年6月19日痊愈出院。

讨 论

坐骨神经痛是指坐骨神经病变，沿坐骨神经通路即腰、臀部、大腿后、小腿后外侧和足外侧发生的疼痛症状群。坐骨神经痛是临床上常见的周围神经损伤疾病，可分为原发性和继发性，原发性多为坐骨神经炎症引起，本案患者属于此类。继发性可分为根性和干性，多由临近病变压迫或刺激所致，其中根性坐骨神经痛最为常见。若疼痛反复发作，日久会出现患侧下肢肌肉萎缩，或出现跛行。

　　针刺是目前临床上治疗坐骨神经痛最常见的一种方法，运用广泛，显效快，易为患者接受。治疗时选穴多以循经取穴和辨证取穴为主，同时也根据痛点选取阿是穴。

　　针刺能够减轻损伤部位的炎性水肿，加速变形、坏死以及崩解产物的清除，改善局部微循环，促进神经组织的新陈代谢，提高神经的兴奋性、增强肌纤维收缩力，减轻疼痛，促进周围神经损伤的修复再生。

（姜　斌）

92 后溪穴治疗急性痛症

病例介绍

患者，女，62岁，因急性腰扭伤1天求诊针灸。

患者因动作不慎造成急性腰扭伤，腰部疼痛，以右侧为甚，不能做前屈、后仰侧弯运动，行动困难。就诊途中坐车即感疼痛难忍。

诊断：急性腰扭伤。

患者既往有慢性胃炎、失眠等病史。

诊疗经过

取右侧后溪穴，透合谷穴，轻微捻转提插，患者有酸、胀、麻针感后，嘱患者活动腰部，边捻针边让患者向前弯腰或后伸活动，待疼痛明显减轻后，留针5~10分钟。患者腰部活动自如后出针。

患者自述行针时医生让其活动腰部时，腰痛部位似有"啪"的一下复位的感觉，腰痛即刻明显减轻，且腰痛部位有热的感觉，取针后患者立即行走自如，痛消。

讨 论

急性腰扭伤多由于持物不当，牵拉、过度扭转、疲劳、剧烈活动等损伤腰肌、脊柱、经脉，造成筋脉肌肉受损，引起经气不调，气血运行不畅，络脉不通而发生腰痛。《金匮翼·腰痛》言：

"盖腰者一身之要，屈伸俯仰，无不为之，若一有损伤，则血脉凝涩，经络奎滞。"《景岳全书·腰痛》说："跌仆伤而腰痛者，此伤在筋骨而血脉凝滞也"。

腰部扭伤不外督脉。后溪穴系手太阳经之输穴，手太阳与足太阳为同名经，两者相交于目内眦，经气相通，"输主体重节痛"，又因后溪穴为八脉交会穴之一，通督脉，督脉又行于腰背正中，故腰背部损伤与督脉相关，故《兰江赋》有"后溪专治督脉病"之说，针刺之，可以激发经气，调整气血，使腰部经络疏通，起到柔筋止痛的作用，故可获良效。

治疗时握拳取穴较准确、实用，进针时最好采用"随咳进针法"，一是转移患者注意力，二是咳嗽时阳气振奋进针后针感较强。进针后行针以轻微捻转为主，因该穴针感极强，提插或大幅度捻转刺激过大患者多不能承受，且易出现明显疼痛的感觉，影响疗效。进针后一定要嘱患者进行相应的运动，运动方式以牵动病灶为目的。《灵枢》言"针刺之要，气至而有效"，针刺得气同时配合运动可使气感很容易的传到病所，如腰痛之人，针刺得气后需配合前后俯仰、左右侧弯等运动。

（姜　斌）

93 高龄自主神经功能紊乱

病例介绍

患者，男，91岁，主因腹泻7小时于2016年4月16日入我院南楼消化科。

患者于2016年4月15日22:00无诱因解稀水样便，共4次，伴恶心及上腹部不适，无明显腹痛、腹胀，无发热，无呕吐。干休所保健医予蒙脱石散3g，黄连素3片，补液盐13.5g，诺氟沙星1粒，口服，服药后再次腹泻2次，来我院急诊科就诊，查大便常规未见异常，血常规：白细胞9.18×10^9/L，中性粒细胞0.698；血淀粉酶260U/L。为进一步治疗收入消化科。入院后查血钾3.21mmol/L，血糖7.5mmol/L，血淀粉酶180U/L。继续给予蒙脱石散口服及补液对症处理，腹泻、恶心、上腹部不适等症状逐渐消失，因血糖高给予二甲双胍治疗，再次出现腹泻，停用二甲双胍，给予格列美脲治疗，腹泻消失。住院后期出现后背及四肢发凉，倦怠乏力，5月3日请求中医会诊。

既往有冠心病、急性心肌梗死病史，近期病情稳定；有慢性胃炎、多发性腔隙性脑梗死病史。

诊疗经过

初诊（2016年5月3日）：患者后背及四肢发凉、双下肢关节疼痛，伴头晕、乏力，口干，疲劳怠倦，纳眠可，二便调。舌淡红，苔薄白，脉沉细。证属：脾肾阳虚。治则：温补脾肾。

生黄芪15g　　党参10g　　炒白术15g　　茯苓15g

生山药 15g	麦冬 15g	五味子 6g	石斛 12g
山萸肉 10g	仙灵脾 10g	桂枝 6g	葛根 10g
鬼箭羽 15g	炙甘草 6g		

10 剂，水煎服，每日 1 剂，分 2 次服用。

二诊（2016 年 5 月 19 日）：服上药后后背及四肢发凉明显缓解，下肢关节仍疼痛，头晕、乏力、口干等症状减轻，自觉体力状况较服药前改善。效不更方，前方继服，共 15 剂。同时给予中药泡脚治疗，处方如下：

| 红花 15g | 鸡血藤 15g | 桂枝 15g | 怀牛膝 15g |
| 生艾叶 15 | | | |

三诊（2016 年 6 月 28 日）：服用中药及中药泡脚治疗后，后背及四肢发凉消失，下肢关节疼痛明显减轻，头晕、乏力、口干症状缓解，体力状况基本正常。

讨 论

从中医角度来说，人体后面正中是督脉运行，主全身阳气，后背发凉往往是阳虚的表现。脾主四肢，脾阳不足，则四肢不温。

脾为后天之本，肾为先天之本。脾主运化水谷精微，须借助肾阳的温煦，肾脏精气亦有赖于水谷精微的不断补充与化生。脾与肾，后天与先天是相互影响的。《医宗必读·虚劳》："脾肾者，水为万物之元，土为万物之母，两脏安和，一身皆治，百疾不生。夫脾具土德，脾安则肾愈安也。肾兼水火，肾安则水不挟肝上泛而凌土湿，火能益土运行而化精微，故肾安则脾愈安也。"

本例患者年过九旬，年老体衰，脏腑功能下降，气血虚弱，故见头晕、乏力；脾主四肢，肾为全身阳气之根，高龄患者易现命门火衰，因此出现后背及四肢发凉伴局部疼痛；加上本次发病为腹泻住院，易耗气伤津，出现口干、疲劳倦怠；脉沉细为脾肾两虚之征象。故投以益气健脾之黄芪四君子汤，佐以仙灵脾、山萸肉、桂枝等温补肾阳、温经通络之品，获得满意效果。

（林明雄）

94 肺结节病激素治疗相关副作用

病例介绍

患者，男，61岁，主因确诊肺结节病4月余就诊。

患者于2014年7月15日查体行肺CT检查提示左下肺前内基底段分叶状小结节，大小约10mm×5.7mm，双肺散在微小结节，双肺门及纵隔内见多发肿大淋巴结。患者无咳嗽、咳痰、胸闷、气短等不适，未处理。2015年4月17日肺CT检查提示双肺病灶较前相仿，双肺门及纵隔淋巴结部分有增大，部分有缩小。2015年11月19日患者感胸骨后疼痛，伴活动后胸闷、气短，行肺CT扫描提示左下肺内基底段分叶状小结节较2015年4月17日片明显增大，双肺门及纵隔淋巴结较前大部分增大，双肺散在微小结节较前相仿。2015年12月1日行超声引导下右侧锁骨上窝淋巴结穿刺活检术，病理回报肉芽肿性病变，抗酸染色阴性。12月10日经院内大会诊，诊断考虑为肺结节病。12月17日开始给予甲泼尼龙片（32mg/d）口服。2016年2月10日无诱因出现咳嗽、咳少量白黏痰，伴有胸闷、气短，间断大汗，活动后症状加重，2月13日症状加重，伴发热，体温最高38.9℃，急诊查血常规：白细胞13.62×10⁹/L，中性粒细胞0.89。肺CT检查示双肺新发斑片影。诊断为肺炎收住院，先后给予左氧氟沙星、美罗培南、卡泊芬净、替加环素等抗感染治疗，体温恢复正常，咳嗽缓解，但患者感乏力、多汗、烦躁。2016年2月22日请中医科会诊辅助治疗（当时口服甲泼尼龙片20mg/d）。

诊疗经过

初诊（2016年2月22日）：患者精神不振，四肢乏力，口干，多汗，自汗、盗汗均有，心烦，失眠，纳食不香，二便调。舌红少苔，脉弦细。证属：气阴两虚、心神失养。治则：益气养阴，养心安神。方以生脉散合玉屏风散加减。

生黄芪15g	太子参15g	麦冬15g	五味子6g
炒白术15g	防风10g	生地10g	赤白芍^各15g
浮小麦30g	煅龙牡^各30g	乌梅10g	炒枣仁15g
合欢皮15g	地骨皮15g	柴胡10g	炙甘草6g

8剂，水煎服，每日1剂，分两次服。

二诊（2016年3月1日）：服药后出汗减少，精神状态较前好转，纳眠改善，但腹部不适，每天大便2~3次，不成形。舌淡红，苔少，脉弦细。前方去生地、赤芍、乌梅，太子参改为12g，麦冬改为10g，煅龙骨、煅牡蛎改为各15g，加茯苓15g。共7剂。用法同前。

三诊（2016年3月8日）：出汗明显减少，体力改善，精神状态明显好转，腹部不适消失，大便基本正常，每日1次，纳眠可。舌淡红，苔薄黄，脉弦细。前方加泽泻10g。共10剂。用法同前。

四诊（2016年3月18日）：出汗症状基本缓解，体力恢复正常，纳可，睡眠时好时差，二便调。舌脉同前。前方加夜交藤15g。共14剂。用法同前。

五诊（2016年4月1日）：病情稳定，甲泼尼龙片减至10mg/日，无明显症状，一般情况较好。前方继服14剂。

讨 论

肺结节病，是原因不明的变态反应疾病。病理改变为非干酪性肉芽肿，可侵犯全身各器官，但较多的累及淋巴结、肺、肝、脾及皮肤等。好发于20~40岁女性。临床表现为咳嗽、咳痰、胸闷、痰血、气胸、胸腔积液等。X线CT检查是发现胸内结节病的主要手段。确诊需要组织活检证实或符合结节病（取材部位为浅表肿大的淋巴结、纵隔肿大淋巴结、支气管内膜结节、前斜角肌脂肪垫淋巴结、肝穿刺或肺活检等）。

结节病的治疗主要是采用糖皮质激素和免疫抑制药物，但因药物的副作用较大，在某种程度上影响了治疗的顺利完成。大量研究对肺结节病中全身糖皮质激素治疗的疗效进行了评估，结果各异，在使用剂量、强度和减量方法上存在争议。Delphi一致性对结节病的治疗某些方面进行了评估，初步达成共识：①糖皮质激素为初始治疗，疾病初期不推荐使用吸入糖皮质激素（ICS）。②甲氨蝶呤（MTX）为首选二线用药。③成功减量为将激素用量减至泼尼松10mg/d或等效剂量。

由于糖皮质激素明显的不良反应，降低了患者的依从性，从而对疾病治疗产生不利影响。通过中医辨证论治减轻糖皮质激素治疗所带来的不良反应，提高了患者的依从性。

《素问·生气通天论》曰："阳气根于阴，阴气根于阳，无阴则阳无以生，无阳则阴无以化。"阴阳互根互用，相互依存。多数中医学者认为，外源性糖皮质激素是辛甘纯阳大热之品，长期应用易灼伤阴精，致阴虚阳亢，此时需要滋阴以制亢盛之阳，即"壮水之主，以制阳光"。减药过程中患者外源性糖皮质激素骤减而体内分泌的糖皮质激素水平仍较低，机体在短时间内无法完全适应这种激素变化水平，因此更容易出现阳虚的表现。肾内寓元阴元阳，五脏之阴非此不能滋，五脏之阳非此不能发，故糖皮质激素引发的阴阳失调与肾之阴阳密切相关。外源性糖皮质激素犹如壮火，壮火既可食气又可散气，故气虚可出现于激素应用的整个过程中。人身之气乃先天之精与水谷之精所化之气，加之吸入的自然界的清气，与肺、脾、肾密切相关，补气应从肺、脾、肾入手。因此，长期大量应用外源性糖皮质激素患者以气阴两虚为主，当治以滋阴益气；而激素减量阶段更容易出现气虚及阴阳两虚，此时应益气同时兼顾阴阳的平衡。

　　本例患者服用激素治疗后，相继出现乏力、口干、多汗、心烦、失眠等症状。多数中医学者认为，长期服用激素或者在激素撤减过程中，最容易导致阴阳失衡、功能紊乱，往往似有相火亢盛，耗及肾阴之势。乏力、口干、多汗、心烦、失眠为气阴两虚、心神不宁的表现。舌红少苔、脉弦细为气阴不足之征象。投以生脉散合玉屏风散加减，辨证准确，药后症减，效果满意。

（林明雄）

95 躁热多汗

病例介绍

　　患者，男，78岁，退休干部。主因发作性眩晕10小时，于2000年4月3日入院。

　　患者今天晨起时精神差，自觉头晕、视物旋转，跌倒在地，无跌伤、无头痛、无视物模糊、无双眼黑矇、无口周麻木、无言语不清、无饮水呛咳、无肢体无力、无恶心呕吐等症。遂来我院门诊检查：轻微眼震，未见听力下降，耳鸣等症状。疑为"周围前庭性眩晕"收入院。患者此次发作前夜间睡眠差，服用"艾司唑仑片、氯美扎酮"治疗。近来饮食、大小便均正常，每天上午精神较差，自觉阵发汗出、乏力。查体所见：发育正常，营养较差，精神较差，语音低微，查体合作。全身皮肤黏膜无黄染及出血点，浅表淋巴结无肿大。头颅无畸形，双眼睑无水肿，结膜无充血，巩膜无黄染，双侧瞳孔正大等圆，对光反射灵敏。鼻腔通畅，无脓血涕，副鼻窦无压痛。耳廓无畸形，外耳道无异常分泌物。口唇无发绀，口腔黏膜完整。颈软，气管居中，甲状腺无肿大。胸廓对称，双肺呼吸音清，无干湿性啰音。心率73次/分，律齐，各瓣膜听诊区未闻及杂音。腹平软，肝脾肋下未触及。专科情况：神志清楚，定向力、记忆力、判断力正常。颅神经检查正常，四肢肌力、肌张力均正常。感觉系统检查无异常。共济运动除走直线笨拙外，余均正常。右上肢肱二头肌反射略较对侧活跃。巴宾斯基征阴性。西医诊断：椎－基底动脉供血不足；自主神经功能失调。给予血栓通注射液10ml，静滴，1次/日，共14天。眩晕症状减轻，无明显发作，但汗出、失眠未见好转。故邀中医会诊，协助治疗。

诊疗经过

前医曾用益气固表法。用药月余，汗出未解，血压升高，改用补肾养心敛汗法。用药月余，病情仍无改观，患者对治疗丧失了信心。本次住院，抱着试试看的态度，邀中医会诊，协助治疗。

初诊（2000 年 4 月 10 日）：主诉胸以上躁热多汗，影响睡眠，欲揭衣被，手足暴露于外，纳可，便调，夜尿频数，舌质淡，苔薄白，脉弦细。老年病患，虚证居多。精神萎靡，夜尿频数，舌质淡，苔薄白，脉弦细，一派肾阳不足的表现。躁热多汗，为虚热之象。综合脉证，证属肾阳不足，阴阳失调，治拟温阳补肾，清热敛汗为法。

仙茅 6g　　仙灵脾 6g　　黄芩 10g　　盐知柏[各] 10g
巴戟天 15g　　茯苓 10g　　炒枣仁 15g　　川芎 10g
甘草 6g

6 剂，每日 1 剂，水煎分二次服。

二诊（2000 年 4 月 17 日）：药后症状没有变化，反观患者汗出之前每每躁热，揭去衣被汗量减少，应属实火；汗出如前，睡眠未见好转，舌质变红，考虑肾阳不足乃汗出日久所致。应“先其所因，伏其所主”，改投清肝泻火为法。

黄芩 15g　　黄连 6g　　黄柏 10g　　栀子 10g
当归 10g　　柴胡 10g　　车前子[包煎] 15g　　泽泻 10g
生地 10g　　生甘草 10g

6 剂，每日 1 剂，水煎分二次服。

三诊（2000 年 4 月 24 日）：药后躁热减轻、汗出减少，治宜上法清热泻火基础上，辅以益气养阴，调方以当归六黄汤化裁。

黄芪 20g　　当归 10g　　黄芩 15g　　黄连 6g

黄柏 10g　　　生熟地^各10g

6 剂，每日 1 剂，水煎分二次服。

四诊（2000 年 4 月 30 日）：症状又有减轻，出院，要求继续服药治疗。守方出入、治疗三个月，汗出停止，精神好转，体力改善。为巩固疗效，服用知柏地黄丸，9g，2 次 / 日。随访半年，疗效稳定，未见复发。

讨　论

多汗症是指全身或某一局部的汗腺分泌过多，可分为原发性多汗和继发性多汗两类。原发性者病因不明，可能与中枢神经失调而致自主神经系统汗腺分泌纤维过度活动有关；继发性者继发于中枢神经系统不同部位的损伤、炎症及甲状腺功能亢进症、糖尿病等慢性消耗性疾病。现代医学认为：本病病因多数不明。常由于神经系统的某些器质性疾病导致自主神经系统中枢性或周围性的功能障碍，如丘脑、内囊、纹状体或脑干等处损害时，可见偏身多汗。某些偏头痛、脑炎后遗症亦可见之。此外，小脑、延髓、脊髓、神经节、神经干的损伤，炎症及交感神经系统的疾病，均可引起全身或局部多汗。头部一侧多汗，常由于炎症、肿瘤或动脉瘤等刺激一侧颈交感神经节所引起。神经官能症患者因大脑皮质兴奋与抑制过程的平衡失调，亦可表现自主神经系统不稳定性，而有全身或一侧性过多出汗。先天性多汗症，往往局限于腋部、手掌、足跖等处，皮肤经常处于湿冷状态，可能与遗传因素有关。

多汗症属中医"汗证"范畴。《内经》对"汗"已有认识，《素问·宣明五气论》曰"五脏化液，心为汗"，指出汗与心的关系最为密切。关于出汗的原因，《素问·阴阳别论》曰："阳加于阴，谓之汗"，并认为出汗有生理性和病理性两种。东汉张仲景拟定了许多名方，如调和营卫的桂枝汤，清热生津的白虎汤，通下泻火的承气汤，利湿退黄的茵陈蒿汤，回阳救逆的四逆汤等。明代张景岳在总结前人经验的基础上提出"自汗、盗汗亦各有阴阳之证，不得谓自汗必属阳虚，盗汗必属阴虚也。"将伤寒、杂病、自汗、盗汗等汗证统一起来，进行辨证论治，很有特色，指出："然则阴阳有异，何以辨之？曰：但查其有火无火，则或阴或阳，自可见矣。盖火盛而汗出者，以火烁阴，阴虚可知也。无火而汗出者，以表气不固，阳虚可知也。知此二者，则汗出之要无余义。"

本案属于老年多虚，又有临床表现乏力、神疲，支持虚证诊断。加之"补，人之所欲也"，患者更愿意接受补，不愿意让泻。所以，开始使用了温阳补肾、清热敛汗之法，以补为主、以清为辅。后因疗效欠佳，反思治法是否得当。患者每每出汗之前感觉躁热，是内热实证的主要依据。其虚证是因实致虚，"汗为心之液"，长期大量出汗必然损及心阴、进一步伤及肾阴，表现神疲乏力等虚象，治疗应以泻为主、以补为辅。药证相符，果然收效显著。前后虽均为补泻并用，而补与泻的比例是影响疗效的关键。注意在处理虚实夹杂的情况时，一定要分清孰因孰果、孰轻孰重，补泻的剂量直接关系治疗的成败。

（仝战旗）

躁热多汗

96 盗汗

病例介绍

患者，女，91岁。主因头晕、心悸、乏力、出汗3年，加重5月要求中医治疗。

患者主因头晕、心悸、乏力、出汗不适3年，加重5个月入住心内科，患者近3年来反复出现头晕、心悸、乏力、出汗不适，多次在我院住院治疗，有心律失常、高血脂、动脉硬化、慢性萎缩性胃炎、高血压病等病史；间断服用抗心律失常的药物以及银杏叶提取物治疗。近3年来长期有出汗，白天活动后有少量出汗，夜间盗汗明显，每晚要换2次睡衣，严重的影响睡眠，今年2月出汗加重。有自汗、盗汗，尤其以盗汗明显，每晚盗汗打湿衣服3~4套，曾于我院做胸部X线片，痰涂片找抗酸杆菌以及游离三碘甲状腺原氨酸（T_3）、游离甲状腺素（T_4）、基础代谢等检查排除了结核、甲状腺功能亢进症等疾病，考虑神经调节功能失常。此次因为汗症西医治疗疗效欠佳，请中医会诊。

既往史：有"慢性萎缩性胃炎、高血压、心律失常、高血脂、自主神经功能紊乱"病史。辅助检查：化验血常规未见异常，血生化检查血糖正常、血脂高，颅脑MRI检查脑内多发缺血灶、陈旧性脑梗死、脑动脉硬化。甲状腺功能、结核均未见异常，有肾囊肿。

诊疗经过

初诊（2014年7月17日）：中医考虑时年91岁，反复出汗、有自汗、盗汗，以盗汗为主、伴有头晕、乏力、纳差，口干、寐欠安等症状，为气阴两虚、营卫失和，自汗多为气虚营卫失和，盗汗多为阴虚之象，头晕、乏力为气虚，口干乃阴虚之象。证属气阴两虚、营卫失和。治则：益气养阴，健脾和营。处方：生脉散合玉屏风散加减。

太子参 15g	麦冬 10g	五味子 6g	山萸肉 10g
丹皮 10g	生黄芪 10g	炒白术 15g	防风 6g
麻黄根 10g	糯稻根 10g	煅牡蛎 30g	白芍 15g
丹参 10g	百合 15g	生磁石 20g	桑叶 10g

用法：水煎服，每日 1 剂，分两次服用。

二诊（2014 年 8 月 5 日）：服药 2 周后，出汗明显减少，头晕、乏力症状减轻，睡眠欠佳，舌红少苔，脉沉细，治法同前，上方调整如下。

太子参 15g	麦冬 10g	五味子 6g	山萸肉 10g
丹皮 10g	生黄芪 10g	炒白术 15g	防风 6g
麻黄根 10g	糯稻根 10g	煅牡蛎 30g	白芍 15g
丹参 10g	百合 15g	生磁石 20g	桑叶 10g
酸枣仁 20g	淡竹叶 6g		

用法：水煎服，每日 1 剂，分两次服用。

三诊（2014 年 8 月 25 日）：服药 2 周后，出汗明显减少，头晕、乏力症状减轻，睡眠改善，持续服中药已经 5 个月，疗效明显，根据临床症状调整。

讨 论

汗，是由津液蒸化而成，正常人体为了适应内外环境的变化，在卫气的作用下，通过皮毛的开启而常有汗出。但一般不被人觉察，只有当气候炎热或剧烈活动后，机体为了散发多余的热量，才会有明显的出汗现象，正常出汗可以泌浊外出，排出废物，驱邪散热，调节体液，使人体营卫和谐，从而保持阴阳的相对平衡。但过度出汗往往伤津耗气，导致疾病的发生。治疗汗证切不可一味的妄投收敛止汗之品，要结合汗出的特定部位，汗出量的多少，汗出的时间及主症、兼症、舌苔、脉象、四诊合参，细辨邪正盛衰、病变性质，牢牢的把握住病机，灵活运用方药，方能获佳效。汗证虽是一个小小的临床症状，西医在临床上重视不够，但是出汗导致全身不适、影响睡眠、导致反复感冒，影响病人的生活质量，且临床治疗疗效欠佳，不可大意。

自汗、盗汗：是指阴阳失调，腠理不固而致汗液外泄失常的病证。其中，不因外界环境因素的影响，而白昼时汗出动辄益甚者，称为自汗。寐中汗出，醒来自止者，称为盗汗，亦称为寝汗。历代医家对汗证病因病机的认识是一个不断发展，不断完善的过程。张仲景的《伤寒论》中言及汗证多因外感而致。《巢氏病源论》中着眼于虚，将汗证诸归为虚劳候下，即：阳虚自汗，阴虚盗汗。《明医指掌·自汗盗汗心汗证》对自汗、盗汗的名称作了恰当的说明："夫自汗者，朝夕汗自出也，盗汗者，睡而出，觉而收，如寇盗然，故以名之。"朱丹溪对自汗和盗汗的病理属性作了概括，认为自汗属气虚、血虚、湿、阳虚、痰；盗汗属血虚、阴虚。明代张景岳《景岳全书·汗证》对汗证作了系统的整理，认为一般情况下自汗属阳虚，盗汗属阴虚。但"自汗盗汗亦各有阴阳之比，不得谓自汗必属阳虚，盗汗必属阴虚也"。自汗、盗汗作为症状，既可单独出现，也常伴见其他疾病过程中。现代医学中的甲状腺功能亢进、自主神经功能紊乱、风湿热、结核病所致的自汗、盗汗、均可参照本病进行辨证论治。

中医药对盗汗的治疗具有一定的疗效，但缺乏系统性研究。笔者认为老年人先天之肾精已亏，而后天之脾胃虚弱，乃气血不足、阴阳失调之特殊体质。在多种急、慢性疾病的消耗下容易伤阴耗气，出现气血阴阳的紊乱、营卫不和，而致自汗、盗汗。故在治疗的过程中，应当根据患者的证候不同，辨证施治，虚者补之，实者泻之，热者清之，寒者热之，虚实夹杂者攻补兼施，方能达到预期的治疗效果。笔者采用滋阴降火、固涩敛汗之法，运用生脉散合玉屏风散加减辨证治疗汗症。五倍子治疗自汗、盗汗颇效。方用：五倍子、白矾适量研末，用唾液（或鸡蛋清）调敷脐内，外以胶布贴之。晚上睡觉前贴敷，次日晨洗去。连用数日，汗症即止。五倍子含鞣质，有收敛、解毒、抗菌、局部止血等作用，故敷脐可止汗。《集验良方》用以治自汗、盗汗、伤寒后汗不止。此方治疗小儿汗症，尤为灵验。后世医书也常记载桑叶具有治疗盗汗的作用。

正常的出汗是人体的生理现象，早在《内经》中已对汗的生理有了一定的认识，汗为五种津液之一，异常出汗是汗液过度外泄的病理现象，中医认为的病理性出汗即"异常之汗"有多种中医内科学中"汗证"即是指"自汗"与"盗汗"，而非"表虚微汗""大汗""冷汗""热汗""战汗""汗出如油""黄汗""头汗""半身汗"及"手足汗"。治疗自汗应当全面考虑，不仅考虑固表敛汗一端，还应考虑脏腑虚实，以及脏腑之间相互联系，标本同调、正邪兼顾。病久者还应考虑原发病的治疗，久治不愈者可从"心…在液为汗"出发，结合后世医家的补气固表、滋阴降火等法训。对兼杂其他慢性疾病：如糖尿病、冠心病、肺心病、高脂血症、慢性肝炎、肝硬化等的自汗、盗汗或顽固性出汗，排除肺气不足或心血不足、阴虚、邪热等因素所致，应该审查患者有没有瘀血。从"久病夹瘀、久病必瘀"考虑从"瘀血论治"。出汗主要是由于阳热亢盛蒸腾阴液外泄，或者阳气虚，卫表不固阴液外泄。《灵枢·决气》云："腠理发泄，汗出溱溱，是谓津。"故皮肤汗孔的开合对汗液的外泄亦有调节的作用，如果毛窍开合失常当闭不闭也会出现津液外泄同样要出现自汗，需根据不同情况予以治疗。

（陈利平）

盗汗

97 女性型脱发

病例介绍

患者，女，70岁。主诉头发一把一把脱落，毛发日渐稀少，头皮显露，伴有失眠、便秘，要求中医治疗。

查体：发育正常，营养中等，精神较好，语音清晰，查体合作。全身皮肤黏膜无黄染及出血点，浅表淋巴结无肿大，头发稀疏。头颅无畸形，双眼睑无水肿，结膜无充血，巩膜无黄染，双侧瞳孔正大等圆，对光反射灵敏。鼻腔通畅，无脓血涕，副鼻窦无压痛。耳廓无畸形，外耳道无异常分泌物。口唇无发绀，口腔黏膜完整。颈软，气管居中，甲状腺无肿大。胸廓对称，双肺呼吸音清，无干湿性啰音。心率76次/分，律齐，各瓣膜听诊区未闻及杂音。腹平软，肝脾肋下未触及。西医诊断：女性型脱发。

诊疗经过

初诊（2014年8月28日）：主诉近一段时间每次洗头脱落很多头发，开始未予重视。最近发现，头发一把一把脱落，毛发稀少，头皮显露，担心会秃头前来就诊。伴有失眠，乏力，纳可，便秘，舌淡红，苔白，脉沉。治以补肾益气、养心安神为法。

生地 30g	生山药 15g	山萸肉 15g	丹皮 10g
茯苓 10g	泽泻 10g	黑附片 10g	桂枝 10g
当归 15g	丹参 15g	炒枣仁 15g	夜交藤 15g
知母 10g	麦冬 12g	五味子 6g	陈皮 10g
生黄芪 30g	柴胡 10g		

7 剂，水煎服。

二诊（2014 年 9 月 4 日）：药后睡眠有所改善，时有心慌。加生晒参 6g。14 剂，水煎服。

三诊（2014 年 9 月 18 日）：便秘好转，去桂枝，改肉桂 6g、肉苁蓉 15g。14 剂，水煎服。

四诊（2014 年 9 月 26 日）：服药一个月，脱发得到控制，效不更方。7 剂，水煎服。

五诊（2014 年 10 月 9 日）：继续以补肾益气、养心安神为法。

生地 30g	生山药 15g	山萸肉 15g	丹皮 10g
茯苓 10g	泽泻 10g	黑附片 10g	肉桂 6g
当归 15g	丹参 15g	炒枣仁 15g	夜交藤 15g
党参 15g	麦冬 12g	五味子 6g	陈皮 10g
生黄芪 30g	生晒参 6g	柴胡 10g	肉苁蓉 15g

14 剂，水煎服。

六诊（2014 年 10 月 30 日）：病情进一步好转，头发逐渐增加，续方 14 剂。

七诊（2014 年 11 月 13 日）：时有大便困难，上方去陈皮，加枳壳 10g，生白术 10g。14 剂，水煎服。

八诊（2014 年 12 月 4 日）：时有腹胀，上方去枳壳，加厚朴 10g，枳实 15g。14 剂，水煎服。

患者共服药 98 剂，历时 4 月余，头发恢复正常。停止用药，随访一年，病情稳定，未见反复。

讨 论

成人头部平均有 10 万根毛发，毛囊也是 10 万个，自出生后人头部的毛囊数量将不再变化。人的头发每天生长 0.2~0.4mm，每月生长 1cm。人每天脱发 50~100 根为正常，如果每天脱发数量在这个范围内，但自觉头发不断减少，也可以诊断为脱发。脱

女性型脱发

发是一种进展性疾病，如果治疗不及时，脱发会越来越严重，基本上一年就会增加一个等级，到5年头发基本可以脱光。人体毛发呈周期性生长，生长期平均为3年，而逆转脱发的过程至少需要3个月。

脱发为皮肤科常见病和多发病，以脂溢性脱发和斑秃最为常见。脂溢性脱发又名"雄激素源性秃发"，多见于青壮年男性，临床表现多为头发油腻、多屑，瘙痒感明显，常伴有焦虑、心烦易怒等。前额及前顶部的毛发稀疏变细的渐进性脱发，继而形成高额。中医称之为"发蛀脱发""蛀发癣"。斑秃可见于各年龄段人群，40岁以前好发，皮损多为局限性斑片状秃发，少数患者病情较严重，可出现全秃或普秃。其发病原因尚不清楚，多认为与遗传、激素水平、微量元素、外界环境、生活习惯、精神状况等因素有关。现代医学治疗本病的方法有米诺地尔、还原酶抑制剂、抗雄激素、前列腺素类似物以及低水平光疗法、毛发移植术等，但均存在一定缺陷，且暂无治愈性疗法。

中医认为"发为血之余""发为肾之候""肾主蛰，封藏之本，精之处也，其华在发，其充在血脉"。肝藏血，肝肾同源即精血同源，肝肾精血相互滋生转化，共同促进毛发生长。《诸病源候论》曰："若血盛则荣于须发，故须发美；若血气衰弱，经脉虚竭，不能荣润，故须发秃落"。《灵枢·阴阳二十五人》云："足阳明之上，血气盛则髯美长；血少气多则髯短"，"气少血多则髯少，血气皆少则无髯"，都说明了气血对头发生长的重要性。《素问·五脏生成篇》谓"多食甘，则骨痛而发落"。若饮食不节，嗜食肥甘厚味、辛辣酒类等，易致脾气受损，脾失健运，水湿内停，郁久化热，湿热内生上蒸巅顶，侵蚀发根，致头发油腻、脱落。《医林改错·通窍活血汤所治之症目》曰："伤寒、瘟病后头发脱落，名医书皆言伤血，不知皮里肉外血瘀，阻塞血路，新血不能养发，故发脱落。无病脱发，亦是血瘀"，可见血瘀所致瘀阻毛窍也是脱发的一大病因。目前对本病的分型尚未完全统一，其中血虚风燥型、湿热蕴结型、肝肾亏虚型较为常见，治疗多采用养血活血、补益肝肾、清热利湿之法，具有一定疗效，且可改善患者的整体生活质量。

本案之所以获得较为满意的疗效，正是紧紧抓住其主症脱发和兼症乏力、失眠，从补肾益气、养心安神立法，在改善乏力、失眠症状的同时，脱发得到控制，再到逐步生长新发。

（仝战旗　罗丹）

98 高龄老年疲劳综合征

病例介绍

患者，男，90岁，主因乏力，纳差、上腹部不适18天就诊。

患者因"双肺肺炎"在我院南楼消化科二病区住院期间，于2016年3月10日无明显诱因出现乏力，纳差，上腹部不适，3月15日出现发热，体温最高38.5℃，无寒战、咽痛，急诊查血常规：WBC $9.06×10^9$/L，中性粒细胞0.888，急诊血生化：总胆红素27.0μmol/L，直接胆红素14.03μmol/L。腹部超声示：胆囊增大，周边渗出较多，胆囊多发结石。诊断考虑为"急性胆囊炎"。予禁食、补液、抗感染及对症治疗后，体温恢复正常，上腹部不适缓解，食欲逐渐恢复正常，但出现乏力、口干等症状，近一月余体重下降3kg。为进一步治疗于4月29日请中医会诊。

既往史：1989年诊断胃癌行胃大部切除术，2004年因残胃癌行残胃切除术，2005年11月确诊为前列腺癌，行内分泌治疗，以上肿瘤定期复查，病情稳定；2004年因心律失常植入起搏器，2012年7月27日出现恶性心律失常于心内监护室急行心肺复苏后抢救成功，2012年9月11日行永久性植入式体内心律转复除颤器植入术+原起搏器取出术；有"冠心病、高血压、糖尿病、慢性肾功能不全、贫血"等病史，口服扩冠、抗凝、降糖等多种药物治疗，病情相对稳定。

诊疗经过

初诊（2016年4月29日）：倦怠乏力，口干，眼睛干涩，腰膝酸软，纳眠可，小便量少，大便通畅。舌淡红，少苔，脉沉细。证属：气虚肾虚证。治则：益气养阴、滋补肝肾。方以生脉散合杞菊地黄丸加减。

生黄芪 15g	党参 10g	麦冬 15g	五味子 9g
生地 10g	山萸肉 10g	生山药 15g	泽泻 10g
茯苓 15g	丹皮 10g	菊花 10g	枸杞子 12g
生白术 15g	生当归 10g	三七粉 3g	炙甘草 6g

14 剂，水煎服，每日 1 剂，分两次服用。

二诊（2016 年 6 月 1 日）：服用上方中药 14 天，乏力、腰酸等症状减轻，口干症状明显缓解，于 2016 年 5 月 25 日出院。6月 1 日来就诊，对前方中药疗效很满意，效不更方，即给予原方继续治疗。15 剂，煎服法同前。

三诊（2016 年 6 月 15 日）：患者诉服药后乏力、腰膝酸软症状逐渐减轻，口干、眼睛干涩已缓解，近几日出现多汗，以自汗为主，纳眠可，二便调，舌淡红，苔薄白，脉沉细。前方去菊花、生当归，加生白芍 15g，淮小麦 20g。15 剂，煎服法同前。

四诊（2016 年 7 月 5 日）：病情稳定，诸证减轻，考虑到为高龄患者，脾胃为后天之本，须时时顾护脾胃，自汗已止，前方去白芍、淮小麦，加神曲、麦芽各 10g，三七粉改为生当归。因天气已逐渐转热，建议患者如果病情稳定，后期可考虑口服中成药巩固治疗。

生黄芪 15g	党参 10g	麦冬 15g	五味子 9g
生地 10g	山萸肉 10g	生山药 15g	泽泻 10g
茯苓 15g	丹皮 10g	枸杞子 12g	生当归 10g
生白术 15g	生神曲 10g	生麦芽 10g	炙甘草 6g

15 剂，煎服法同前。

随诊情况：2016 年 7 月 29 日开始口服养正合剂治疗(养正合剂：红参，黄芪，枸杞子，女贞子，猪苓，茯苓。益气健脾，滋养肝肾。用于肿瘤患者化疗后引起的气阴两虚，症见神疲乏力，少气懒言，五心烦热，口干咽燥等症及白细胞减少）。后期继续随访病情稳定。

讨 论

虚劳又称虚损，是由于禀赋薄弱、后天失养及外感内伤等多种原因引起的，以脏腑功能衰退，气血阴阳亏损，日久不复为主要病机，以五脏虚证为主要临床表现的多种慢性虚弱症候的总称。

《金匮要略·血痹虚劳病脉证并治》首先提出了虚劳的病名。虚劳涉及的内容很广，可以说是中医内科中范围最广的一个病证。凡禀赋不足，后天失养，病久体虚，积劳内伤，久虚不复等所致的多种以脏腑气血阴阳亏损为主要表现的病证，均属于本病证的范围。

虚劳的辨证要点，以辨五脏气血阴阳亏虚为主，同时要辨兼夹病证的有无。不同虚劳的证候虽多，但总不离乎五脏，而五脏之辨，又不外乎气血阴阳。故对虚劳的辨证应以气、血、阴、阳为纲，五脏虚候为目。正如《杂病源流犀烛·虚损痨瘵源流》说："五脏虽分，而五脏所藏无非精气，其所以致损者有四：曰气虚、曰血虚、曰阳虚、曰阴虚""气血阴阳各有专主，认得真确，方可施治"。一般说来，病情单纯者，病变比较局限，容易辨清其气、血、阴、阳亏虚的属性和病及脏腑的所在。但由于气血同源、阴阳互根、五脏相关，所以各种原因所致的虚损往往互相影响，由一虚渐致两虚，由一脏而累及他脏，使病情趋于复杂和严重，辨证时应加注意。虚劳一般均有较长的病程，辨证施治时还应注意有无兼夹病证，尤其应注意下述三种情况：①因病致虚、久虚不复者，应辨明原有疾病是否还继续存在。如因热病、寒病或瘀结致虚者，原发疾病是否已经治愈。②有无因虚致实的表现。如因气虚运血无力，形成瘀血；脾气虚不能运化水湿，以致水湿内停等。③是否兼夹外邪。虚劳之人由于卫外不固，易感外邪为患，且感邪之后不易恢复；治疗用药也与常人感邪有所不同。若有以上兼夹病证，在治疗时应分别轻重缓急，予以兼顾。

对于虚劳的治疗，以补益为基本原则。正如《素问·三部九候论》说："虚则补之"。在进行补益的时候，一是必须根据病理属性的不同，分别采取益气、养血、滋阴、温阳的治疗方药。二是要密切结合五脏病位的不同而选方用药，以加强治疗的针对性。

在应用补益这个基本原则治疗虚劳的时候，应注意以下三点：①重视补益脾肾在治疗虚劳中的作用。以脾胃为后天之本，为气血生化之源，脾胃健运，五脏六腑、四肢百骸方能得以滋养。肾为先天之本，寓元阴元阳，为生命的本元。重视补益脾肾，先后天之本不败，则能促进各脏虚损的恢复。②对于虚中夹实及兼感外邪者，当补中有泻，扶正祛邪。从辨证的关系看，祛邪亦可起到固护正气的作用，防止因邪恋而进一步损伤正气。③虚劳的病程较长，影响的因素较多，要将药物治疗与饮食调养及生活调摄密切结合起来，方能收到更好的治疗效果。

本例患者 90 岁高龄，身患胃癌（两次手术切除）、前列腺癌、冠心病、心律失常、糖尿病等多种疾病，且时间较长，属于中医病久体虚、积劳内伤的过程，此即中医虚劳证的发生基础。就诊的主症为：倦怠乏力，口干，眼睛干涩，腰膝酸软。倦怠乏力为虚劳病证中气虚的主症，而口干、眼睛干涩、腰膝酸软等症状为肝肾阴虚的主要表现；舌淡红、少苔、脉沉细是气虚、肝肾阴虚的征象。拟于益气养阴、滋补肝肾之法，方用生脉散合杞菊地黄丸加减，切中病机，痊愈收功。

（林明雄）

99 反复黑苔

病例介绍

患者，男，86岁，主因反复黑苔求诊中医。

患者2012年3月1日照镜子无意发现舌苔变黑，遂于次日来中医科就诊。

既往有慢性阻塞性肺气肿、双肺间质纤维化、冠心病、高血压、糖尿病、脑梗死、前列腺癌等多种内科疾病史。

诊疗经过

初诊（2012年3月2日）：患者形体偏胖，面色㿠白，气短乏力，喉中痰鸣，大便不畅。舌淡暗体胖，苔薄腻，舌中后苔色发黑，脉沉细。证属寒湿困脾，治则健脾化湿，方以平胃散、二陈汤和三仁汤加减。

清半夏10g	陈皮10g	茯苓15g	苍白术^各12g
厚朴10g	生薏仁15g	杏仁10g	白蔻仁9g
枳实15g	莱菔子12g	浙贝母12g	生三仙^各10g

用法：水煎服，每日1剂，分两次服，7剂。

二诊（2012年3月9日）：服药1周黑苔减退，诸症有缓，守方1周，黑苔尽退，停药。

再诊（2012年11月12日）：患者再次出现舌苔变黑求诊。头晕，乏力，气短，咯痰色白量多，纳差，口黏不爽，大便不畅。舌淡暗体胖，苔厚腻色黑，脉沉细滑。证属痰湿内蕴。治则：燥湿化痰，活血止眩。方以半夏白术天麻汤和温胆汤加减。

半夏 10g	陈皮 10g	茯苓 15g	白术 15g
天麻 10g	石菖蒲 15g	枳实 15g	厚朴 10g
竹茹 10g	丹参 10g	莱菔子 12g	冬瓜子 12g

焦三仙^各10g

用法：水煎服，每日 1 剂，分两次服，14 剂。

复诊（2012 年 11 月 26 日）：头晕减轻，仍痰多。黑苔已退，苔薄白，脉沉细。原方去厚朴，诸症减轻，未再就诊。

讨　论

临床黑苔常出现在慢性肺病（如喘息性支气管炎、肺气肿、肺癌）或消化系统疾病的患者。患者通常无意间发现苔黑，刮之不去，恐得重病，紧张就医。

黑苔在中医古籍早有记载，《舌鉴辨证·黑舌总论》认为："凡舌苔见黑色，病必不轻，寒热虚实各证皆有之，均属里证，无表证也。"《中医舌诊》根据黑苔的颜色深浅、分布、干润的不同有详细辨识，如"灰黑色为黑中带紫，乃邪热在三明经；淡黑色为黑中带白，属寒湿在里；若苔薄而黑如烟煤之色，属中焦阴寒；若中黑而边白质润，为虚寒夹湿，多见脾阳不振，或水饮内停；若白苔中满生干黑芒刺，当分润燥；如湿润不碍手，剥之即净，属真寒假热；如干糙而刺手，为寒邪化热，为十二经皆热极；若黄边黑腻苔，为湿热内蕴之征，嗜酒之人尤多见，治当燥湿清热"。苔质的润燥是辨别灰黑苔寒热属性的重要指征。若苔灰黑而滑润、舌质淡白是阳虚内寒或寒湿内伏；若苔灰黑而干、舌质红绛是热极伤阴。在寒湿病中出现灰黑苔，其舌苔灰黑必湿润多津；在热性病中出现，其舌苔灰黑必干燥无津液。

本案患者年老，形体肥胖，平素有慢性肺病，运化薄弱，寒湿内困，阻遏气机，浊气上泛，故舌布黑苔。肺气失宣，脾气受困，则身困乏力、痰多咳嗽等诸症。运脾即可以解其脾困，脾

反复黑苔

困得解，则脾气健运，清气升发，浊气下降；宣肺即可以开通肺气，肺气宣发，气机流通，则湿自流化。方中苍术芳香性温，宣阳泄浊，醒脾助运，开郁升清，疏化水湿，为除寒湿之要药。白术、陈皮、半夏、茯苓、薏苡仁健脾除湿，甘淡利湿。杏仁开发肺气，肺气宣发，则有助于湿之化解。蔻仁芳香化湿，悦脾醒胃，与上药相组合，则有相辅相成的作用。莱菔子、生三仙消食助运。治疗中既注重健运脾气，也照顾到宣发肺气，融燥湿、利湿、化湿于一体，困遏脾肺之湿邪化解，黑苔自可消除，余症得减。但病例中患者屡屡收效即止，未能坚持服药，故数月后反复。应苔退后继续以健脾和中，祛湿化痰之法调整体质，固效防发。临床黑苔可见于热性病中，亦可见于寒湿病中，但无论寒热均属重证，需四诊合参，认真辨证施药，方可见效。效后更需守方固效，调和体质预防复发。

（钱 妍）

100 磨牙症

病例介绍

患者，男，88 岁，退休干部，主因日间磨牙 1 周请求针灸会诊。

患者是综合外一科的一位骨折术后患者，住院时间半年余。在 11 月 20 日出现磨牙现象，不能控制，严重影响睡眠，但入睡后可停止。神经内科会诊给予脑磁共振检查，排除脑血管病后未予处置，建议口腔科会诊。口腔科建议使用牙套来保护牙齿。因患者白天磨牙声音响亮，牙齿损坏明显，患者较痛苦，故综合外科请求针灸会诊。

刻下症：未入病房即闻患者响亮的磨牙声。患者形体消瘦，神情淡漠，牙齿咬合力量很强。因患者耳聋，且有中度认知障碍，交流病情困难，仅能通过陪护了解病情，未发现明显诱发因素。发病以来饮食可，眠差，二便正常。

患者 5 月 6 日因右股骨粗隆间骨折入院，5 月 16 日行右股骨粗隆间骨折闭合复位髓内钉固定术，手术顺利。但是术后 1 个多月内常出现夜间谵妄发作，言语混乱不清，神经内科会诊考虑为器质性精神障碍，建议口服喹硫平 12.5mg，每晚 1 次。患者谵妄症状得到控制。但此后患者反复出现肺部感染、消化道出血、双足部多发溃疡，未能出院。

既往有高血压、慢阻肺病史多年，近年又发现房颤、2 型糖尿病、前列腺癌、嗜酸粒细胞增多症。

🔖 诊疗经过

诊断：磨牙症。

中医诊断：齘齿。

治法：疏风解痉，安神定志，采用单纯针刺之法。

取穴：百会、四神聪、玉枕、脑户、风池、风府、合谷、神门、颊车、地仓。针刺1次后，患者有所减轻，维持原取穴方案不变，治疗频率基本1次/天，患者症状逐渐减轻。12月7日治疗时已经看不到患者的磨牙动作，陪护诉患者偶尔还有发作，但转移注意力可停止磨牙动作。遂停止治疗。

🔖 讨 论

磨牙症是指在非生理状态下由于咀嚼肌的收缩，上下牙齿不自觉的产生咬合，在睡眠状态或者白天清醒状态下都可以发生。据相关调查，在7~17岁的人群中夜间磨牙发生率是15%，而清醒状态下是12.4%。磨牙症是一种常见功能异常，长时间紧咬牙齿，会影响牙齿的健康，如导致牙齿磨耗、牙骨质增生、牙松动、牙尖折断、牙髓坏死、义齿碎裂、牙齿对冷热刺激高敏感、颞下颌关节疼痛、咬肌肥大等，还伴有颈、背等部位的肌痛，甚至给家人和自己带来严重的精神负担。磨牙症的发病原因至今不明，相关致病因素有咬合因素、精神因素、咀嚼肌系统神经肌肉功能紊乱和遗传等，由于病因复杂，至今还没有公认的能够治疗磨牙症的特异性方法。

中医典籍《杂病源流犀烛·卷廿三》曰："齘齿乃睡中上下相磨有声，由胃热也。"又如《诸病源候论·卷廿九》曰："齘齿者，睡眠而相磨切也，此由血气虚，风邪客于牙床筋脉之间，故睡眠气息喘而邪动，引其筋脉，故上下齿相磨切有声，谓之齿齘"。

文献报道可引起磨牙症的抗抑郁药物包括帕罗西汀、氟西汀、舍曲林、文拉法新、度洛西汀、西酞普兰等。抗抑郁药物引起磨牙症的确切机制未明，有许多假说，包括睡眠障碍、5-羟色胺（5-HT）介导的多巴胺（DA）抑制效应，表现为静坐不能及选择性 5-HT 再摄取抑制剂（SSRIs）引起的焦虑。Ostwick 等认为 SSRIs 能提高锥体外系 5-HT 水平，从而抑制控制运动的 DA 能通路。喹硫平的神经系统不良反应仍居所有其他不良反应的首位。主要是锥体外系症状：动作过多、帕金森综合征、痉挛性斜颈，僵直型张口或牙关紧闭以及迟发型肌张力障碍。

虽然没有直接证据证明患者的磨牙和服用喹硫平相关，但是从患者用药史、喹硫平的神经系统不良反应常见症状，更倾向此患者症状为喹硫平的不良反应。此病例提示针灸可以改善患者症状，为针灸治疗锥体外系相关疾病积累了一定经验。

（左 芳）

磨牙症

参考文献

[1]郑颖，陈亮.老年肺炎患者的病原菌分布及耐药性分析[J].中华医院感染学杂志，2012，22（4）：858-859.

[2]王伟才，黎敏如，温晓敏.抗生素降阶梯疗法与传统抗生素治疗老年肺炎疗效及安全性评价[J].中国现代药物应用，2014，8（13）：27.

[3]仝战旗，李镤.袖珍实用全科医生手册[M].2版.北京：中国医药科技出版社，2014.

[4]马华，郑蓓，薛秦.运用养阴益气法提高喉癌术后生存率的比较分析[J].山西临床医药杂志，1998，7（3）：192-193.

[5]师宁，陈建新，刘敏，等.基于因子分析和复杂网络技术的反流性食管炎证素分布特点研究[J].中华中医药杂志（原中国医药学报），2015，30（1）：66-69.

[6]丁沛，刘菊，胡蓆宝，等.中医综合疗法在反流性食管炎治疗中的应用[J].中医杂志，2012，53（10）：879-881.

[7]贾秀琴.老年尿路感染临床特点及中医治疗思路[J].深圳中西医结合杂志，2012，1：44-46.

[8]蒋伟，李少增，周峥.尿路感染的病原菌分布与耐药性分析[J].中华医院感染学杂志，2012，4：848-851.

[9]朱佑君，龙艳，田敏.女性复发性尿路感染的原因分析及护理指导[J].全科护理，2015，8：700-702.

[10]孙伟，周栋，高坤.对中医古文献记载淋证的历史沿革追溯[J].中医药学刊，2006，1：14-15.

[11]罗宏.中医治疗尿路感染的研究进展[J].辽宁中医药大学学报，2010，3：94-96.

[12]杨振华，李莹，史学娟.游离PSA/PSA和PSA动态变化在前列腺癌诊断中的应用[J].上海医学检验杂志，2003：18（4）：197.